国家卫生和计划生育委员会"十二五"规划教材
全 国 中 医 药 高 职 高 专 院 校 教 材
全国高等医药教材建设研究会规划教材
供医疗美容技术专业用

医 学 美 学

第 2 版

主　　编　沙　涛
副 主 编　沙恒玉　赵　旭
编　　委　（按姓氏笔画为序）
沙　涛（南阳医学高等专科学校）
沙恒玉（南阳医学高等专科学校）
武　燕（安徽中医药高等专科学校）
周红娟（江西中医药高等专科学校）
赵　旭（黑龙江中医药大学佳木斯学院）
党文军（黑龙江中医药大学佳木斯学院）
学术秘书　邱大伟（南阳医学高等专科学校）

人民卫生出版社

图书在版编目(CIP)数据

医学美学/沙涛主编.—2版.—北京:人民卫生出版社,2014

ISBN 978-7-117-19110-4

Ⅰ.①医… Ⅱ.①沙… Ⅲ.①医学美学-高等职业教育-教材 Ⅳ.①R-02

中国版本图书馆CIP数据核字(2014)第113020号

医 学 美 学

第2版

主　　编: 沙　涛
出版发行: 人民卫生出版社(中继线 010-59780011)
地　　址: 北京市朝阳区潘家园南里19号
邮　　编: 100021
E-mail: pmph @ pmph.com
购书热线: 010-59787592　010-59787584　010-65264830
印　　刷: 北京市艺辉印刷有限公司
经　　销: 新华书店
开　　本: 787×1092　1/16　　**印张:** 14
字　　数: 349千字
版　　次: 2010年6月第1版　2014年7月第2版
2019年8月第2版第5次印刷(总第6次印刷)
标准书号: ISBN 978-7-117-19110-4/R·19111
定　　价: 29.00元

《医学美学》网络增值服务编委会名单

主　　编　沙　涛

副 主 编　沙恒玉　周红娟

编　　委　（按姓氏笔画为序）

沙　涛（南阳医学高等专科学校）

沙恒玉（南阳医学高等专科学校）

武　燕（安徽中医药高等专科学校）

周红娟（江西中医药高等专科学校）

赵　旭（黑龙江中医药大学佳木斯学院）

党文军（黑龙江中医药大学佳木斯学院）

学术秘书　邱大伟（南阳医学高等专科学校）

全国中医药高职高专国家卫生和计划生育委员会规划教材
第三轮修订说明

全国中医药高职高专卫生部规划教材第1版（6个专业63种教材）2005年6月正式出版发行，是以安徽、湖北、山东、湖南、江西、重庆、黑龙江等7个省市的中医药高等专科学校为主体，全国20余所中医药院校专家教授共同编写。该套教材首版以来及时缓解了中医药高职高专教材缺乏的状况，适应了中医药高职高专教学需求，对中医药高职高专教育的发展起到了重要的促进作用。

为了进一步适应中医药高等职业教育的快速发展，第2版教材于2010年7月正式出版发行，新版教材整合了中医学、中药、针灸推拿、中医骨伤、护理等5个专业，其中将中医护理学专业名称改为护理；新增了医疗美容技术、康复治疗技术2个新专业的教材。全套教材共86种，其中38种教材被教育部确定为普通高等教育"十一五"国家级规划教材。第2版教材由全国30余所中医药院校专家教授共同参与编写，整个教材编写工作彰显了中医药特色，突出了职业教育的特点，为我国中医药高等职业教育的人才培养作出了重要贡献。

在国家大力推进医药卫生体制改革，发展中医药事业和高等中医药职业教育教学改革的新形势下，为了更好地贯彻落实《国家中长期教育改革和发展规划纲要（2010-2020）》和《医药卫生中长期人才发展规划（2011-2020）》，推动中医药高职高专教育的发展，2013年6月，全国高等医药教材建设研究会、人民卫生出版社在教育部、国家卫生和计划生育委员会、国家中医药管理局的领导下，全面组织和规划了全国中医药高职高专第三轮规划教材（国家卫生和计划生育委员会"十二五"规划教材）的编写和修订工作。

为做好本轮教材的出版工作，成立了第三届中医药高职高专教育教材建设指导委员会和各专业教材评审委员会，以指导和组织教材的编写和评审工作，确保教材编写质量；在充分调研的基础上，广泛听取了一线教师对前两版教材的使用意见，汲取前两版教材建设的成功经验，分析教材中存在的问题，力求在新版教材中有所创新，有所突破。新版教材仍设置中医学、中药、针灸推拿、中医骨伤、护理、医疗美容技术、康复治疗技术7个专业，并将中医药领域成熟的新理论、新知识、新技术、新成果根据需要吸收到教材中来，新增5种新教材，共91种教材。

新版教材具有以下特色：

1. 定位准确，特色鲜明 本套教材遵循各专业培养目标的要求，力求体现"专科特色、技能特点、时代特征"，既体现职业性，又体现其高等教育性，注意与本科教材、中专教材的区别，同时体现了明显的中医药特色。

2. 谨守大纲，重点突出 坚持"教材编写以教学计划为基本依据"的原则，本次教材修订的编写大纲，符合高职高专相关专业的培养目标与要求，以培养目标为导向、职业岗位能力需求为前提、综合职业能力培养为根本，注重基本理论、基本知识和基本技能的培养和全面素质的提高。体现职业教育对人才的要求,突出教学重点、知识点明确,有与之匹配的教学大纲。

3. 整体优化,有机衔接 本套教材编写从人才培养目标着眼,各门教材是为整个专业培养目标所设定的课程服务,淡化了各自学科的独立完整性和系统性意识。基础课教材内容服务于专业课教材,以“必需,够用”为度,强调基本技能的培养;专业课教材紧密围绕专业培养目标的需要进行选材。全套教材有机衔接,使之成为完成专业培养目标服务的有机整体。

4. 淡化理论,强化实用 本套教材的编写结合职业岗位的任职要求,编写内容对接岗位要求,以适应职业教育快速发展。严格把握教材内容的深度、广度和侧重点,突出应用型、技能型教育内容。避免理论与实际脱节,教育与实践脱节,人才培养与社会需求脱节的倾向。

5. 内容形式,服务学生 本套教材的编写体现以学生为中心的编写理念。教材内容的增减、结构的设置、编写风格等都有助于实现和满足学生的发展需求。为了解决调研过程中教材编写形式存在的问题,本套教材设有“学习要点”、“知识链接”、“知识拓展”、“病案分析(案例分析)”、“课堂讨论”、“操作要点”、“复习思考题”等模块,以增强学生学习的目的性和主动性及教材的可读性,强化知识的应用和实践技能的培养,提高学生分析问题、解决问题的能力。

6. 针对岗位,学考结合 本套教材编写要按照职业教育培养目标,将国家职业技能的相关标准和要求融入教材中。充分考虑学生考取相关职业资格证书、岗位证书的需要,与职业岗位证书相关的教材,其内容和实训项目的选取涵盖相关的考试内容,做到学考结合,体现了职业教育的特点。

7. 增值服务,丰富资源 新版教材最大的亮点之一就是建设集纸质教材和网络增值服务的立体化教材服务体系。以本套教材编写指导思想和整体规划为核心,并结合网络增值服务特点进行本套教材网络增值服务内容规划。本套教材的网络增值服务内容以精品化、多媒体化、立体化为特点,实现与教学要求匹配、与岗位需求对接、与执业考试接轨,打造优质、生动、立体的网络学习内容,为向读者和作者提供优质的教育服务、紧跟教育信息化发展趋势并提升教材的核心竞争力。

新版教材的编写,得到全国40余家中医药高职高专院校、本科院校及部分西医院校的专家和教师的积极支持和参与,他们从事高职高专教育工作多年,具有丰富的教学经验,并对编写本学科教材提出很多独到的见解。新版教材的编写,在中医药高职高专教育教材建设指导委员会和各专业教材评审委员会指导下,经过调研会议、论证会议、主编人会议、各专业编写会议、审定稿会议,确保了教材的科学性、先进性和实用性。在此,谨向有关单位和个人表示衷心的感谢!

希望本套教材能够对全国中医药高职高专人才的培养和教育教学改革产生积极的推动作用,同时希望各位专家、学者及读者朋友提出宝贵意见或建议,以便不断完善和提高。

全国高等医药教材建设研究会
第三届全国中医药高职高专教育教材建设指导委员会
人民卫生出版社
2014年4月

全国中医药高职高专第三轮规划教材书目

中医学专业

	书名	主编		书名	主编
1	大学语文（第3版）	孙　洁	12	中医妇科学（第3版）	盛　红
2	中医诊断学（第3版）	马维平	13	中医儿科学（第3版）★	聂绍通
3	中医基础理论（第3版）★	吕文亮 徐宜兵	14	中医伤科学（第3版）	方家选
4	生理学（第3版）★	郭争鸣	15	中药学（第3版）	杨德全
5	病理学（第3版）	赵国胜 苑光军	16	方剂学（第3版）★	王义祁
6	人体解剖学（第3版）	盖一峰 高晓勤	17	针灸学（第3版）	汪安宁
7	免疫学与病原生物学（第3版）	刘文辉 刘维庆	18	推拿学（第3版）	郭　翔
8	诊断学基础（第3版）	李广元	19	医学心理学（第3版）	侯再金
9	药理学（第3版）	侯　晞	20	西医内科学（第3版）★	许幼晖
10	中医内科学（第3版）★	陈建章	21	西医外科学（第3版）	贾　奎
11	中医外科学（第3版）★	陈卫平	22	西医妇产科学（第3版）	周梅玲
			23	西医儿科学（第3版）	金荣华
			24	传染病学（第2版）	陈艳成
			25	预防医学	吴　娟

中医骨伤专业

	书名	主编		书名	主编
26	中医正骨（第3版）	莫善华	30	骨科手术（第3版）	黄振元
27	中医筋伤（第3版）	涂国卿	31	创伤急救（第3版）	魏宪纯
28	中医骨伤科基础（第3版）★	冼　华 陈中定	32	骨伤科影像诊断技术	申小年
29	中医骨病（第3版）	谢　强	33	骨科手术入路解剖学	王春成

中药专业

	书名	主编		书名	主编
34	中医学基础概要（第3版）	宋传荣 何正显	40	中药方剂学（第3版）	吴俊荣 马　波
35	中药药理与应用（第3版）	徐晓玉	41	有机化学（第3版）★	王志江 陈东林
36	中药药剂学（第3版）	胡志方 李建民	42	药用植物栽培技术（第2版）★	宋丽艳
37	中药炮制技术（第3版）	刘　波 李　铭	43	药用植物学（第3版）★	郑小吉 金　虹
38	中药鉴定技术（第3版）	张钦德	44	药事管理与法规（第3版）	周铁文 潘年松
39	中药化学技术（第3版）	李　端 陈　斌	45	无机化学（第3版）	冯务群

46 人体解剖生理学(第3版) 刘春波
47 分析化学(第3版) 潘国石 陈哲洪
48 中药储存与养护技术 沈 力

针灸推拿专业

49 针灸治疗(第3版) 刘宝林
50 针法灸法(第3版)★ 刘 茜
51 小儿推拿(第3版) 佘建华
52 推拿治疗(第3版) 梅利民
53 推拿手法(第3版) 那继文
54 经络与腧穴(第3版)★ 王德敬

医疗美容技术专业

55 医学美学(第2版) 沙 涛
56 美容辨证调护技术(第2版) 陈美仁
57 美容中药方剂学(第2版)★ 黄丽萍
58 美容业经营管理学(第2版) 梁 娟
59 美容心理学(第2版)★ 陈 敏 汪启荣
60 美容手术概论(第2版) 李全兴
61 美容实用技术(第2版) 张丽宏
62 美容皮肤科学(第2版) 陈丽娟
63 美容礼仪(第2版) 位汶军
64 美容解剖学与组织学(第2版) 杨海旺
65 美容保健技术(第2版) 陈景华
66 化妆品与调配技术(第2版) 谷建梅

康复治疗技术专业

67 康复评定(第2版) 孙 权
68 物理治疗技术(第2版) 林成杰
69 作业治疗技术(第2版) 吴淑娥
70 言语治疗技术(第2版) 田 莉
71 中医养生康复技术(第2版) 王德瑜 邓 沂
72 临床康复学(第2版) 邓 倩
73 临床医学概要(第2版) 周建军 符逢春
74 康复医学导论(第2版) 谭 工

护理专业

75 中医护理(第2版)★ 杨 洪
76 内科护理(第2版) 刘 杰 吕云玲
77 外科护理(第2版) 江跃华 刘伟道
78 妇产科护理(第2版) 林 萍
79 儿科护理(第2版) 艾学云
80 社区护理(第2版) 张先庚
81 急救护理(第2版) 李延玲
82 老年护理(第2版) 唐凤平
83 精神科护理(第2版) 井霖源
84 健康评估(第2版) 刘惠莲
85 眼耳鼻咽喉口腔科护理(第2版) 肖跃群
86 基础护理技术(第2版) 张少羽
87 护士人文修养(第2版) 胡爱明
88 护理药理学(第2版)★ 姜国贤
89 护理学导论(第2版) 陈香娟 曾晓英
90 传染病护理(第2版) 王美芝
91 康复护理 黄学英

★为"十二五"职业教育国家规划教材。

再版前言

为了更好地贯彻落实《国家中长期教育改革和发展规划纲要》和《医药卫生中长期人才发展规划(2011—2020年)》,推动中医药高职高专教育的发展,培养中医药类高级技能型人才,在总结汲取前一版教材成功经验的基础上,在全国高等医药教材建设研究会、全国中医药高职高专教材建设指导委员会的组织规划下,按照全国中医药高职高专院校各专业的培养目标,确立本课程的教学内容并编写了本教材。

本教材修订按照医疗美容专业技术教学目标,以服务为宗旨、就业为导向、岗位为前提、能力为重点、素质为根本,充分体现高职高专的特点,适当兼顾学生接受继续教育的需要,提高学生的可持续发展能力和创业创新能力。力求做到观点正确、概念清楚、定义准确、结构严谨、原理明晰、资料有据、层次分明、数据无误、表述恰当、图标直观、名词术语规范统一。增加了学习要点、知识链接、课堂互动、复习思考题等内容,涵盖全面,内容丰富。将医学美学领域近年成熟的新理论,以及普遍推广的新知识、新技术、新成果,根据需要吸收到教材中来,体现新版教材的特色。

参与本教材修订的编写人员均为教学一线的老师、专家、教授。本教材由沙涛教授制定修订编写指导思想、编写大纲、教学大纲,主持编写。本教材设定总学时48学时、理论讲授34学时、实训课14学时,共分十五章。参加修订编写的有:沙恒玉老师修订编写第一至十五章,教学大纲和主要参考书目,武燕老师修订编写第七至十一章,赵旭老师修订编写第三、十二至十五章,党文军老师修订编写第二、四、五章,周红娟老师、邱大伟老师也参加了修订编写工作,沙涛修订编写全部内容,最后由沙恒玉、沙涛教授进行统稿。

本教材修订编写过程中得到了人民卫生出版社和编写单位南阳医学高等专科学校、黑龙江中医药大学佳木斯学院、安徽中医药高等专科学校、江西中医药高等专科学校领导的大力支持和协助,得到了全国中医药高职高专医疗美容技术专业教材评审委员会领导、专家的支持,帮助修改、审定,并参考了大量国内外有关美学方面的书籍及资料,借鉴并吸收了有关专家、学者的一些研究成果,在此一并表示衷心的感谢!由于时间和水平所限,本教材可能会有一些疏漏之处,请各位同道和广大读者提出宝贵意见,以便再进一步修订提高。

《医学美学》编委会

2014年5月

目　录

第一章　医学美学绪论 

学习要点

医学美学的基本理论、概念、定义、基本知识、基本技能；医学美学的研究具体对象、研究的具体方法、研究的目标；医学美学与美容学、心理学、人体美学、伦理学等相关学科的关系；医学美学研究的任务和在现实社会中的意义、价值；医学美学研究的核心和在医学中的地位与作用；医学美学的审美教育特点、教育内容、教育形式、教育方法和教育培养目标。

在历史发展的过程中，在各种自然因素和社会因素的综合作用下，人类不断地追求着自身之美，奋力创造着社会文明，推动了社会的发展。随着社会的进步，人类审美意识不断向更高层次发展，激励着人类对生命意识的强化，情感的升华，和对身心健康质量和生命力的不断追求。因此，与生命有关的医学离不开美。医学美学随着医学发展而产生，医学美学作为美学的一个分支，并作为一门独立的边缘学科，是现代医学发展的产物，是现代科学技术发展的必然结果。20 世纪 80 年代以来，随着社会的进步和发展，医学美学逐步发展起来，成为美学、医学交叉的新兴学科。彭庆星《医学美学》等多部著作受到了广大医务工作者和医学生的喜爱，引起了医学教育工作者和学术界的高度重视。这是我国美学发展的一个重要阶段，说明美学与人民生活的关系越来越密切。

医学美学是医学和美学的有机融合，它反映了人民生活中的一种审美需要，体现了医疗事业的发展和人类物质文明的提高，成为当代医学不断发展的标志之一。它对人类的身心健康、社会物质文明和精神文明都有着重要的意义。

第一节　医学美学概述

医学美学是以医学为基础，美学为向导，美学与医学基础理论有机结合而形成的一门新兴的医学交叉学科。它是医学科学中的一门独立学科，其范畴、内容与任务涉及影响人类健康的生物、心理、社会、文化、时空、环境等各个领域；是应用医学与美学思维的形式、方法和规律对研究对象进行总体的认识，揭示研究对象的本质及其发展规律，是在医学与美学实践的基础之上对经验资料的概括，是具有客观科学性和逻辑性的理论与实践相结合的科学。

一、医学美学的概念

医学美学是把美学的一般原理用到医疗卫生实践和医学科学研究之中，探讨医学中美的规律，运用美的因素对人身的心理、生理的影响来解决临床医疗卫生和医学科学发展中某些问题的交叉科学。

医学美学是一门以美学原理为指导，应用医学手段来研究、维护、修复和再造人的健康之美，以增进人的生命活力美感和提高生命质量为目的的新兴学科。它是研究和实施医学领域中美与审美的一般规律和医学美创造的科学。它既具有医学人文学科的性质，又具有医学技术学科的性质。它把传统的医学科学升华为一门“医学的艺术”。

医学美学是应用美学的一般原理来研究医学人体美、医学审美、医学美感和医学审美活动过程中所体现出来的一切医学美的现象及其规律的人文学科。

上述三种概念，第一种侧重于研究“美”对人的心理、生理产生的影响，应用于解决医疗实践中的某些问题，确切地说，它应该是美学疗法的一般性定义；第二种侧重于研究在美学原理指导下的医疗行为，说它是医学美容学的定义较为妥当；第三种较接近医学美学的定义，但还不够完善。为了更简明扼要地说明本学科的含义，更准确地说明本学科的性质，我们概括如下结论：医学美学是应用美学的一般原理，研究医学领域中包括医学人体学、医学审美、医学美感等一切美学现象及其发生、发展和变化规律的科学。

这个结论，首先明确指出医学美学是一门理论学科，是研究医学领域中的美学现象及其发生、发展和变化规律的学科，将医学美学与美容医学中的其他临床学科区分开来。医学美学学科理论来源于美学与医学的基本理论，是医学基本原理与美学基本原理相互渗透，有机的结合；其次，反映了医学美学的学科性质，它是美学和医学相结合的一个新兴的分支学科，是以美学的一般理论为指导，研究、探索、发掘、总结医学领域中的一切美学现象和规律。从这个意义上说，医学美学是一门人文学科。但是，医学美学不仅仅是一门人文科学，而是一门医学与美学有机结合，相互融会贯通的交叉学科。医学美学是医学科学中一门独立的学科。

知识链接

美学的奠基人——美学之父鲍姆嘉通

18 世纪德国哲学家鲍姆嘉通（Baumgarten1714 年—1762 年）于 1750 年发表了《Aesthetic》即《美学》一书，他第一次使用“美学”一词。他任普鲁哈利大学的哲学教授，把美学作为哲学体系一个组成部分，Aesthetic（埃斯特惕卡）希腊文学的原意是“感觉学”，是研究感觉和感情的理论。他认为人的心理活动包括知、情、意三个方面，研究“知”的学科是逻辑学，研究“意”的学科是伦理学，研究“情”的学科是 Aesthetic 即感性学和美学。美的事物总是以他的具体的感性形象引起人们的审美愉悦。由于《Aesthetic》的出版，在美学发展史上具有划时代的意义，因此鲍姆嘉通被称为美学之父。

二、医学美学的研究对象

医学美学作为一门独立的学科，有它自己独立的研究对象。就是医学美学主要研究医学美。什么是医学美，医学美是医学领域中美的总称，人体健康是一种医学美，健康长寿也是一种医学美。我们知道，医学是保护和增进人类健康，预防和治疗疾病的科学和实践活动。但是，它并不是一种单纯的科学知识体系而是一种技艺实践，此种实践必定存在着一系列的医学审美问题。因此、作为医学美学的研究对象，除研究医疗实践、预防保健、医院管理、医学美容等方面的美学外，还涉及医学工作者的医德美、形象美以及医务人员的审美修养、艺术美、人体美与人体健康等内容。医学美学研究对象具体讲，就是医学领域中的一切美和审美及其规律，即医学美与医学审美及其规律，这是医学美学研究的基本对象。在这里医学人体美是医学美的基础，人的生命美是医学美的核心。具体包括以下几个方面：

1. 研究医学美　美学现象普遍存在于医学领域之中，无论是我国的传统医学还是西医学，在其理论体系和技术实践方面都蕴藏着丰富的美学现象。尤其是充满了儒家人文思想的我国传统医学,其理论体系、辨证施治理念以及处方用药规则等,都蕴藏着深邃的美学内涵,具有很高的研究和发掘价值。医学美学使医学美成为一种特定领域美,这种美会对保障和增进人体美产生积极的影响。医学美是医学理论结构与内容、医学技术和科研以及医学活动中所显示出来的一切美的总和。体现在两个方面:一是医学理论体系结构中所体现出来的系统化、规范化、层次化等理性美;二是由医护人员在创造性医疗实践过程中所体现出来的各种医学手段美和医护人员形象所体现出的感性形态美。

人类社会的发展、社会经济的繁荣和人们对幸福生活的追求,对医学提出了更高的要求,即人们不仅要求医学给人类带来生理的健康,还要求医学带给人类心理的快乐和满足。医学美同其他美一样,是一种客观存在的属性。人们虽然可以认识它和创造它,但这种创造和认识并不具有主观随意性,它不仅受科技和生产力发展水平的制约,还在一定程度上受社会经济制度的制约。

2. 研究医学人体美　人是医学研究的主体,传统的医学模式是医学的生物模式,关心的是生物人体的健康。随着社会的发展和现代医学的进步,医学正由传统生物医学模式向生物生理心理社会医学模式转变。随着医学模式的转变,人们的健康观念已发生了变化,健康一词的内容有了新的内涵,它不只指的是没有疾病,而是在精神上也要完善完美的现状。人们对本身的形体之美的关注已成为医学范围的一个重要内容。对医学人体美及其规律的研究就成了医学美学研究的主要任务。

人是医学的对象,是社会的人或群体,医学的目的是治疗人类的病患,医学还给人们健康并满足他们心理上健康的需求。医学美学要研究医学人体的各种形式、形态等与人体有关的医学理论,还要研究与医学人体美有关的因素和理论,人体机体健康状况、社会经济、文化状态、精神文明、医学科学发展水平、物质文明等。所涉及的范围是很广泛的。

3. 研究医学审美关系　人类文明,人类健康的根本是三大和谐,即人与自然、人与人、人自身的和谐等,这是美学的根本。医学审美关系同样是以这"三大和谐"为主要内容,医学工作者在医疗工作中的活动,包括询问病史、体格检查、处方用药、手术及其他医事活动,都处于医学审美关系之中。医务工作者和患者分别处于审美主体和客体的位置上,并且,主体、客体之间的位置是随时互换的,审美主体的审美要求如何满足,审美主客体之间的关系如何调整,在医学实践中是一个不可忽视的问题。和谐的医学审美关系对于促进医患之间的相互了解,提高医疗质量,满足患者的心理要求具有不可估量的作用。研究医学审美关系,是社会、心理医学模式的需要。

4. 研究医学美感　与普通美感相同,医学美感也是一种特殊的精神活动,医学美感的本质特征,和它的实现过程一定要从医学审美活动实践中去探讨。医学美感的心理要素包括医学审美活动中的主次体对医学美的感知能力,以及想象能力和情感活动等。医学美感是多方面的,因而,对医学美感的研究也必须是多方面的、多层次的。

探讨医学美感,一定要从医学审美意识入手,从而连接医学美感和其他方面的研究。美的医学过程和行为能激发人们的情绪变化,激发起良好意识的产生。医护人员在感受美、鉴赏美、欣赏美的基础上,进一步通过医疗实践活动,根据美的规律去发现美,创造美。

在医学美感的研究中要特别注意到它的一些特点,特别是美感的来源,美感的直觉性,美感的共同性和个性差异性以及美感的社会性等特点的研究。

5. 研究医学审美教育　医学审美教育是医学美学研究的重要方面。它包括研究医学审美教育的特点、教育内容、教育形式、教育方法和教育培养目标。在长期的医学实践中,医护人员积累了许多医学审美经验，要把它系统完整化，总结理论化，使它更好地为医学实践服务，必须要通过医学审美教育才能实现。医学审美教育是进一步推动发展，总结完善，创造医学美学的重要手段。医务工作者需要接受审美教育，要通过医务和护理工作者实施到医疗临床中。

医学审美教育的目的是培养医学生的审美素质，就是对医学生的审美感受，审美判断，审美想象，审美理解以及审美创造等能力的培养。具有以下两个原则：一是思想性与科学性相结合：思想性，指当代的社会主义先进思想体系或对共产主义政治信仰，在社会生活中把这种社会主义先进思想和信仰作为指导自己言论和行动的指南。所以，思想性表现在人们的社会生活中和精神生活等一切领域中的先进性。科学性，主要是指反映了人类已发现或已认识的关于自然界、社会和思维的某些客观规律、客观真理的知识体系。只有思想性与科学性相结合，才能产生正确的审美观。二是审美理论与审美实践相结合：也可以说是审美教育中的知与行相统一的原则。审美理论是人们对审美现象、美感经验和审美实践概括性的知识总结。换句话说，它是根据人们对美的事物的认识活动和医学实践的结果而概括出来的知识体系。审美理论与审美实践的紧密结合，是实施审美教育的正确途径。

知识链接

医学美学研究的对象

医学美学研究的对象是医学领域中一切美和审美及其规律，即医学美与医学审美及其规律，这是医学美学研究的基本对象。在这里医学人体美是医学美的基础，维护人体美和人的健康之美，人的生命美是医学美的核心。

第二节　医学美学与相关学科的关系

医学美学是一门年轻的医学科学学科，又是一门人文科学和自然科学相结合、相交叉的学科。它的理论基础和学科内容涉及人体美学，医学人体美学，医学美容，医学伦理学，医学心理学，医学美容心理学等多个学科。它们之间既有着密切的联系又有本质的区别。

一、医学美学与美学的关系

美学，是研究美与审美及其本质和规律的科学。1750年，德国美学家鲍姆加通撰写了《美学》(《Aesthetic》)，从此，美学才脱离哲学的母体，成为一门独立的学科。作为一门社会人文学科，美学主要研究美的本质，美的现象和美的存在形式；研究审美关系和美感经验等。总括起来说，美学就是研究美以及人对美的感受和创造的一般规律的科学。

美在自然界和社会生活的各个领域中存在着，在医学领域中也有美存在。现代医学模式的转变和现代健康观念的更新促进了医学与美学的结合。

医学美学是美学的一般原理与医学基本理论有机结合而成的新兴医学学科，这两者在理论上渊源相连，但是，医学美学是应用美学的一般原理，研究医学领域中美学现象及其发生和美学现象发展的规律的学科，它研究医学美的概念和本质，医学美学的产生根源和形态特征，形式法则以及医学审美和医学美感等美学的基本理论。医学人体美是医学美学研究的核心，而人体美又属于普通美学中社会美的主要内容。总的来说医学美学是普通美学的医学分支学科，它归属于应用美学的范围。

二、医学美学与美容医学的关系

医学美学与美容医学的关系,国内许多学者已做过系统的论述。医学美学与医学美容共同的学科目标都是以增进人们的生命美感为目的;两门学科共同的研究对象是医学人体美,两门学科有着共同的发展历史,都是在20世纪80年代中期发展起来的。为此,这两门学科的性质和学科范围,比较容易发生混同。

这两门学科之间存在着较多的异同。它们之间异同主要存在于实施范围的差异,医学美学是从生理、心理、社会适应状态和生存环境等多个方面多层次全方位来研究和增进人体美及人的生命活力美感的;美容医学则主要用形式美的理论目标为指导,运用美学和医学手段相结合,直接保护,修复和塑造人体形态美,直接增进人的形式美及生命活力美感,进一步为解决其心理和社会适应等方面的需要服务;其次,两者之间存在着学科性质的差别;医学美学是研究医学领域内的美学现状及其发展规律的学科,是一门理论性质的学科,具有人文学科和医学技术学科的双重性特点,即理论性和应用性双重特点,但有着较重的人文学科的特征;美容医学主要以应用为主,是用美学与多种临床学科和某些非临床学科的相互结合,以临床应用为主要特征的临床学科。

我国多年的学科实践证明,医学美学理论对美容医学的实践是起指导作用的,医学美容的各分支学科都分别接受医学美学理论的指导。医学美学与医学美容之间是基本理论与实践应用的关系,医学美容是医学美学的一个应用分支学科。

三、医学美学与人体美学的关系

医学美学和人体美学研究的共同对象是人体美。对人体美的研究,是人类对自我、自身的认识与评价,因而使人体本身有了审美价值。医学美学和人体美学两个学科都采用自然学科的手段对人体研究解剖学、生理学、病理学、体质人类学、运动学和人体测量学等,以探索、总结出人体形式美、人体审美及美感规律,以便于维护和发展人体的各种功能。

医学美学和人体美学对人体进行研究的目的是有明显区分的。人体美学认为人体有诸多存在的方式,如活的裸露人体,经过颜料、金属、石材、画布、泥土等包装修饰,艺术家用各种材料,通过艺术构思创造出来的,作为艺术品的人体,以及在各种体育运动、舞蹈等多种形式中展现出来的艺术人体等。因此,人体美学是以人体直接为参照,研究以人体为主题所进行的艺术创造。又称之为艺术人体美。艺术人体美是艺术家通过不同的艺术方法和手段去发掘、探索、研究、提炼和完善的、抽象的人体美,是从众多的"现实人体美"中升华出来的;艺术人体美往往是理想中的人体美,它可以用夸张或丑化等艺术手段来塑造人体美,是艺术的高度概括。医学美学研究的人体美是从医学的角度,以人的健康为基础,对人体进行生理、体格、品貌、心理的综合研究评价,因此被称为医学人体自然中最高最美的形态,是实施医学审美创造,也是社会事物中最高最美的形式。应该说,医学人体美首先是自然的产物,而艺术人体美则是人们意志的产物。医学人体美可以是医学家在"现实人体美"的基础上实施的一种医学审美创造,是在新的更高层次上加以维护、修复和塑造出来的一类人体美。来展示人的生命活动力美感和优质生命,造福于人类,满足人们生理和心理的需求,使人的生命具有更高的质量价值。艺术人体美是体现艺术家的审美趣味和审美理想的艺术作品,有时它是真实的人体的变异,有着自然形态的偏离变化,从中展示出的人体,只是现实与理想之间的一种精神文明现象。

医学美学随着对现实人体美学和医学人体美的研究不断深化，医学人体美学的理论正在形成，它的系统性、完整性、科学性不断向纵深处发展，医学人体美学的发展必定使医学美学的学科领域更广阔，内容更丰富，也与美容医学的临床实践联系更加紧密，也必将成为美容医学的基础学科之一。

四、医学美学与心理学、美容医学心理学等学科的关系

医学美学与医学心理学、美容医学心理学、医学审美心理学等学科关系密切，相互交叉，不可分割。

1. 医学美学与医学心理学　医学心理学是医学与心理学相结合的一门学科，是研究人的认识、情绪、意志的发生发展和完成的全过程；研究心理因素在人的健康与疾病及其相互转化过程中的作用和规律。医学美学也涉及心理问题，但不是从健康与疾病的医学角度上来研究的，而是在心理学的一般原理指导下来研究心理学问题。一是研究审美对象，在客观世界中各种美的现象和要素对人的健康和疾病的影响；二是研究医学审美主体在医学审美过程中的心理生理学机制；三是研究医学审美主体与医学审美对象的相互关系。

2. 医学美学与美容医学心理学　美容医学心理学是以医学心理学为理论基础，研究美容医学临床实践中出现的心理问题及其规律的学科，属于应用心理学的分支学科之一。美容医学心理学研究的主要内容，是研究容貌对人格心理的影响，以及有关自身审美的心理学问题，和自像的形成及美欲、求美动机等；研究容貌缺陷对人的心理影响及容貌问题导致的各种心理障碍问题；研究容貌审美的心理学要素，以及所有美容医学实践中所涉及的医学审美心理学问题。医学美学研究的范围中，医学美学与美容医学心理学两者在学科体系中的关系是相互交叉，相辅相成的关系。

3. 医学美学与医学审美心理学　医学审美心理学是医学美学和医学心理学的分支学科之一。它研究的主要内容，一是美的现象和要素对人健康的影响；二是审美主体在医学审美过程中的心理生理学机制；三是医学审美主体与客体的相互关系。它与医学美学在研究方面的区别点主要是更向纵深和具体化程度发展，充实、丰富这三个方面的内涵，而医学美学在学科外延上大大宽于医学审美心理学。因此，是它的“母学科”之一。

五、医学美学与医学伦理学的关系

医学美学与医学伦理学有共性，又有区别。医学伦理学是研究医学职业道德的科学，是处理医务人员与患者之间、医务人员之间、医务人员与医院体系的各部门之间以及医务人员与社会之间相互关系的行为准则。这两门学科的任务都不能脱离社会功利性，两门学科的共性，都是探讨医学范畴中的美丑和善恶，对美丑善恶的判定是一致的。

但是，医学美学与医学伦理学分别都是有自身系统、完整理论体系的两门独立学科。医学美学包括医学美学基础理论、医学审美实践和医学审美教育；医学伦理学则包括医学道德基本理论、医学道德基本规范和医学道德实践。医学美学是美学原理在医学领域中的具体应用。医学美学以医学领域中的美、丑作为医学审美的评价标准，以健康长寿和提高生命质量为目的；医学伦理学则以善恶、美丑作为评价标准，依靠社会舆论、传统习惯和道德信念来维持。医学美学与医学伦理学虽然两者都有对美的追求，但是两者所追求的美的内容是有显著区别的。

第三节　医学美学的学科任务与研究方法

一、医学美学的学科任务

医学美学学科的根本任务是研究医学领域中的各种医学美与医学审美规律，在新的宏观医学模式发展的进程中，探索研究医学审美观，医学审美关系，医学审美心理，医学审美思维，医学审美创造，医学审美评价，医学审美教育，医学人体美等一切生物、心理、社会因素对人的健康和疾病的影响，探索正确途径，以增进人的健美素质、力求促进医学审美创造。

1. 努力探索医学工作中的美学问题　医学是一项科学性非常强的工作。医学实践活动中时时处处都有美的事物，美的形象，美的感受。美学作为社会科学的一个分支应用于医学实践已很长时间了，医学实践中早就孕育了医学美学。如在实践中，医务人员职业的美好形象、医务人员善良的心灵、优美整洁的医疗环境等，医学美学就是探索医学中美的现象，通过对医学美的各种方式、各个环节的深入研究，实践—理论—再实践，寻求医学美学的本质和规律，把握医学中美的标准，在不断分析、探讨、品味的基础上，把美的感受、美的形象上升到理论高度，指导医学审美的具体实施。

2. 深入研究医学美学指导美容医学实践　深入研究医学美学理论，为我国美容医学整体学科的建设进一步提供理论依据。我国医学美学工作者关于美容医学学科对象“医学人体美”的研究为我国美容学学科形成提供了理论依据，在此理论基础上，加强对美容医学各个分支学科的美学研究，以便更好地指导美容医学实践。美容医学主要指美容外科、美容内科、美容皮肤科、美容保健科等，还须在医学美学理论指导下，进一步做深入的探索和研究，来指导美容医学的实践。

3. 以医学美学思想为医学审美环境提供理论指导和实践研究　医学审美环境是说有助于增进人的美感能力的，以维护个体或群体身心健美为目的的医疗环境。在完美和谐的医疗条件下，创造一个清静安闲、整齐清洁、舒适安全的环境，是患者医治的需要，也是医疗工作的需要；医院建筑物及病床布局，病房物件的形态和色彩，室内室外绿化与美化，车辆停放，病房的光线，空气温湿度，病房空调安装等，都必须有医学美学理论的指导；因此，关于改善和建设医学审美环境理论和实践的研究，是医学美学的重要基本任务之一，是人的生理性、身体、心理性、社会医学审美需要的重要前提。

4. 提高医务人员医学美学的鉴赏力和创造力　一个有深厚的专业基础理论知识和临床业务技术水平的医务人员，应该懂得如何完善自身的审美素质和修养。医务人员是医学审美活动中的审美主体，是医学美的创造者，如果缺乏审美能力和修养，即使置身于美的事物中，也不能心领神会，更谈不上按照美的规律从事医学实践活动，进行医学美的创造和医学审美教育。只有提高医务人员的医学审美能力，医学美学才能不断发展，才能使广大医务工作者更加热爱本职工作，在自己的医学实践活动中积极地去发现美、创造美、欣赏美，与自己的服务对象共同享受到美的感觉。

5. 加强医学审美教育，实施医学审美评价　对医学道德、医学行为、诊疗效果、医患环境等医学活动进行教育和审美评价，是提高医务人员医疗技术和道德水平的重要措施。只有在医学美学理论的指导下，医学审美教育和医学审美评价的目的、内容、方法和标准才能规范化、系统化和完善化，才能得到真正的实施。

二、医学美学的研究方法

医学美学的研究方法是根据医学美学的研究对象及其特点和范围来确定的，在研究医学美学的工作中，必须坚持辩证唯物主义的世界观和方法论，正确地把握医学和美学，心理和生理，情态和理性，实践和思辨的关系。坚持和运用以下原则和方法：

1. 从学习研究美学基本理论着手　要研究美学的基本理论，必须要用马克思主义哲学思想为指导，把哲学、社会学等研究方法与自然科学中的研究成果结合起来进行研究，才能树立正确的美学观；要把握美学基本理论的准则，必须认真学习美学史，把逻辑方法与历史方法统一起来。由于每门科学都有其产生发展和演变的历史，美学是历史发展的产物，我们把学习美学原理和学习美学史结合起来，就要用马克思主义的立场、观点、方法，从历史上不同的美学流派、美学体系和美学范畴形成和演变过程中，找出共性的规律和不同的个性特点来。

2. 要把医学美学理论与实践相结合，达到理论与实践相统一　美学既是实践的，又是思辨的，医学美学的研究必须从医疗卫生保健的实践中出发，从审美实践和经验体会中总括出医学美的概念、原理、范畴、原则，用实践的观点说明、剖析，论证医学审美的现象和规律，并且把这种理论应用于医学审美创造，医学审美教育，以及医疗卫生实践，按照理论与实践相统一的原则，医学美学的研究还要在生活实践的基础上把医学审美实践同理论分析结合起来；理论是审美实践的总结，是源于生活实践的，医学美学研究工作者要应用美学理论，在实践中不断探索总结和挖掘医学美。

3. 医学美学要与相关学科相联系　医学美学与相关学科关系极为密切，它涉及医学心理学，医学伦理学，哲学社会学，历史学，教育学和各种艺术理论，医学美学的研究要采用综合联系、互相参考研究的方法，获得确切、系统、客观的材料，利用医学心理学及其他学科的研究成果，从人们的审美意识、审美感觉、审美知觉、审美想象、审美观念、审美理解以及审美思想、审美趣味中，揭示特殊的心理现象和意识活动，揭示审美的心理过程及其规律；同哲学、伦理学、社会学及有关的学科结合起来，透过纷纭繁杂的美学现象，发现审美规律的奥秘，举一反三、触类旁通，研究疾病心理、障碍缺陷心理和其他各种病态心理的特点。总结出医学审美心理的特殊规律，用于指导医学临床实践，是研究医学美学的一个重要方面。

4. 把医学基本原理和美学基本原理相结合　医学基本理论和美学基本原理相结合、融会贯通，才有利于认识美学，评价医学美。医学美学要借助医学实践来概括、抽象、丰富和发展医学美学理论，美容医学的各门临床学科也需要由医学美学提供理论基础，使其不断地提高和发展。研究医学基本理论，掌握医学基本知识和基本技能，是进行美容医学临床实践的基础。

5. 研究医学美学，开拓医学美学新领域　医学美学研究，在现代医学科学发展的基础上，深入医疗实践，认真调查研究，探讨医学审美的心理—生理效应，把握医学审美与医疗实践的关系，研究医务人员怎样在医疗实践中加强审美修养，充实开拓医学美学研究的新领域。

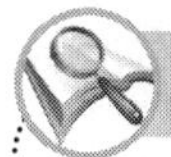

课堂讨论

讨论医学美学的基本理论、概念、定义、研究对象和方法，以及如何完成医学美学的研究任务。讨论如何开展美学研究对象和研究美学相关学科的工作，特别是美学与美容医学的关系。讨论运用医学美学在现实社会中的意义、医学美学在医学中的地位和作用。

（沙恒玉　沙涛）

复习思考题

1. 什么是医学美学？其概念是什么？
2. 医学美学的研究对象是什么？
3. 医学美学与相关学科有什么关系？
4. 医学美学的学科任务是什么？
5. 医学美学是如何产生的？
6. 医学美学的研究方法是什么？
7. 医学美学与医学美容学有什么关系？
8. 医学美学与医学人体美学有什么联系？
9. 医学美学与医学审美学有什么关系？
10. 怎样学习研究医学美感？

第二章　美学概要

学习要点

美学的概念、含义；美学定义、性质与体征的基本理论；美学的起源、产生、发展；美学与相关学科的关系；自然美、社会美、艺术美的本质与特征；科学美、崇高美、喜剧美、悲剧美内涵和特征。

第一节　美学的概念

美学是一门既古老又年轻的科学，是在社会物质生活与精神文化生活的基础上产生和发展起来的，是人类社会实践、审美实践、创造美实践的产物，是对人类个体的历时性、共时性审美、创造美实践经验的理论概括。这门学科的渊源可以追溯到古代奴隶社会，发展至今，它对于推动哲学社会科学、自然科学的发展，尤其对于文学艺术的繁荣，具有重要的理论意义。开展美育，能够促进人们树立正确的审美观点，培养健康的审美趣味，提高审美、创造美的能力，从而改造社会，美化生活，完善人性，具有重要的实践意义。

一、美学的起源

美学一词来源于希腊语 aesthesis。最初的意义是“对感观的感受”。由德国哲学家亚历山大·戈特利布·鲍姆加登首次使用，他的《美学》一书的出版标志着美学作为一门独立学科的产生。

直到 19 世纪，美学在传统古典艺术的概念中通常被定义为研究“美”(Schönheit)的学说。现代哲学将美学定义为认识艺术、科学、设计和哲学中认知感觉的理论和哲学。一个客体的美学价值并不是简单的被定义为美与丑，而是去认识客体的类型和本质。

美学作为独立的学科是从 18 世纪德国的鲍姆加登开始的，但它的产生建立在自古希腊以来历代思想家关于美的理论探讨之上，是以往美学理论的体系化、科学化。而古希腊以来的美学理论探讨又建立在人们审美欣赏和审美创造活动基础之上，是人们审美活动的哲学反映。

考古学和艺术史告诉我们：人类自脱离动物以来就开始了审美欣赏和审美创造活动。旧石器时代的山顶洞人，就用石珠、兽牙、海蚶壳等染上红、黄、绿等各种不同的颜色佩带在身上。不仅原始人的装饰品能表现出人类这种早期的审美活动，而且原始艺术更是集中反映了人类早期审美活动。据文字记载和留下的图案推测，原始艺术有诗歌、舞蹈、音乐等，但现已荡然无存。唯有洞穴壁画与陶器是我们今天所能见到的最早的两项原始艺术记录。前者主要以各种动物为题材，生动细致，色彩绚丽。后者不仅造型优美、图案丰富，而且色彩对比鲜明。人类早期的审美活动并不是人类最初直接就开始了美的创造，这些美的创造活动是人类自己通过劳动创造了实用价值以后才产生的，且事物的实用价值先于审美价值，即所

谓“美善同意”，说明美的事物起初是和实用相结合的，原始的美中必定蕴含着原始的善。

事物的实用价值先于审美价值

“食必常饱，然后求美；衣必常暖，然后求丽”（《墨子》），故有所谓，说明人们总是在满足物质生活的基础上，才能提出对精神生活上的需要。人类起初亦是如此，人们进行生产并不是为了创造美，也没有专门创造出美的对象，美和实用是结合的，有用的、有益的往往也就是美的。因为只有在有用的对象中，才能直观到人类创造活动的内容，才可以感到自由创造的喜悦。例如石珠的圆形最初并不是作为美的标志，而是在实践中发现圆形的物体在投掷时，较之不规则物体更易于准确击中目标；兽牙、海蚶壳等染上红、黄、绿等各种不同的颜色佩带在身上，相映成趣，很可能是当时被公认为英雄的那些人的猎获物，每得到这样的猎获物，即拔下一颗牙齿，穿上孔，佩戴在身上作标志，是为了显示他们的英勇和智慧。

人们总是先有了某种生活、某种现象，而后才开始思考、探讨，并在思考、探讨的基础上建立相应的学科。对人类早期审美现象的思考、探讨始于古希腊。那时的毕达哥拉斯、赫拉克里特、苏格拉底、柏拉图、亚里士多德等大哲学家都参与了美的探讨和争论。但他们关于美的观点、见解常常和他们关于真、善的认识混在一起，成为他们哲学思想、道德思想、神学思想以及政治思想和文艺思想的附庸。另外，当时也没有一部美学专著。思想家们的美学观点夹杂在政治、哲学、宗教、道德、艺术甚至史传、书札、批注等论著中。人们还没有从那些混杂交织的思想体系中为美学寻找出一个独立、特殊的研究对象。这种状况一直延续到18世纪中叶以前。

18世纪以后，随着欧洲工业革命的发展，自然科学、哲学、伦理学、心理学和文艺学等近代学科进入了逐步形成和发展的时期。尤其是与美学密切相关的哲学，自近代以来发生了认识论转向，为美学学科的建立提供了必要的历史条件。正是在这样的历史条件下，鲍姆加登在自己的哲学体系中，第一次把美学和逻辑学区分开来。在严格规定了逻辑学的研究对象是形成概念和进行推理的抽象思维的同时，也给美学规定了自己独特的研究对象。并写出了美学专著，初步形成了美学学科的基本框架以及探讨了美学的一些基本问题。故此，美学学科诞生，而鲍姆加登也因此成为“美学之父”。

鲍姆加登（A. G. Baumgarten，1714—1762）是德国普鲁士哈利大学的哲学教授。他继承了莱布尼茨和沃尔夫的理性主义哲学思想，并进一步加以系统化。他关于美学的观点主要集中在两个方面：一是他把美学规定为研究人感性认识的学科叫伊斯特惕克（Aesthesis），“Aesthetic”一词来自希腊文，意思是“感性学”，后来翻译成汉语就成了“美学”。鲍姆加登认为人的心理活动分知、情、意三方面。研究知或人的理性认识有逻辑学，研究人的意志有伦理学，而研究人的情感即相当于人感性认识则应有“Aesthetic”。1750年鲍姆加登正式用“Aesthetic”来称呼他研究人的感性认识的一部专著。他的这部著作就被当作历史上的第一部美学专著；二是鲍姆加登认为：“美学对象就是感性认识的完善，于此相反的就是感性认识的不完善，这就是丑。”美，是教导我们怎样以美的方式去思维，是研究低级认识方式的科学，即作为低级认识论的美学的任务。

德国哲学家莱布尼兹对此有一段生动的解释，他说：画家和其他艺术家们对于什么好和什么不好，尽管很清楚地意识到，却往往不能替他们的这种审美趣味找出理由，如果有人问到他们，他们就会回答说，他们不欢喜那种作品缺乏一点（美或不美）“我说不出来的什么”。

知道作品美或不美，却说不出个中缘由，在莱布尼兹和鲍姆加登看来就属于一种模糊的、混乱的感性认识。鲍姆加登之后，美学的发展经历了德国古典美学、马克思主义美学、西方近现代美学三个重要阶段。

在德国古典美学阶段，康德和黑格尔对美学卓有贡献，形成了美学学科产生以来第一个，也是西方美学史上的第三个高峰。康德以他的三大批判著称于世，在《判断力批判》中，康德提出并论证了一系列美学根本问题，形成了较为完整的美学理论体系。康德之后，黑格尔把德国古典美学推到了顶峰，成为德国古典美学以及马克思主义美学以前的西方各美学思潮的集大成者。

马克思虽不曾写有专门的美学著作，但他在其他许多著作中论及了大量的美学问题，尤其是他把实验的观点引入美学研究，从而把关于美的探讨建立在主客体辩证统一的基础上，为美学研究提供了一种全新的思路。

19 世纪中叶以后，美学发展流派纷呈，但总的来说有一重要倾向，即逐渐脱离了“美是什么”的纯哲学讨论，而侧重于“在美感经验中我们的心理活动如何”这种审美心理的描述，把美学逐渐变成一种经验描述科学。这便是美学史上所说的由“自上而下”向“自下而上”的历史转型。20 世纪的美学更是形成一股强烈的反传统潮流。它一方面是对传统形而上学的反叛和对经验实证方法的张扬，另一方面是对理性主义的反叛和对人的非理性的张扬，并在此基础上逐步形成了科学主义美学与人本主义美学两大思潮。近现代西方美学的主要代表人物和美学思潮有德国费希纳的“实验美学”、英国贝尔的“有意味的形式”、美国杜威的“经验美学”、意大利克罗齐的“形象直觉说”、英国布洛的“心理距离说”、德国李普斯的“移情说”、弗洛伊德的“里比多”理论以及后来的分析美学、现象学美学、存在主义美学、接受美学等。

二、美学的性质

“什么是美学?”这是来自柏拉图的发问，正是这一问，开启了全部美学的历史。它作为美学的基本理论问题，激励着历代美学家、哲学家们进行不懈的努力。在长期的中外美学研究中，美学一词被赋予了多种多样的含义。现在，得到普遍认可的有三种定义：①美学是关于美的学科；②美学是研究美的艺术哲学；③美学是以审美经验为中心研究美和艺术的科学。

总的来说，美学是研究美、美感、审美活动和美的创造活动规律的一门学科。美学的性质包含了以下几个方面：

1. 美学是一门人文学科，是关于人的生活的一种知识体系，研究的是人类的审美现象。

2. 美学与人有着密切的联系，研究审美现象的美学离不开对人的研究，即使在研究作为审美对象的美的事物时，也是从人的角度出发加以研究的，并不是把美的事物作为与人无关的对象来研究的。

3. 美学离不开人，美学与人生价值问题紧密相连，美学问题与人类社会生活的各个方面都有着密切的联系。

三、美学与相关学科的关系

美学是一门边缘学科，我们在学习时就注意到它与哲学、伦理学、心理学等相关学科的关系与区别。

1. 美学与哲学　在与美学相关的学科中，美学与哲学的关系最为密切，也最为直接。

哲学是以整个客观世界为研究对象，是研究自然界、人类社会和思维发展最一般的学科，为美学研究提供了科学的世界观和方法论，对美学研究起着指导作用。美学中的许多基本问题往往直接涉及哲学的基本原理，有的是哲学问题在审美领域中的具体表现。因此，有些人认为美学是研究人与现实审美关系的一门哲学性学科，美学研究成果可丰富哲学的理论内容，这主要是因为美学的基本问题就是一个哲学思辨性质的问题。任何理论的形成及其性质取决于它的提问以及提问方式。美学产生于柏拉图之问："美是什么?"这里所问的美，不是具体的美的事物，而是使一切美的事物之所以美的根本原因。这种把人的注意力从杂然纷呈的感性现象引向统摄一切的抽象的本质，从变动不居的美的事物引向恒久不变的美本身，显然是遵循了古希腊形而上的哲学传统。同时，美学学科体系的构建也深受当时哲学的影响，其学科框架、理论方式以及思维方式都带有同时代的哲学印记。由于美学长期在"形而上学"和"形而下学"压制之下，丧失了自身的特质。所以美学研究应当回到生存世界本身，研究人类生活的感性形式。这正是传统哲学无能为力的领域。美学是从传统哲学止步之处发轫的。纵观美学史，从柏拉图将美学定义为最高形态的学问，到现代美学学科的形成，美学的要义与精髓正表现为其研究的是哲学中的最大难题，美学探索生活世界的根基，是一门超越传统学科的"元学"。另外还有一个有意思的现象，历史上的大美学家几乎都是大哲学家，而较少是文学家或艺术家。最后，西方现代美学与哲学的复杂关系也从另一个方面证明了美学与哲学难以分割的关系。表面看西方现代美学拒斥哲学，但它所拒斥的其实只是西方传统哲学，它所依附的仍是西方现代哲学。

2. 美学与伦理学　美学与伦理学有着密切联系，美与善有内在联系，但美和善分属不同范畴，善只是美的基础。美学与伦理学的关系是由美与善的关系所决定的。真善美是人生所向往的理想境界，其中缺一不可。

伦理学是在社会实践基础上形成人与人之间的伦理关系，是以社会的、阶级的道德规范指导人的行为，着重于人的内在本质，帮助人们明辨善恶，形成正确的道德观；而美学研究是在社会实践基础上产生的客观现实美和人对现实审美关系的反映，揭示美的活动的普遍规律。

从历史上看，凡是美的对象在伦理学意义上亦是善的，这尤其表现在社会美领域里。社会美的内容在某种意义上来说就是以美的形式来表现善。

美与善尽管联系密切，但并非可以等同，美并不就是善。譬如雨果小说《巴黎圣母院》中的敲钟人，外表丑陋，但内心善良。美的事物更侧重于人的精神的愉悦，因而具有超功利性，而善的对象与人的功利目的往往直接相连。

知识链接

伦理学与美学

在西方后现代哲学、美学发展中曾经有过一个重要趋向，即以美学取代伦理学，在后现代理论中，其由尼采发端，经过福柯的发展，并且在社会、个人生活层面上扩张。从这个意义上而言，美学从一开始就不是纯然研究美和艺术的学科，而是关注人的自由和价值的学科。作为伦理学的美学，以美学价值取代伦理价值，赋予生活意义，则是这种互动关系的逻辑的和极端化的结果。

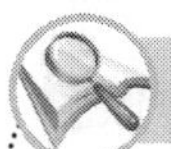

课堂讨论

请用李白的诗"寒山一带伤心碧"说明审美意识的产生是一种特殊的心理活动。

3. 美学与心理学　美国美学家桑塔耶纳说:“美是在快感的客观化中形成的,美是客观化了的快感”。美学与心理学的关系也十分密切,审美意识的产生是一种特殊的心理活动。这种特殊心理活动的研究丰富了心理学的内容,而美学在这方面的研究也必须借助心理学的科研成果。美学发展可以进一步丰富心理学的内容。在人们的审美活动中总是伴随着各种心理活动如情感、愉悦、想象等。其中“寒”、“伤心”,就不是纯客观的描写,而是心情的表达。在某种意义上我们甚至可以说,美的发生离不开人的心理因素的参与。因而美学与心理学密切相关。

19 世纪以来西方美学对审美体验和心理功能的强调,各心理学流派对美学研究的影响,在某种程度上也说明了美学研究对心理学的依赖。

4. 美学与文艺学　美学与文艺学的关系尤为密切,美学在其独立地成为一门学科之前,相当一部分完全是包含在文艺或文艺理论中的,美学和文艺学理论都研究艺术美的本质和特征、艺术美与现实美的关系、艺术美的欣赏与创造规律等问题,但美学的研究范围远远不止艺术美,它还研究自然美、社会美等领域的美学,与文艺学有着共同的研究对象,即文学艺术。因此,它们研究的问题常常会有某些交错,譬如文学艺术作品中所表现出来的审美意识、审美理想、审美创造和审美欣赏的一般规律等,既是美学又是文艺学所要研究的问题。

但美学相对于文艺学而言,更带有一般性,它探讨文学艺术的本源,为后者提供理论范式和思维方式。而文艺学则更多的关注具体的文学艺术经验和现象,它可以为美学研究提供丰富的经验材料。

美学还与社会学、教育学等其他社会科学和自然科学都有着密切的联系,并与社会生活的方方面面联系紧密。自然科学虽然对社会发展起到了促进作用,但它一方面要受哲学世界观和方法论的强调统摄,另一方面它又不断地反作用于哲学及思维方式的发展。

随着社会的不断进步与发展,人们的生活水平与生活质量也在不断提高,人们追求美的意识也在不断增强,审美及对美的需求品位向多元化、高层次发展。美学越来越受到人们的高度重视,在未来社会的公共领域、专业服务领域和人们生活领域中将会融入更多美的意识和理念,展示美学更深更高的社会价值。美学学科也将在 21 世纪得到蓬勃发展。

第二节　美的本质与特征

美存在于人类社会生活的各个领域中而且形态千差万别,根据不同美的事物特征或产生发展条件来看,美的事物、现象可以分为自然美、社会美、形式美、艺术美、科学美等几种形态,其中艺术美是美的典型形态。

一、自然美

传说远古时代没有天也没有地,宇宙一片混沌。人类的祖先盘古经过一万八千年的不懈努力,终于分开了天与地,清又轻的冉冉上升为天,浊又重的沉沉下降为地。又是一万八千年,盘古长成了巨人,他的呼吸成为风,声音成了雷;高兴时天空晴朗,发怒时大雨倾盆。后来,盘古死了,他的头成了山,眼睛便是太阳和月亮,血化为江河,毛发则成了草木,身上的虫化为飞禽走兽。盘古创造了不朽的大自然。

盘古开天地是人类社会史诗的精彩开篇。虽然，现代人早已懂得呈现在我们面前多彩多姿的大自然，完全是它自身运动发展变化的结果，而人类的诞生，更是将大自然装扮得风情万种、赏心悦目。在人类生存的星球上，大自然给予了无限丰富、充满生机的奇观异彩：日月星辰、山川湖泊、飞禽走兽、树木花草等，这些能为人的感官所感知、给人们带来欢乐和乐趣、享受和遐想的天象奇观和地象异彩，都属于自然美的范畴。

什么是自然美？

自然美是指在审美活动中对人具有特定审美价值的自然物与自然现象的品质特征，是客观世界中的自然物与自然现象的美。如山川河流、日月星辰、花草树木、繁星皓月、碧波寒烟、茫茫草原……为人感知、令人遐想、给人以美的享受，引起人的精神愉悦，都属于自然美。

自然美的形式与种类异常丰富，多姿多彩，自然美的本质从马克思主义唯物历史观的角度看，自然美与人类实践和生活有着密切的联系，是在人类改造自然的社会实践中产生和发展起来的，是社会实践的产物。自然美在人类社会出现以前都是自在之物，各种自然物的物质属性虽然已存在，但没有美丑之分。而在人类社会出现之后，也并不是一切自然现象都是美的，马克思、恩格斯曾说：自然界起初是作为一种完全异已的、有无限威力的和不可制服的力量与人们对立，人们同它的关系完全像动物同他的关系一样，人们就像牲畜一样服从它的权利……自然作为一种异已的对立的现象，并不是可亲的，因此，原始人类对这种具有无限威力的神秘的自然力量并不感到美，随着人的社会实践的发展，人们在改造自然中，自然美的领域才逐渐扩大。自然界成为人的审美对象，是人类社会发展到一定历史阶段的产物，是由于人与自然的关系发生了根本的变化，是需要一定条件的。

一般来说，自然美的存在可分为两大类：一类存在于未经人类劳动改造过的自然物和自然现象，如天空、瀑布、海洋、原始森林等纯自然状态的事物，它们与人类之间也直接或间接地发生着关系，在人们的眼中它是神圣的，闪耀着永恒的光芒。这一类自然事物大多天然地与人类社会生活发生密切的联系，是人类生存、发展必不可少的条件。如太阳能够成为审美对象，因为它是自然界生机的源泉，它能温暖我们的生活，照亮我们的世界，而太阳并非人为的是纯自然产生的，根本不是人的劳动直接产物，可它却已经成为了很美的艺术形象了。另一类则存在于经过人类劳动加工的自然物和自然现象上，它凝结了人类的劳动与美的智慧，形成了“人工化的自然”，人与自然之间的关系是明显的。如开垦后的农田、人工绿化的荒山、插花、园林景观等。从范围看，这种形态的自然美不仅包括经人们直接加工、改造，从而改变了存在状态与性质的自然美，也包括为人类所支配、所征服的自然事物。例如，野生动物经过人类驯化和控制后，就成了人们的观赏对象；坐在安全舒适的房屋里，人们就可以领略、欣赏电闪雷鸣，狂风暴雨等自然现象。这些作为人的本质力量的确证，自然成为了人的审美对象，人们可以从中获得赏心悦目的美感。

博大的自然界中，美的事物层出不穷，自然美与艺术美、社会美相比，无论在内容方面，还是在形式方面，都有自己的特征。

1. 自然性　自然美是自然物显示出来的美，自然是不以人的意志为转移的，它按照自身的规律存在和发展。而美是一种社会价值，只有在有了人类社会实践之后，人与自然发生了相互关联，才使自然物有了一定的社会意义，显示出美的价值。自然美首先要有自然性，自然属性虽然不是自然美的根源，但是由于自然美主要是以它的感性特征直接引起人们的美感，因此，自然属性具有不可忽视的审美意义。自然美的这种属性并非人工造就，如辽阔的大海、寂静的山林、浩瀚的星空等。而且其自然的外形符合人们的审美要求，色彩悦目，声音悦耳，线条宜人，具有美的感染力。

2. 象征性 人与自然的关系是在相互作用中发展起来的，人类改造自然，自然也改造人，在这种相互作用中，自然事物的某种自然属性与人类社会生活的某种属性相类似，并认定这一自然物是美的时候，这种自然美就成为人类社会美的一种暗示或象征。自然物质象征意义是随着人类的实践活动而产生的，也是随着人的思维能力的发展而发展的。直接象征与间接象征是自然物作为人与人类生活象征的两种主要形式。在直接象征中，自然物的某些属性与象征意义是统一的。黑格尔曾说过："人可以在自然界里发现一种心情的共鸣。"在生活中，常有这种状况，自然的某种发生，如色彩、形状、生命力对自然界适应性等，和社会生活中的某种现象、人生的某种经历、情感的某些模式在形式上有类似之处，由此，它能够契合人的某种心境，引起灵魂的共鸣，把人带入象征的天地之中，使人从中体验、感受、领悟到某种生活的意味，直观到自己的美好情感、品格、理想、愿望，获得美的享受，这是自然美的主要特征。如中国文人通常都欣赏荷花、竹子等，是因为这些植物的某一种性质与他们的生活、思想、品格、精神状态有一定的相似之处。如用荷花"出淤泥而不染"、"中通外直"、"不蔓不枝"，象征人的品格高雅、正直；用牡丹象征富贵、华丽；用大海象征浩瀚、博大等。

3. 形式多样性 大自然在色彩、形体、光亮、音响、气味等方面的无限丰富性及其千变万化的特征，是自然美侧重于形式的客观基础。自然美是以它的感性特征直接引起的美感。我们在判断一种自然现象的美与丑时，首先观其外形美不美，把注意力集中在它的形式方面，如色彩、线条、比例、对称等自然属性方面。对以形式的最初的感受易于形成对内容的认识，如树叶凋零、陡峭挺拔的高山、辽阔无垠的大海、激扬飞越的瀑布、缤纷绚丽的鲜花等，这些自然物质形式美往往胜于内容美，具有较大的独立性。即使自然物的形式与内容发生矛盾时，人们也多以自然形式的美丑来判定自然物质审美价值。如蝴蝶，通常人们都认为它是益虫，其实大家只是被它美丽的外衣、翩翩的舞姿迷惑了，它其实是一种害虫，对农作物是有害的。

二、社会美

什么是社会美?

社会美是社会生活中的美，是社会生活中客观存在的社会事物、社会现象的美，它根源于实践，而且本身就是实践的最直接表现，它主要是指那些包含着社会发展本质规律，体现那些实践主体的先进人物身上的生活形象，体现人们愿望、理想，并能给人以精神愉悦的社会生活现象，是构成现实美的主要内容。它范围十分广阔，内涵非常丰富，大凡是能够以恰当的形式显示人健康向上的本质力量，都有美的存在。社会美的核心是人的生命活动，它与每一个人都有着重要的联系，全面实现社会美则更需要每个人去领悟，去尽心尽力。美的根源在于社会实践，社会美是不同于自然美及艺术美的，它同人类的社会实践直接联系在一起，是实践活动的结晶。

在社会生活的各个方面中，社会美主要表现在生产劳动、社会斗争和日常生活的各个领域。在这些不同的领域中，一方面，人们按照美的规律把自由创造的本质力量，凝结在劳动生活过程之中，表现在创造性的劳动之中；另一方面，人类又把自由创造的本质力量，对象化到劳动产品之中，创造了美的物质产品和精神产品，表现在创造性的劳动成果上。社会美的

构成要素主要包括:人物、事件、地点、环境和劳动产品等,然而这些又都是以人物活动为中心的,都是人通过实践活动而获得的审美愉悦,人物是社会美的具体形象,人是社会美的中心和主体。不同时代、不同民族、不同群体在长期的生产劳动和社会共同生活中,形成了包括友爱、和睦等人际关系和各种风俗习惯在内的社会关系,这些都成为社会美的审美对象。社会美的内容主要包括:①人类创造物质文明和精神文明的社会活动;②是人类创造物质文明和精神文明的成果,劳动产品;③从事创造劳动的社会主体—人本身。

社会美的特征主要表现为以下几个方面:

1. 社会美一般都具有明显的时代特征、民族特征和阶级特征　社会美的时代特征决定于不同时代实践活动和意识形态的特定内容。时代不同,社会美的内容和形式也就不同。社会美的民族特征是指不同民族有着不同的经济文化生活、心理素质、传统习惯,以及他们在美的创造中的必然反映。在阶级社会中,社会事物的美带有阶级的特征,不同阶级的人,由于实践地位的不同,美的创造也是不同的。

2. 社会美的内容胜于形式美　一般来说,人们在评价一个社会事物的美与不美时,往往更注重其内容是不是美,看它是否符合社会发展规律,是否符合人们的需要、目的和利益。人类改造社会的实践活动,最终都是为了实现和满足一定社会、阶级和集团的利益、需要、愿望。因此,只有那些符合人类的目的、与社会发展规律相一致并推动社会前进的事物才是美的。

知识链接

雷锋同志的社会美

雷锋同志曾在日记中写道:"战士那褪了色的补了补丁的黄军装是美好的,工人那一身油迹斑斑的蓝工装是最美的,农民那一双粗壮的满是厚茧的手是最美的,劳动人民那被晒得黝黑的脸是最美的,粗犷、雄伟的劳动号子是最美的声音,为社会主义建设孜孜不倦的工作的灵魂是最美的,这一切构成了我们时代的美,如果谁认为这些不美,那他就不懂我们的时代。"这深刻地说明了人物形象的美在于它体现了社会实践的前进要求和人渴望进步的思想,如果孤立地从这些感性特征本身去寻找原因是无法说明的,所以社会美的内容远远胜于形式。

3. 社会美的核心是人的美　社会是由人组成的,人是社会实践的主体,不仅是社会美的创造者,而且也是美的体现者。因此,人的美是社会美的基础和核心。人的美包括人体美和人格美两个方面,但是人格美是人的美的出发点和归宿点,因此,人的美更多偏重于人格美。人的价值就在于内心世界的美。因此,对整个人的美丑起决定作用的是人的心灵和精神。

三、艺术美

什么是艺术美?

艺术美是美的典型形态,是集中地表现在艺术作品中的美,是艺术家按照美的法则,运用先进的审美观点、审美想象创造出来的,蕴含着社会生活本质规律、人们理想愿望,并能给人以美的享受的艺术形象。艺术美一般体现在作品中,蕴含在艺术家的艺术理想中,体现在作品的整体上,包括意境美、技巧美、风格美,体现在作品局部,如人物形象的刻画等。艺术美是艺术家对现实世界的集中的审美把握,是艺术家对社会生活能动地创造活动的结果。艺术家的创造活动,作为一种精神活动,从本质上来说,也是人的本质力量的对象化活动。

因此,艺术美就是人的自由的、能动的创造活动在艺术作品中的感性显现。它一方面具有主观性,另一方面又具有客观性,它是主客观的统一,正如马克思曾讲:“艺术对象创造出懂得艺术和具有审美能力的大众,任何其他产品也都是这样,生产不仅为主体生产对象,同时也为对象生产主体。”艺术之所以能培养欣赏美的大众,正是因为艺术本身具有美的特征,而这种特征之一,即艺术形象的表达形式是客观的,同时艺术家把自己主观的审美情趣融入艺术中,审美大众从艺术中获得具有个性的精神享受,这是美的又一特征,即艺术对象在被审美时,由于审美主体的不同,因审美过程所体会到的情感内容则具有主观性。艺术作为一种精神生产,它的产品并不是物质劳动产品,而是精神的劳动产品。因此,它必须表现艺术家的主体生命,凝结着艺术家的审美观点、审美理想和审美情感,倾注了艺术家的整个心灵和生活。

艺术美在美的存在领域占有极其重要的地位,历史上一些美学家甚至主张美学研究的对象就是艺术美。黑格尔曾把美学定义为“艺术哲学”或“美的艺术的哲学”。艺术美与自然美、社会美相比,又具有其独特的美学特征,主要表现在以下几个方面:

1. 形象性　艺术同哲学有所不同,它不是通过概念而是通过形象来反映生活、表达思想感情的。因此,艺术的美必须借助于形象才能被感受到,离开了生动具体的形象,就无艺术可言。艺术对世界的认识和改造,在任何时候都不能脱离具体的感性的形象。真正的艺术和科学一样,也包含着对所了解的现象的本质规律的深刻概括,但艺术对生活规律的把握,必须通过形象来映照,否则就不是艺术了。

2. 整体性　艺术美具有美的整体性效应。社会生活是广阔复杂的,因此,人们对生活美的感知、欣赏,常常是片面的、有限的;而艺术美,则是把生活现象经过了艺术加工、提炼、取舍、想象、夸张等一系列典型化过程,使社会生活以更普遍的形态表现出来。

3. 理想性　现实美有着艺术美所不可比拟的生动性、丰富性,人们还是不满足于现实美,而要进一步追求艺术美。其中最主要的原因,在于人们对美的追求具有理想化的倾向。理想性在艺术中的含义不仅仅限于歌颂,以审美的态度鞭笞生活中消极丑陋的现象和心态,塑造这方面的典型,也属于艺术美的理想化之列。

4. 个性化　艺术家在艺术美的追求和创造过程中,总是受其独特的思想、风格和技巧的影响,对同一个研究对象,两个科学家可以得出而且应当得出相同的结论,而两个艺术家即使表现同一对象,其内容和形式也尽可能追求不雷同,每一件艺术作品都是独具特性的,其中体现了创造者强烈的个性。

5. 情感特征　艺术美之所以具有强烈的感染力,一个重要的原因,就在于体现着艺术家的强烈感情,不具备情感的艺术,是不能产生艺术魅力的。情感是艺术美的重要组成部分,没有情感就没有艺术,也就谈上艺术美了。

四、科学美

什么是科学美?

科学美是美的一种高级形式,是指潜藏在感性美之后的理性美,是自然界内在结构所显示的和谐、秩序、简单、新奇、统一的美,是审美者通过理解、想象、逻辑思维所体验到的美。科学美不是自然中的形象和景致之美,而是一种内在的以和谐为表现方式的美。科学美是人类在探索、发现自然规律的过程中所创造的成果或形式,它在实验、公式和理论上表现出庄严、简洁、精确、微妙、对称、和谐等内容和形式的美。它是审美者的科学素养、审美水平达到高层次，理论思维与审美意识交融、渗透之时才能表现出的一种美，是现实中自然美和社会美的反映。它具有诗的意境、音乐上的神韵，物理学家爱因斯坦就称科学美为“思想领域最高的神韵”。它是科学家心灵和智慧创造的结晶。科学研究的是真，美学研究的是美，真要求的是真理性，美要求的是愉悦性，真中包含美，美能显真。科学美由新奇、和谐、简明、对称、统一等诸要素构成，它主要具有以下几个特征：

1. 真理性　事物的美至少有两个各具特征的不同层次，一方面是事物的感性外在形式呈现出来的美，生动、具体，因而是易感受和可理解的；另一方面是事物内在结构具有的和谐、秩序而形成的理性美，较为抽象。

2. 创造性　科学美的创造除了要求具有非凡的创造力外，还要求以丰富的想像力为心理背景。美国数学家洛易甫曾说：“在数学中，也正如在各种体裁的诗歌中一样，读者从素质上必须是一个富有想像力的人”。

3. 规律性　科学美要求以最佳的抽象形式表现感性的自由内容，在客观世界中，真、善、美本质上是统一的，真的东西，因此合乎规律性必然是美的，真正美的东西，必然也是合乎规律的。自然界的物质运动规律也是如此，因此科学思维必须遵循“美的规律”，反映自然界及其物质运动的图景，通过建立符合美的结构原则的科学理论达到主客观的统一。

居里夫人曾说：“科学的探索研究，其本身就含有至美。”所以，科学美是用科学手段创造的一种建筑在自然美之上的高级形式的美。反映自然规律的科学理论、定律、公式均具有美的性质。当人们面对这些科学成果的时候，发现它们不仅有科学价值，也有美学的鉴赏价值。

第三节　美 的 范 畴

美的形态是按照审美对象的存在领域来分类的，美的范畴是按照审美对象的审美特征和审美对象给人的审美感受来分类的。美的基本范畴一般归纳为：崇高美、喜剧美、悲剧美、优美四个部分。研究美的范畴有助于从各个角度进一步深入揭示美和审美的本质，使人们更加自觉地进行美的欣赏、美的创造和审美教育活动。

一、崇高美

中国古代对于崇高美虽没有完整意义上的美学体系，但对于美的形式内容都有自己的独特把握、理解和创造。我国古代所倡导的“大美”、阳刚与西方美学中的崇高相近。在西方由朗吉努斯首次提出崇高开始到博克、康德加以全面论述，一直是西方近代美学和艺术的核心问题，在后现代理论中也得到了广泛的讨论。迄今为止，对这一问题的探讨还在进行着。

崇高是指对象以其粗犷、刚健、雄伟、博大的感性形态，强健的物质力量和精神力量，雄伟的气势，给人以心灵的震撼，进而使人受到强烈的鼓舞和激越，产生敬仰和赞叹的情怀，从而提升和扩大人的精神境界。人们在欣赏贝多芬《英雄交响曲》时的震撼灵魂的情感激荡、感受岳飞“怒发冲冠，凭栏处、潇潇雨歇。抬望眼，仰天长啸，壮怀激烈。三十功名尘与土，八千里路云和月。莫等闲、白了少年头，空悲切”的一腔热血的英雄气概时，油然而生庄严敬畏之情。

（一）崇高美的发展

崇高美的概念最早出现在古罗马的朗吉努斯基于与文章风格有关修辞学《论崇高》中提出来的，他将对美学的探讨，由外在转向内在，由对语言、结构等文章形式的探讨转向对形成崇高风格的根本精神的探讨。近代美学崇高的发展以英国经验主义美学家博克和德国古典哲学的奠基人康德为代表。博克从生理学与心理学的角度，以人类的感觉经验出发，把崇高的研究提升到美学的范畴进行探讨、研究。他把崇高感归诸于人的内心惊惧，他认为任何令人敬畏的东西，或涉及令人敬畏的事物，或以类似恐怖的方式起作用的，都是崇高的本原。而康德的崇高论则继承了英国经验主义的崇高观，他将崇高列入审美判断的范畴加以论述。他认为，崇高是通过感性形式在心灵中激发起来并涉及理性的观念，提出崇高的特征是“无形式”，即崇高的对象不受形式的限制，它是“无限大”的。19 世纪末以来，强大的现代艺术潮流汹涌澎湃，传统的美学、艺术理论经历了前所未有的冲击。后现代主义理论家利奥塔德认为崇高是对未定性的见证，是对一种无法显示的东西的呈现，这些无法显示的东西来自观念。

（二）崇高美的内涵

崇高美的内涵是人的本质力量在巨大的异己力量的压抑、排斥、震撼之后，最终通过人生实践尤其是审美活动得到全面的发扬和完整的体现。崇高不仅表现为一种崇高的思想，更具体化为一种特殊的行为，是伟大心灵与壮烈行动、自然沧桑与社会动荡、现实挫折与理想追求的独特结合。崇高的形式与内容是以现实客体压倒现实主体为外表特征，而其实质在于受到压抑的实践主体，充分激起人的本质力量，转而征服、掌握客体。崇高是主客体双方在对立、冲突中趋向统一的动态美，是人的本质力量经由对象的震撼和压抑而获得的显现。正如蒋孔阳先生所说：“美向着高处走，不断地将人的本质力量提高和升华，以至超出了一般的感受和理解，在对象中形成一种不可企及的伟大和神圣的境界，这时就产生了崇高。”

崇高美是一种圣洁的美、庄重的美、伟大的美，在艺术中的崇高，它不可能完全再现自然界的巨大体积和现实的力量，它的内容和主体多取材和侧重于严重的社会冲突，它包含丰富的道德内涵。所以崇高离不开人生的社会化内容。人的社会实践中所遭受的巨大挫折与实践主体精神的坚强不屈以及实践行动的富有韧性，共同铸成了富有魅力的审美人格，这就是孔子所说的：“知其不可为而为之”。西方哲人大都是在“美统真善”的意义上讲崇高，赋予其以人格尊严和人的自由的内涵。中国哲人更多的是在“美善合一”的意义上讲崇高，赋予其道德人格审美的意蕴。崇高美往往规模宏大，气势雄伟，格调高昂，有一种内在的力量，给人心灵的震撼。它总和崇拜、信仰、祖国、英雄、正义、理想等不平凡的对象有联系，更多地融入了现实生活，反映了现实生活，引起听者的共鸣。崇高美比优美更壮丽，比壮美更伟岸且更深刻，更富有哲理性。

二、喜剧美

喜剧是戏剧的一种类型，一般以夸张、误会、巧合、倒置、反复、移接等艺术手法、巧妙的结构、诙谐的台词及对喜剧性格的刻画，从而引起人对丑的、滑稽的予以嘲笑，对正常的人生和美好的理想予以肯定。基于描写对象和手法的不同，可分为讽刺喜剧、抒情喜剧、荒诞喜剧和闹剧等样式。喜剧冲突的解决一般比较轻快，往往以代表进步力量的主人公获得胜利或如愿以偿为结局，从而实现对自我与现实的超越。喜剧需要反思与智慧，反思的目的就是实现对自我与现实的超越。人类通过反思可以获得精神的自由，从必然王国走向自由王国。

喜剧作家在自己的艺术天地里，享有比悲剧作家更大的创作自由，喜剧比悲剧更能突出人的主体地位，使人在其中得到比悲剧更直接、更愉快的自我肯定和精神解放。所以英国哲学家怀利·辛菲尔在自己的文章中说："在我们的时代，喜剧比悲剧更能表达我们所处的困境……更切中要害了。"

喜剧的特征之一，是以强烈的夸张手法，展示丑恶、落后与美好、进步事物之间的矛盾，并以滑稽可笑的艺术形式，对被否定的事物加以辛辣的讽刺。即把那些无价值的东西撕破给人们看，以引起人们的憎恶和自省。喜剧特征之二，是喜剧的构成要求作者具备鲜明的喜剧意识，喜剧意识是喜剧的审美主体以鲜明的主体意识，反思人类社会及人类自身的丑恶、缺陷和弱点，发现其反常、不协调等可笑之处，使得人们常常在嘲笑丑恶与落后现象的同时，还利用现实中广泛存在的美好事物与之对照，来显示被否定事物的渺小和必然灭亡的规律。

欧洲最早的喜剧是古希腊喜剧，代表作家是阿里斯托芬；16 世纪、17 世纪以莎士比亚、莫里哀为代表；18 世纪意大利的哥尔多尼及法国的博马舍是欧洲启蒙运动时期喜剧的代表；19 世纪以俄国的果戈理为代表。

喜剧的基本特点是滑稽和引人发笑。它描述和表现现实中的人物和事件，反映它们的内容和形式、动机与效果相矛盾而造成的喜剧性冲突。因而，喜剧的本质特征有如下几个方面：

（一）喜剧只存在于人的行动和社会事件中，而不存在于纯粹的自然事物中

在自然界中，有很多事物因不符合种的属性而显示出丑的特征，如树木有美有丑，土地有肥沃和贫瘠，但它们本身都不滑稽。因为自然界的一切都顺应自然生成，内容和形式是一致的，也不存在动机与效果的矛盾问题。我们觉得有些动物滑稽可笑，例如狗熊的笨拙、狐狸的诡谲，还有可笑的不自量的螳臂当车、井底之蛙，作为动物本身的属性，它们没有什么滑稽可笑之处，只是审美主体的人的情感赋予它们滑稽的内容，以人的尺度去衡量它们时，才感到它们的行为是好笑的。归根到底，滑稽的本质寓于人的心灵而不是在于自然物本身。因而，只有在社会生活中产生的那些内容与形式、动机与效果不一致而引人发笑的事和行为，才是喜剧性的。这些可笑的事物可能是好的和值得赞扬的，也可能是坏的和应该批判的；还有可能是好中有坏，坏中有好，既要有肯定又要有否定的。因此喜剧也产生了不同效果的笑，有赞扬的欢笑，有讽刺的嘲笑，有诙谐的谑笑等。因之喜剧的内容和形式也是多种多样的，笑的性质也很不相同。

（二）喜剧的艺术特征是"寓庄于谐"

"庄"是指喜剧的主题所体现的深刻社会内容；"谐"则指主题思想所赖以表现的形式是诙谐可笑的。在喜剧中"庄"与"谐"是处于辩证统一的状态。失去了深刻的主题思想，喜剧也就失去了灵魂；但是没有诙谐可笑的形式，喜剧也就不能成为真正的喜剧。因而喜剧对丑的东西的批判总是间接的而又是意味隽永的，它往往要调动审美主体的积极情感去抨击丑的事物，在嘲笑中显出正义的力量，达到批判的效果。因而在表现手法中喜剧善用倒错和自相矛盾的技巧，在倒错的形式中显示真实。如《红楼梦》中宝玉、薛蟠等人行酒令一场，呆霸王胸无点墨，粗俗不堪，却偏偏附庸风雅，急得万般无奈，抓耳挠腮，终于闹出了"绣房里钻出个大马猴"之类的喜剧。这个滑稽可笑的情节正是绝妙地讽刺了这个恶少丑的形象，他的伪装斯文掩盖不了自己粗俗无赖的本质，因而这种欲盖弥彰的倒错更为可笑。这种手法不仅表现在喜剧中，在悲剧中它也表现为喜剧的效果。如《窦娥冤》中的县令桃杌给告状的张驴儿下跪叫他衣食父母的情节，这种极端突出地夸张生活中的倒错的现象也能创造出绝好的喜剧效果。这类倒错巧合、误会的手法也常用在歌颂类的喜剧中，如《女理发师》、《五朵金花》等。另外，喜剧还善用夸张的手法，例如上面举的内容，还有卓别林的表演，中国的传统相声表演技巧等。

（三）喜剧的体现形式主要是讽刺和幽默

讽刺大多用于否定性的内容，它是以真实而夸张或真实而巧妙之类的手段，极其简练地把人生无价值的东西撕破给人看，启发人们从中得到否定和贬斥丑的精神和情感愉悦。但是，尽管讽刺的笑是具有否定性，由于讽刺的对象不同，讽刺者所持立场态度不同，笑的否定性性质和程度也不会一样，因而它们的美学意义也是不能一概而论的。幽默也是喜剧表现形式的一种独特形态。它不像讽刺那样辛辣，而是把内容和形式中美与丑的复杂因素交合为一种直率而风趣的形式外化出来。列宁认为："幽默是一种优美的、健康的品质。"车尔尼雪夫斯基认为"幽默感是自尊、自嘲与自鄙之间的混合"。幽默所引发的笑，常常带有轻微的讽刺意味。美、丑因素的不同配置组合，又可以塑造出不同的幽默形象。以前者为主导，构成风趣潇洒、可亲可佩的正面形象；以后者为主导，则构成鄙陋可笑却不无可爱之处的反面形象。因此，幽默突出地反映了人们洞察事物本质和坚信历史发展趋向的乐观精神，这种鲜明的美学特征也正突出地表现了喜剧美学的一个主要方面。

喜剧可以分为两种：浪漫喜剧与讽刺喜剧。浪漫喜剧从爱情等浪漫题材取材，而使用例如误解与澄清等情节进行剧情的安排推展。讽刺喜剧以时事取材，作者以幽默的笔调，在戏剧作品中表现对于社会、政治的关怀。喜剧是戏剧的主要体裁之一。它指以可笑性为外在表现特征的一类戏剧。它源于古希腊，由在收获季节祭祀酒神时的狂欢游行演变而来。在喜剧中，主人公一般以滑稽、幽默及对旁人无伤害的丑陋、乖僻，表现生活中或丑、或美、或悲的一面。

由于喜剧表现的对象不同，艺术家的角度不同，手法不一致，所以，喜剧可划分出不同的类型。其中包括讽刺喜剧、幽默喜剧、欢乐喜剧、正喜剧、荒诞喜剧与闹剧等。

一般说来，讽刺喜剧以社会生活中的否定事物为对象。欢乐喜剧则强调人的价值，提倡个性解放，反对禁欲主义，在欧洲文艺复兴时期形成一股强大的思想潮流。正喜剧从表现生活的否定方面变为表现生活中肯定的方面，笑不再用来针砭人的恶习、缺点、卑下，而主要用来歌颂人的美德、才智、自信。荒诞喜剧则把人生最深层的苦难与将死扭曲，送进颠倒的喜剧王国。而闹剧一般属于粗俗喜剧之列，即通过逗乐的举动和蠢笨的戏谑引人发笑而缺少深刻的旨趣意蕴。

著名的喜剧有《鸟》、《伪君子》、《钦差大臣》、《一仆二主》、《老妇还乡》、《巴特兰闹剧》等。

总之，喜剧的基本特征是运用各种引人发笑的表现方式和表现手法，把戏剧的各个环节，诸如语言、动作、人物的外貌及姿态、人物之间的关系、故事情节等均加以可笑化，从中产生出滑稽戏谑的效果。

三、悲剧美

作为美学形态的悲剧，是指美的一种特定表现类型，是一种悲剧性的矛盾冲突。悲剧的审美是从痛苦、恐惧和怜悯等情绪开始，虽受到这些阴暗情绪的影响，但人们却发现在短暂的情绪压抑之后居然产生感动、惊奇甚至产生令人鼓舞、钦佩和赞叹的感情，而从这些快感中人们获得精神力量，情绪得到宣泄、灵魂得到洗涤、思想得到提升，最终体验到悲剧审美中的美感，这是一种复杂的心理活动，是以剧中主人公与现实之间不可调和的冲突及其悲惨的结局，构成基本内容的作品。它的主人公大都是人们理想、愿望的代表者。悲剧以悲惨的结局，来揭示生活中的罪恶，即把人生有价值的东西毁灭给人看，从而激起观众的悲愤及崇敬，达到提高思想情操的目的。

世界最早的悲剧是希腊悲剧，如著名悲剧家埃斯库罗斯的《普罗米修斯》，埃斯库罗斯被称为“悲剧之父”。欧洲文艺复兴时期，以莎士比亚为代表的戏剧家们，把悲剧艺术推向高峰。我国古典戏曲中，也曾涌现出很多杰出的悲剧作品，如杂剧《窦娥冤》、《桃花扇》；传统剧目《梁山伯与祝英台》等，都是屡演不衰的优秀悲剧作品。

悲剧是戏剧的主要体裁之一。它源于古希腊，由酒神节祭祷仪式中的酒神颂歌演变而来。在悲剧中，主人公不可避免地遭受挫折，受尽磨难，甚至失败丧命，但他们合理的意愿、动机、理想、激情预示着胜利、成功的到来。

亚里士多德把它定义为：是对一个严肃的、完整的、有一定长度的行动的模仿，所谓有一定长度的行动就是指情节，没有情节行动就不成为悲剧，但这种情节行动必须是现实的高尚的人物的行动。他认为悲剧之所以能引起怜悯和恐惧，产生惊心动魄的效果主要靠情节的突转和发现，来使这种情感得到卡塔西斯（净化、宣泄）。为了达到这种效果，亚里士多德通过研究得出，怜悯和恐惧的悲剧效果，即哀怜和恐惧，只能是在道德品质和正义上并不是好到极点的中等人，这种人的悲剧后果不是由于罪恶，而是由于某种过失和弱点。只有这种人犯的过失，受到了大的惩罚，才能引起怜悯，这是在悲剧中遭受了不该遭受的厄运，而对犯有小错的人表示的一种带有正义之爱的惋惜和同情，主人公的犯错在现实生活中屡见不鲜，给人一种似曾相识之感。但观众看到悲剧主角遭受苦难和不幸时，一种因想象而可能会来临的大祸或痛苦会使其焦虑、恐惧不安，在恐惧、伤心落泪之后，突然会为自己实际上没有遭受这种不幸或苦难而暗自庆幸，这种庆幸之感带有几分侥幸的快感，进而情感得到宣泄，灵魂得到洗涤，思想得到提升，从而产生崇高美的心境。后世，也有很多美学家、戏剧理论家都曾从不同的角度确立悲剧的本质。他们认为在悲剧中，人的欲望、情感、意志、能力都是历史的产物，体现着人类的本质力量，但都不可避免地遭受挫折、磨难，甚至是厄运，而且不可能在现实中实现。这就构成了“历史必然的要求与这个要求在实际上不可能实现之间的悲剧冲突”。在这种悲剧冲突中，主人公不仅要同为其造成挫折、磨难的强大外在力量搏斗，往往还要同主体的内在本质力量进行搏斗。尽管突然降临的悲剧性情景似乎是偶然的，但是，这种情景只是为主体行动安排的必要契机，而行动都是源于主体的自我意识，是主体为了极限发挥自身的潜能而做出的。因而，由行动构成的命运的曲线，连同最终的结局无论是失败或是丧失生命，便是他（或她）完整生活的凝聚，亦即完整的人格在行动中自满自足。悲剧的力量正在于主人公有限的生命运动所体现的人类精神的永恒价值。

在戏剧史上，根据悲剧所涉及生活范围的不同，一般分为四种类型。其一为英雄悲剧，它往往表现政治斗争、阶级斗争、民族斗争中的重大题材。直接表现各派政治力量、不同阶级之间的正面冲突。其二为家庭悲剧，表现家庭之间、家庭内部各种复杂的伦理关系及不同的人生价值观念、道德法则酿成的激烈的矛盾冲突及悲欢离合的爱情故事。其三为表现“小人物”平凡命运的悲剧，与“小人物”相对立的是来自社会各个角落的有形与无形的巨网。最后一种其表现的矛盾冲突贯穿整个人类社会生活，展现着人类从必然王国走向自由王国的艰难历程。

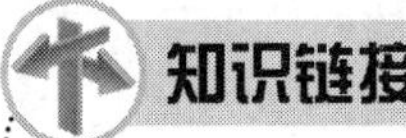

从中西方文化看中西方戏剧史在悲剧结局构成上的差异

西方悲剧以欢乐开始以悲剧结局,保持悲剧的严肃风格,不允许结局出现悲喜混杂的现象,更不允许出现善有善报恶有恶报的大团圆结局,即亚里士多德所谓的双重结局。因为在悲剧中有喜剧因素的渗入,就破坏了悲剧的审美效果。

中国戏曲悲剧讲究“团圆结局”,这表达了中国人们的善良和团圆之趣。这种审美倾向鼓舞人们向黑暗反动势力不断抗争,但也带有浓厚的因果报应消极遁世的封建糟粕。所以当悲剧中的主人公,不幸遭遇引起人们的极大同情时,人们渴望,给予他们一线光明的团圆梦境予以补偿,如《窦娥冤》的伸冤昭雪、《赵氏孤儿》的孤儿报仇、《梁山伯与祝英台》的双蝶飞舞等,都是团圆的结局它已经成为中国戏曲中普遍的审美现象。

诸如此类中西方悲剧结局的差异,是由中西方文化差异造成的。在西方,人们认为人类是被上帝逐出了乐园的背叛者,因此人类一生都与命运作斗争,是彻底悲剧;在中国,儒家学说在中国传统文化思想中,长期占据统治地位,主张积极入世,肯定人的本质力量,同时也肯定了平凡而偷快的人生,这种“乐天安命”的思想,由此对戏曲中主人公的死,就不是把它当作可怕与不幸的事,而是看成为一种希望,一种新生!

悲剧的类型可以从不同的角度进行区分。在戏剧史上,悲剧题材的演变要比其他体裁更为明显。人们把古希腊悲剧区分为命运悲剧和英雄悲剧,两者的主人公都是超凡的神祇和王公贵族,在悲剧冲突中表现激烈的情感、超人的意志和不朽的精神。莎士比亚的悲剧主人公多是王公贵族。19 世纪以后,悲剧的题材转向普通人的日常生活,在现实主义悲剧作品中,通过小人物永不满足的、不能实现的追求表现现代人的生态与心态,从而获得一种崇高感。荒诞派剧作家则善于从人类尴尬的生存状态中寻找悲剧题材,着力表现当代人对失去了人的本质力量的渴求。

著名的悲剧有许多,如《俄狄浦斯王》、《被缚的普罗米修斯》、《罗密欧与朱丽叶》、《安娜·克里斯蒂》、《浮士德》、《哈姆雷特》、《雷雨》、《椅子》。《骆驼祥子》是老舍用同情的笔触描绘的一幕悲剧:上世纪 20 年代的北京,一个勤劳、壮实的底层社会小人物怀着发家、奋斗的美好梦想,却最终为黑暗的暴风雨所吞噬。它揭示了当时“小人物”的奴隶心理和希望的最终破灭。随着祥子心爱的女人小福子的自杀,祥子熄灭了个人奋斗的最后一朵火花。这是旧中国老北京贫苦市民的典型命运。

著名的悲剧作家无计其数,如埃斯库罗斯、索福克勒斯、莎士比亚、斯特林堡等。

总之,悲剧最能表现矛盾斗争的内在生命运动,从有限的个人窥见那无限的光辉的宇宙苍穹,以个人渺小之力体现出人类的无坚不摧的伟大。但由于受中西方文化不同的影响,使得戏剧中中西方的悲剧结局,在构成上存在差异。

四、优美

优美是最常见的一种美的形态,往往与人形成和谐关系,容易被人接受、欣赏,能带给我们心旷神怡的审美愉悦,是人类在实践活动中最先发现的客观事物的一种审美特质。

(一) 优美的含义

什么是优美?

优美是指审美主体在观赏具有审美价值的客观对象时,主客体之间所呈现出来的和谐

统一的美。优美是一种优雅、安静、柔性的偏于静态的美。优美的特点是美处于矛盾的相对统一和平衡状态,其根本特点在于和谐。

优美来源于社会实践,在优美的心理体验中,更改因素不明显,不突出,主体仿佛无须借助思考,体现了实践主体和审美对象之间统一的关系,体现了形式美的原则:单纯、平衡、比例、对称、多样统一。优美完全排除了任何丑的因素,是唯一纯粹的美。对人的吸引力是柔和持久的。优美的内容对实践主体是无害有益的,它最适合人的感官,积极肯定着人类实践对自由和善的追求。优美是美的一种相对静止的状态,以其明显平衡的特征,造成感官的宁静协调,感情上的平和愉悦,体现了人与对象间的和谐与完美交融的状态,符合人们长期的审美习惯,因而容易被人们熟悉和把握。

(二) 优美的特征

1. 和谐　优美的事物基质上的刚与柔矛盾不突出;其力度上的强与弱差异不明显;其体积上无太大的悬殊。在形式或形态上显得完整、和谐、优雅。在内容上,优美事物的内部各要素处于一种和谐状态之中,相互交融,浑然一体。在整体上,优美对象是内外关系的和谐统一,是感性外观与理性内容的相互协调,是个体形容与普遍原则的有机结合。从人的内心到身体、从人到所处的环境、从人到欣赏的对象,都没有冲突和斗争的痕迹,使人平静、松弛、舒畅、令人心醉神迷。

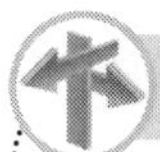

知识链接

优美与崇高美的特征对比

李大钊曾在早期写过一篇文章,题目是《美与高》,对优美与崇高的特征做出了分析。他说:所谓"美"者,即系美丽之谓;"高"者,即有非常之强力。假如描写新月之光,题诗以形容其景致,如月光如何之明,云如何之清,风又如何之静,夫如是始能传出真精神而有无穷乐趣,并不知此外之尚有可忧可惧之事,此即美之作用。又如驶船于大海之风浪中,或如火山之崩裂,最为危险之事,然若形容于电影之中,或绘之于油画,亦有极为可观之处。而船中人之惊怖,火山崩裂焚烧房屋之情形,亦足露于图中,令人望之生怖,此即所谓"高",又说:"美非一类,有秀丽之美,有庄伟之美。前者即所谓美,即优美,阴柔之美,后者即所谓高即崇高,阳刚之美。"

2. 在形式上具有小巧、和谐、精致、轻盈、绚丽、清新、秀丽、优雅等品格。
3. 是外观形式与美的内容的统一,具有静态、柔性的美,没有冲突、矛盾。

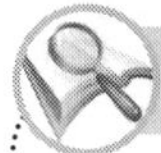

课堂互动

组织讨论美学的概念、含义;美学定义、性质与体征的基本理论;美学的起源、产生、发展;美学与相关学科的关系;要求学生互动,发言阐明自然美、社会美、艺术美的本质与特征;说出科学美、崇高美、喜剧美、悲剧美内涵和特征。

(党文军　沙涛)

复习思考题

1. 美学定义、性质、本质与特征是什么?
2. 美学与相关学科的关系如何?

3. 自然美、社会美、艺术美的本质与特征是什么?
4. 科学美的含义和特征是什么?
5. 崇高美、喜剧美、悲剧美内涵和特征是什么?
6. 优美的理论和特点是什么?
7. 以中西方文化为背景,中西方戏剧史中悲剧结局构成上的差异是什么?

第三章　美感

学习要点

美感的基本概念，美感的实质内容；美感的具体特征，美感的形象直觉性；美感的成因与美感的产生条件；美感形成的基本过程和应用；美感的体验与精神愉悦性；美感的内容与追求、向往的目标。

第一节　美感的概念

一、美感

凡是与美有关的事物总是会成为人们追求、向往的目标，人们在审美活动中对美的事物的主观感知、欣赏和评价就是美感。

什么是美感的概念？美感的概念有广义和狭义之分。狭义的美感，指的是审美主体（审美者）对于审美客体（审美对象）所产生的美的主观体验或心理反应，即审美感受；广义的美感，是指“审美意识”，它包括审美主体所反映的审美意识的各个方面和各种表现形态，如审美趣味、审美观念、审美能力、审美理想、审美感受等。其中，审美感受是审美意识的核心，也是审美意识中最基本、最主要的形式。

二、美感的实质性内容

1. 美感与美　美感与美都来源于人类的社会实践，它们是人类在社会实践过程中形成的审美关系的两个方面。美是客观事物的审美属性，是客观的，普遍存在的；而美感则是以美的存在为前提条件的，是对美的事物的能动反映，其形式是主观的，而内容是客观的，它只存在于人类所特有的审美活动中。

2. 美感的本质　美感是接触到美的事物时引起的一种心理感受，是一种赏心悦目的心理状态，是对美的认识、欣赏和评价。因此美感在本质上是一种认识活动，它和其他的认识活动一样，都具有一个感性认识到理性认识的发展过程，都具有认识世界和改造世界的特点。然而，它又不同于一般的认识活动，这种认识活动是潜藏在情感活动之中的，情感体验贯穿于美感认识活动的全过程，知觉、想象、理解等认识因素都暗含在对感性的具体形象的感受之中。例如，对于同一审美对象来说，不同的审美者会产生不同的审美感受，而同一审美者，在不同的时间也会产生不同的审美感受，其原因就在于美感认识活动具有强烈的情感性。

3. 美感与快感、满足感　美感不同于一般的通过五官感觉到的快感，更不同于一般意义上的满足感。它是以感官的生理快适为基础的，由快感进化而来的。快感是人与动物所共有的，而美感是人类所特有的；快感的主体是无意识的，它无需认识快感的目的，而美感的主体是有意识的,它能够意识到其目的,同时使其行为符合目的。当人们在实际的直接物质需求方面获得满足时,能感到愉快,这并不是美感而是一种满足。美感总是力图摆脱各种狭隘的生理需要和实用满足,旨在激励人们的思想、情感和意志。

知识链接

美感的成因

美感的成因,是人们的观念文化创造及其交流。不同内容的观念文化的创造及交流,会形成不同的观念文化积累,从而会使人们对客观事物形成不同的审美标准。同一客观事物相对于不同的审美标准,就会表现出完全不同的美感。如:是胖女人美还是瘦女人美,是肤色白的女人美还是肤色黑的女人美,是大乳房的女人美还是小乳房的女人美,是缠足的女人美还是不缠足的女人美,是高个子女人美还是小个子女人美,是满脸麻子的女人美还是脸面光滑的女人美等。拥有不同观念文化及审美标准的人们,必然会产生完全不同的判断结果和追求行为。

第二节 美感的特征

美感是一种特殊的社会意识,它带有明显的主观色彩,包含着认知、情感、想象、理解等一系列心理过程,有着区别于一般意识活动的本质特征。

一、形象直觉性

美感是一种直觉经验,是审美主体对美的事物的一种不假思索的、在瞬间达成的领悟与把握。美感的直觉性包含两层意思。

第一,指审美感受的直接性、直观性,即整个审美感受自始至终都是在形象的、具体的、直接的感觉中进行的。人们学习掌握数学公式、物理原理,可以通过概念、判断、推理等逻辑思维过程获得一定的理性认识。审美感受则不同,它首先重在感受,而且必须亲自去感受。领略自然美景,亲临自然景区所获得的直接的审美体验是任何他人描述和风光影片所不能替代的;听一部电影内容,终有雾里看花的感觉,终归是隔了一层,只有亲自感受、领悟,方能真正体会其中的韵味;听一支歌曲,还没听清歌词,早已陶醉于悦耳的旋律之中。欣赏者总是在不知不觉中被美的事物所感染,获得了美的体验和享受。

美感离不开具体的感性形象,客观对象只有具有感觉直观性,才能为我们所欣赏,才能成为审美对象,审美主体的人也只有借助感官感觉才能直接把握对象的感性形象,产生审美愉悦。

第二,指在美的欣赏中,个体无须借助抽象的思考,便能不假思索地判断审美对象的美或不美。美学大师李泽厚说:“大家都有这种美感经验,无论是观赏梅花也好,看京剧也好.并不是先通过一大段理智的考虑才来决定,是不是应该欣赏它,是不是应该产生美感;恰恰相反,而是根本没有来得及考虑、推理,而立刻感到对象的美或不美,甚至还一时说不出个道理来”。审美的这种直觉性中包含着理性的内容。在美的欣赏中,没有一定的理性思维和经验积淀,则不能深刻地认识美的内在本质与内容。美感中的理性不是抽象的概念和逻辑推理,而是存在于直觉、表象等感性认识之中,存在于对美的感性形象的评品和体验之中;美感中的理性因素不是与感性相对立的概念,而是渗透、沉淀在感性因素之中;美感融入具体的形象之中,却能给人以精神上的喜悦与快感,这是一种理解后的愉悦感觉,是理性与感性的

统一。如我们欣赏明代王绂的《墨竹图》，画竹只有三株，可是疏密相掩、浓淡相宜、虚实相映，若不进行仔细品味，则难以欣赏那枝叶潇洒、刚劲、富于书法韵味的美。

二、情感体验性

情感体验是对客观对象是否符合人的需要而产生的一种特殊的心理反应。当客观现实与人的需要、理想、主观态度相一致时，人就会产生积极的、肯定的情感体验；反之，则产生消极的否定的情感体验。当人在与客观现实接触时，看到符合自己生活理想的现象，体验到人的智慧、力量和才能，在精神上获得一种满足和自由的喜悦感时，美感就产生了。

在审美过程中，情感体验与形象水乳交融，使情感具有了形象化的特征，如在音乐欣赏中，通过音符、节奏、旋律等使感情形象化；书法中通过线条使之成为心灵的艺术；绘画中通过色彩、线条、构图等渲染情感；文学作品则通过语言塑造形象来表现情感。

审美的情感体验性不是单一的心理快感，而是混融了因求知而获得的理智感和因符合道德原则而获得的道德感于一体的复合情感，因而这种情感体验具有整体性特征。同时，由于人们进行审美活动时，审美者总是要结合自己的人生阅历、已有的审美经验和个人的兴趣爱好，从而使审美情感体验表现了一定的个性化特征。正是这种个性化特点，造就了人类审美活动的多样性和丰富性。如艺术家在对作品进行选择、加工、创造的过程中，由于自身艺术感受和思维活动的不同而使其作品呈现不同的特点，因此，没有个性化就没有真正的艺术作品。

三、精神愉悦性

美感的精神愉悦性是指在审美活动中，当人们被审美对象深深感染的时候，产生的一种不含物质的、功利的、实用的、目的性的主观的愉悦感情色彩，它是美感区别于其他意识形式的最主要、最突出的特征。

面对美的事物，个体的精神愉悦性呈现一种逐渐深化的过程，这种过程因不同个体对美的敏感性和理解性的不同而呈现不同的深度和层次，中国古代文化将美感分为“应目”、“会心”、“畅神”三个境界，即“悦耳悦目”、“悦心悦意”、“悦神悦志”。

美感的精神愉悦是审美个体不作实用考虑，无关个人利益而产生强烈的情感体验，因此是非功利的、主观的愉悦性。然而，美感中隐藏着潜在的功利性，这种功利性经过长期积累和演变，往往不为个体所觉察。人们在享受着美的时候，虽然几乎并不考虑其功用，然而任何美感对象的感性形式背后都隐藏着一定的美感内容，只是比较曲折、隐蔽罢了。如鲁迅所言：“美的愉快的根底里倘不伏着功用，那事物也就不见得美了。”

知识链接

每个人眼中不一样的“美”

爱美之心，人皆有之。每个人对于美的认识都是不同的，对于美的欣赏也是不一样的。有的人把外表的美丽放在欣赏的第一位，有的人则更加看重心灵美。审美标准不同的人对于美的判断和追求也必然是不同的。有的人认为肤色白的人更美，有的人认为肤色黑的人更加健康；有的人认为双眼皮的人眼睛有神，有的人则认为单眼皮的人眼睛才更有魅力。

当然外表的美远远比不上心灵的美。一个内心丑陋的人无论外表是多么美丽，也不会获得别人的认可，反之，一个人的心灵、思想是“美”的，即使她的外表不够美，但是依然会获得别人的认可与喜爱。至善方能至美。

第三节 美感的产生和形成

一、美感的产生

美感是美的反映,没有客观存在的美,美感就无从产生。美是在社会实践过程中形成的,美感也是社会实践的产物。生产劳动使人脱离动物状态逐渐成为社会的人,同时人的各种感觉器官也逐渐发展成为具有社会性质的人的器官。人不仅能感受到自己直接接触到的对象,而且能感受到自己未直接接触而由别人传达给自己的事情。恩格斯说:“鹰比人看得远得多,但是人的眼睛识别东西的能力却远胜于鹰;狗比人具有更敏锐的嗅觉,但是它却不能辨别在人看来是各种东西的特定标志的气味的万分之一”。人的感觉器官的这种特点是经过劳动和语言而形成的。

美感的发展与原始艺术不可分割。原始人在劳动中直观到自己的力量和生活,体验到萌芽状态的审美愉快。这种愉快一经产生,就成为一种社会需要. 并要求创造特殊的对象来满足它,于是就出现了模仿劳动的原始舞蹈、原始音乐、原始艺术品,美感也随着原始艺术的产生和发展而迅速发展起来。

人类的美感受到生产实践水平的决定性制约。例如,原始狩猎民族生活在花草茂盛的地方,却主要以动物为其艺术题材,这是因为狩猎是他们主要的生产实践活动。随着生产力的发展,人们的审美对象从最初的与劳动有关的土地、河流、庄稼等,扩展到了与社会生活没有直接联系的花鸟、树木、山水等自然物。由此可见,美感的产生与发展是建立在人类生产劳动的社会实践基础之上的,社会实践是美感的根本来源。

二、美感的产生条件

美感产生于人类的实践活动,构成美感需同时具备三个条件:①客观存在的美的事物,这种美的事物可以是天然的自然美、人化的自然美,也可以是具有社会属性的美的存在,这是指审美的客体。②具有审美能力的人,这是指审美的主体。③社会实践活动,这是联系审美主体与审美客体的纽带,只有在社会实践活动中,美的事物才有了展现和发展的舞台,也只有在社会实践活动中,作为审美主体的人类才有了发现美、感知美、创造美的动力和源泉。

美感不是由什么神产生,也不是由人的生理在感官、动物本能中产生的,而是在人类社会生活和实践的基础上产生的。它是人在审美活动中多种心理因素的整合,包括感觉、知觉、想象、情感等要素,相互诱发、相互渗透、相互推动,由初级到高级,由浅层次到深层次。它属于社会意识范畴,它的产生与发展有其生理、心理及社会基础。审美产生的主观条件分几个方面。

1. 感觉　感觉是美感的基础,人类对美的认识,首先就是从感觉开始的。人们对审美对象首先应是看得见、摸得着、听得见、能够感觉到,然后才能成为审美对象,进入审美感受。客观对象引起审美主体的一系列主观反映,首先以感觉映象为依据和基础。正是因为有了感觉,才能感觉到客观世界的美。

2. 知觉　知觉不仅是感觉的综合活动,而且还伴随着情感、记忆、理解等心理活动,也就是说,知觉形象已初步溶进了主体情感、趣味、知识、个性等因素。因此,审美主体的情感、生活阅历、文化品位、个性特征等都会直接影响知觉形成的过程。

3. 想象 想象是人在对客观事物做出反应时,不仅感知当时直接作用于主体的事物,而且还能在头脑中创造出新的形象,即没有直接感知过的事物的形象。想象的本质是创造,是在知觉与联想的基础上,把经过联想已丰富了的知觉材料重新组合,创造出从未经历过的崭新的形象,把主体引到一个崭新的天地里去,接受美的洗礼。如欣赏音乐时,当激越的音乐响起时,你仿佛看到连天的波涛涌起,拍打着礁石;仿佛看到万马奔腾叩击着古老沉寂的草原;仿佛看到横空掠过的雄鹰在与风雨雷电搏击。当轻柔的音乐响起时,你眼前出现的是自然的秀美:高原的宽厚壮美、雪原的圣洁典雅、林涛的雄浑伟岸,还有那林间的溪水、百灵的歌唱、情人的细语,这都是人通过想象对客观事物所做出的反应。

4. 理解 理解是美感中的理性认识,是对客观事物本质认识的心理反应过程。在对审美对象的多种心理因素共同作用和能动的反应中,总是参与着综合评价的理性认识。由于,理解不同于一般的抽象思维,它不是独立存在的心理环节,而是融合与渗透着感觉、知觉、想象等心理过程。随着审美过程的不断深入,审美感受不仅是一种感性认识,而且是审美主体结合感性形象、通过想象和理解相互作用,把感知到的客观事物的表象,加以去粗取精、去伪存真、由此及彼、由表及里的改造,保留其具体性、鲜明性达到深刻地反映事物的本质,从而构成审美感受中的理性认识,进入审美感受的高级状态,使审美感受成为情与理的心理功能的产物。

高尔基曾说:“在环绕着我们,并且仇视着我们的自然界中是没有美的。”人类的社会实践使自然界成为了人化的自然,这是美感产生的客观根源。在人类形成之初,辽阔的江河湖海对于原始人类来说并没有美感可言。人类在长期的生产劳动过程中,根据客观世界的规律、依照人的主观意志有意识有目的的改造自然,使其满足人类的需要。使客观的自然界转化为属于人的自然界,成为人类的审美对象。

三、美感形成的基本过程

美感形成的基本过程是审美主体感受美、理解美、评价美获得的精神愉悦的过程,也是审美主体接触到美的事物时愉情悦性的心理过程,又是审美主体对审美客体的直观体验、理性内涵、情感体验的高度融合。

1. 直观体验 美感的形成始于直观,是在审美的基础上形成的一种愉悦的心理体验。它首先对审美对象的声音、形状、色彩等产生感性的认识。通过这些美的表象感性认识形成美的体验。如欣赏桂林的漓江,光听别人说无法感受到它的美,当您身临其境时,才能直观地感受它的秀美。

2. 理性内涵 美感的形成不仅有感性的因素,也包含了理性的因素。理性因素主要体现在对美的评价和理解上。人们对审美对象,在审美经验的作用下往往会引起与审美对象的和谐共鸣,产生和审美对象有关的对比、联想、想象,形成对审美对象的评价。这种审美评价是直观和美感之间的纽带,使主体对审美对象产生较稳定的喜爱或偏好的情感和美的体验。

3. 情感体验 美感的形成其实也是一种精神愉悦的表现,是情感的一种。在对美的体验的基础上,审美主体赋予对象诗意,并从中体验到物我和谐统一的快乐,这才是美感真正的形成。在美感形成中,主体的情感和审美需求是统一和谐的,正是这种和谐统一才使主体产生愉悦。

知识链接

美感与好感

好感与美感的内在联系在于使人产生好感的客观事物就一定会使人产生美感。任何客观事物，只要使人产生了好感，其形态特征就一定会使人产生美感。客观事物给人的好感越是强烈，其形态特征给人的美感通常也会越是强烈。客观事物的美感，通常会激励人的主观意志去努力争取该客观事物，并且会使该客观事物带给人的好感在程度上有所增加。当然，具有美感的客观事物并不是都能够给人带来好感的。如，一只涂上颜料的生猪肘在外观上也会是很诱人的，但它却会给食用者带来痛苦感觉。

在现实生活中，无论具有美感的客观事物是否能给人带来好感，人们都会满怀激情、义无反顾地追求具有美感的客观事物，以期获得相同程度的好感。客观事物的美感虽然是虚幻的，但它却能够非常有效地激励人们的生活热情，明显地增强人们的生活信心，极大地丰富人们的生活内容。

课堂讨论

组织讨论本章美感的概念、美感的特征以及美感的产生与形成。深入了解凡是与美有关的事物总是会成为人们追求、向往的目标，在审美活动中对美的事物的主观感知、欣赏和评价就是美感。如何理解美感的实质性内容是美感与美的关系？美感的本质是美感与快感、满足感的区别与联系。怎样认识美感的特征是形象直觉性、情感体验性、精神愉悦性等方面。怎样将美感的产生、形成过程、构成与现实生活结合起来，成为具有审美能力的人。

（赵旭 沙涛）

复习思考题

1. 什么是美感？其概念是什么？
2. 美感的具体特征有哪些？
3. 美感的产生条件是什么？
4. 美感的直觉性是什么？
5. 美感与美有没有什么关系？
6. 美感形成的基本过程是怎样的？
7. 根据你所学的知识结合实际谈谈什么是美感？
8. 为什么说美感是人的意识，不来源于社会实践？

第四章　医学审美学

学习要点

医学审美学的含义、内容与特点；医学审美主客的关系和审美的功能；医学审美学个性的概念、个性的构成、个性的特征；医学审美学个性的分类；个性与服饰、个性与共性、个性与心理的关系；医学审美的主体与医学审美的客体。

第一节　医学审美学概念

审美是美学的根基和源泉。若没有审美，美学的理论就将是无源之水，无本之木。关于人与世界的审美关系，以及关于审美主体的人对美的感受，是美学研究的重要课题。

一、审美总述

什么是审美？它的定义是什么？

审美是人类的特殊意识活动，具有审美意识的人便成为审美的主体，而一切与审美主体发生联系的，即审美的对象，就成为具有审美特征的个体、物质和现象的审美客体。审美主体与审美客体的互动、交错和影响，使审美活动变得丰富多彩，而人们也通过审美活动获得审美的愉悦。审美是指主体对客观事物的能动反映，是人们在社会实践中逐步形成和积累起来的审美的情感、认识和能力的总和，它是人类区别于动物的重要特征之一。

审美的特征是什么？

审美除了具有一般实践活动的客观性、能动性、社会性、历史性等特点外，还表现出其他人类实践活动所没有的特征：

1. 直觉性　审美的直觉性是审美主体对审美客体最原始而又最直接表现出来的一种心理意识形式。在审美实践中，审美主体通过对审美客体的声、色、行等形象的感知，形成对审美客体的感性直觉，表现出直接的感性领悟和理解。

2. 流变性　审美的流变性不是说审美是不可捉摸的，而是特别强调审美作为人类的意识活动，在一定条件下审美主体与审美客体之间呈现交互作用的动态特征。

3. 普遍性　审美的普遍性特征，是指审美使人们走出个人狭小的审美天地，审美活动成为具有人类共同意义的创造性活动。

4. 差异性　审美的差异性是审美活动个性化的体现，这是由审美的本质所决定的。

审美是超生物的需要和享受

审美现象属于文化现象，而且属于精神文化现象，它与自然现象及动物的生理性现象有天壤之别。它已经超越生理性、动物性。虽然审美活动必须以感性经验为基础，审美愉悦必然包含感性愉快，但这些都是在其超越动物性、生理性快感前提下的感性愉悦，是从动物性的生理性快感升华而来，是人的文化层面之后的感性愉悦。审美活动、审美愉悦是人类长期的社会历史实践的产物，是自然向人们生成的结果。它有着深刻的人性内涵。马克思说：只是由于属人的本质的客观地展开的丰富性，主体的、属人的感性的丰富性，即感受音乐的耳朵、感受形式美的眼睛，简言之，那些能感受人的快乐和确证自己是属人的本质力量的感觉，才或者发展起来，或者产生出来的！

二、医学审美的概念

什么是医学审美？

医学审美就是医学审美主体比照医学美特征的标准，对一切医学审美对象（即客体）的形象及动态进行一种意向性的即美或丑的认识、领域、评价、判断或构思、创造的活动。它是医学活动参与者的特权，是人类审美活动的整体组成部分，是人们在参与医学实践的过程中，逐步形成的审美情感、审美意识和审美能力的总和。医学审美与一般的审美活动一样，是感性的、直觉的，同时也是理性的、思维的活动，即所谓“特殊的意识活动”，是客观的医学美在人们头脑中的能动反映，维护人的身心健康是医学审美的最高目标。

三、医学审美的特点

医学审美的特点有以下几个方面：

1. 多样性　既注重内在审美趣味、修养和外观形象，又要求恢复或再塑人体的美。

2. 差异性　不同地域、不同时代、不同文化和不同民族对正常人体容貌美、体形美的认识有很大差异。古人曾以豪乳、巨臀为美，而今天时兴“骨感美人”，广受传扬的“环肥燕瘦”也说明了这一现象。

四、医学审美的社会文化

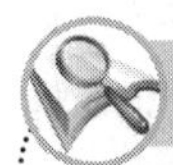

举例说明社会文化与医学审美的相互作用和影响？指出医学审美的主体？指出医学审美的客体？

医学审美的一切活动都是在一定的医学审美意识支配下展开的。一定的医学审美意识，则是一定的社会文化在医学审美环境中的人（医学审美主体）的意识中的特殊反映。不同时代、不同民族的人们的医学审美意识，受着各自特定社会实践和社会文化思想的影响和制约，形成不同的审美心理和审美行为。例如，中国唐代的封建文化，认定女性以“胖”和“丰硕”，即“健壮”为美。近代以来，普遍认为女性以“纤细苗条”为美。辛亥革命以来，由于社会政治、经济、文化的发展，则以保持人体各部分的自然形态为美。当今要是偶尔见一百岁老妇的“小脚”，会被普遍视为一种“奇形怪状”，或被当成笑柄。随着社会文化思想的演变和发展，当代的男女老幼，无不极力追求自身的自然形态之美，并希望在其原有自然形态美的基础上锦上添花,如进行重睑术、隆鼻术、隆乳术、正颌术等美容手术,即使要付出昂贵的手术费用,人人也甘愿通过这类手术而求得心安理得的"美容",因为它具有"人体自然美的再现和升华"的特殊价值(确切地说,这是无价值的)。社会文化对医学审美的影响是直接的,但其影响又不仅是"单相"的。事实上,受一定社会文化影响而形成的一定医学审美意识、审美心理和审美行为,又可通过其社会效果反映为一定形态的社会文化和丰富一定社会文化形态的宝库,促进一定社会文化的发展。正如"三寸金莲"反映和丰富封建社会文化一样,受现代社会文化影响发展起来的现代医学美容技艺,也是现代社会文化形态的反映及其重要组成部分,同时又不断丰富和促进着现代文明的发展。

第二节　医学审美关系

审美关系是指在审美实践活动中作为审美主体的人与审美对象即客体(人、事物或事物的运动现象)之间的关系。医学审美关系同样是医学审美主体与医学审美客体(以正常人的机体为核心的一切医学事物和医学现象)之间的关系。

一、医学审美的主体

什么是医学审美的主体?

医学审美的主体,主要是指具有一定的社会文化和医学审美知识的人,也就是能按照医学美的尺度有意识、有目的地对人的体态与相貌,以及一切医学现象进行认识、评价、判断和创造的人。在医学审美活动中,医务工作者、就医者、健康的社会人群都可是医学审美的主体。

医学审美主体特征表现在如下几个方面:

1. 具有完善的感官和健全的思维　所谓完善的感官,一是指生理功能正常,二是要有人化的而非动物的感官。所谓健全的思维,是指有健全的大脑,能够进行理性活动的思维,这是主体具有医学审美能力的最基本的物质条件。

2. 具有相应的医学审美能力　人既是自然的人,又是社会的人,对美的渴望和欲望,是人的精神需要。医学审美主体在医疗实践过程中善于综合考虑患者、健康的社会人群的审美需求和美学、医学的原则,善于根据自身的审美经验,选择全程的材料构建优化方案,创造出新的医学审美对象。

3. 具有亲身参加医学审美实践的经历　实践证明,医学审美实践经验丰富的人,他的医学审美认识力和医学审美评价能力就比医学审美资历浅的人要强。参与医学审美实践对医学审美主体形成医学审美观和医学审美理想、医学审美能力有直接的、决定性的作用。

二、医学审美的客体

什么是医学审美的客体?

医学审美的客体,主要是指在医学审美活动的过程中,具有医学美所指的一切人、事和物。如医生、护士、患者、医技人员、医疗设施、医疗环境、医疗技术、医学理论等。医学审美客体都是激起医学审美主体的审美意识的客观存在,是被审美主体认识、欣赏、评价、改造的具有审美物质的客观事物,也是医学美感的源泉,同时它又制约着医学审美主体的审美态度和审美创造。

医学审美客体的特征表现在如下几个方面：

1. 客观自然性　客观存在是医学审美客体最根本的特征。在医学审美关系中，医学审美主体的审美意识是主观的，医学审美客体的存在是客观的，主体的医学审美意识是对客体存在的医学美的反映，同时，又反作用于医学审美客体。医学审美客体的存在是第一性的，它并不以主体的审美意识为转移。在医学审美关系中，虽然医学审美主体起主导作用，但是医学审美客体的决定作用也是不可轻视的。医学审美客体制约着医学审美主体的主体性发挥。

2. 医学联系性　成为医学审美客体必然是与医学及其活动相联系的，尤其是当人成为医学审美客体时，就和医学形成了紧密的联系。否则就不可称其为医学审美客体。审美主体充当着客体和医学、美学知识联系的纽带。

3. 内容形式多样性　随着医学模式和健康理念的转变，以及医学审美实践的不断发展，医学审美客体的形式越来越多，日益复杂，呈现出了内容多样性的特征。主要表现为：第一，随着医学审美实践的不断发展，能够为人们认识和改造的医学审美对象越来越多，所有的医学事物和现象，都称为医学审美客体。第二，由于参与医学审美活动的不同主体，在性格、修养、民族、社会文化条件等方面具有独特的个性特征，表现出了不同的审美标准、审美理想和审美需求等，不同的医学审美评价拓展了医学审美客体的内容和形式。

三、医学审美主客体的关系和审美的功能

医学审美主客体的关系是辩证统一的，是人们在医学审美活动和医学审美交往中所发生的一种涉及美丑的、具有情感与认知倾向的关系。没有被医学审美主体所肯定的医学审美客体是没有审美价值的，而没有被医学审美客体确认的医学审美主体的美也是虚幻的。在医学审美活动中，审美主客体的关系是互相依存又互相转化的。审美主体的本质力量、审美理想、社会价值依赖审美客体的存在和需求来体现，审美主体的物质需求也依赖审美客体来满足，审美客体又依赖审美主体的力量来完善自身，满足自身的审美要求，这是医学审美主客体之间具有相互转化能力的特点。在医疗实践中医护人员进行审美创造时，必须有主体意识，把自己看成审美创造的主导，在审美消费者眼中亦然。而当医护人员创造了良好的医患关系，表现出自身的内在美、外在美和技术美时，在患者眼中，医护人员又变成了审美客体，可以给患者带去极大的审美感受。

知识链接

美 的 形 式

在医学审美活动中，美的要素如色彩、声音、形态、线条等这些构成形式美物质材料，以及显示形式美法则的节奏和比例，均衡和对称，对比和调和、多样性的统一等内容，本身并不具备美学价值，只有当这些要素，被人类在长期的社会实践中认识、运用，并赋予一定的社会意义，才成为美的形式，比如，男性性别感突出的阳刚之美，则以折线、直线为主要表现，如果这种形式，赋予应以圆润流畅为阴柔之美的女性身上，这种形式将没有社会意义，当然形式美就不存在了，所以说美是作为审美主体的人的本质的对象化的结果。

第三节 医学美学的个性和主要表现

一、个性的综述

简单地说,个性就是一个人的整体精神面貌。

个性一词最初来源于拉丁语 Personal,开始是指演员所戴的面具,后来指演员——一个具有特殊性格的人。一般来说,个性就是个性心理的简称,在西方又称人格。

个性,在心理学中的解释是:一个区别于他人的,在不同环境中显现出来的,相对稳定的,影响人的外显和内隐性行为模式的心理特征的总和。

由于个性结构较为复杂,因此,许多心理学者从自己研究的角度提出个性的定义。美国心理学家奥尔波特(G. W. Allport)曾综述过 50 多个不同的定义。如美国心理学家吴伟士(R. S. Woodworth)认为:"人格是个体行为的全部品质。"美国人格心理学家卡特尔认为:"人格是一种倾向,可借以预测一个人在给定的环境中的所作所为,它是与个体的外显与内隐行为联系在一起的。"前苏联心理学家彼得罗夫斯基认为:"在心理学中个性就是指个体在对象活动和交往活动中获得的,并表明在个体中表现社会关系水平和性质的系统的社会品质。"

就目前西方心理学界研究的情况来看,从其内容和形式分类方面来看,主要有下面五种定义:

第一,列举个人特征的定义,认为个性是个人品格的各个方面,如智慧、气质、技能和德行。

第二,强调个性总体性的定义,认为个性可以解释为"一个特殊个体对其所作所为的总和"。

第三,强调对社会适应、保持平衡的定义,认为个性是"个体与环境发生关系时身心属性的紧急综合"。

第四,强调个人独特性的定义,认为个性是"个人所有有别于他人的行为"。

第五,对个人行为系列的整个功能的定义,这个定义是由美国著名的个性心理学家奥尔波特提出来的,认为"个性是决定人的独特的行为和思想的个人内部的身心系统的动力组织"。

目前,西方心理学界一般认为阿尔波特的个性定义比较全面地概括了个性研究的各个方面。首先,他把个性作为身心倾向、特性和反应的统一;其次,提出了个性不是固定不变的,而是不断变化和发展的;最后,强调了个性不单纯是行为和理想,而且是制约着各种活动倾向的动力系统。阿尔波特关于个性的上述定义至今仍被西方的许多心理学教科书所采用。

前苏联心理学家一般是从人的精神面貌方面给个性下定义的。从这方面理解个性的心理学家又有两种情况:一部分心理学家把个性理解为具有一定倾向性的各种心理品质的总和。目前我国的一些心理学教材也持这种观点。另一部分心理学家只从心理的差异性方面把个别心理特征理解为个性。应该说,前一种看法是比较恰当的。他们认为人的能力、气质和性格等个性特征并不孤立存在,而是在需要、动机、兴趣、信念和世界观等个性倾向的制约下构成的整体。而后一种看法过于狭窄,没有看到个性倾向在个性中的作用,缺乏对个性各个特征作为有机的整体看待,它显然没有揭示出个性的实质。

现代心理学一般认为,个性就是个体在物质活动和交往活动中形成的具有社会意义的稳定的心理特征系统。

二、个性的构成

从结构上讲,个性由三个部分组成:

1. 个性倾向性　是指人对社会环境的态度和行为的积极特征,它是推动人进行活动的动力系统,是个性结构中最活跃的因素。决定着人对周围世界认识和态度的选择和趋向,决定人追求什么。包括需要、动机、兴趣、理想、信念、世界观等。个性倾向性是人的个性结构中最活跃的因素,它是一个人进行活动的基本动力,决定着人对现实的态度,决定着人对认识活动的对象的趋向和选择。个性倾向性是个性系统的动力结构,它较少受生理、遗传等先天因素的影响,主要是在后天的培养和社会化过程中形成的。个性倾向性中的各个成分并非孤立存在的,而是互相联系、互相影响和互相制约的。其中,需要又是个性倾向性乃至整个个性积极性的源泉,只有在需要的推动下,个性才能形成和发展。动机、兴趣和信念等都是需要的表现形式。而世界观属于最高指导地位,它指引着和制约着人的思想倾向和整个心理面貌,它是人的言行的总动力和总动机。由此可见,个性倾向性是以人的需要为基础、以世界观为指导的动力系统。

2. 个性心理特征　是指人的多种心理特点的一种独特结合。所谓个性心理特征,就是个体在其心理活动中经常地、稳定地表现出来的特征,主要是指人的能力、气质和性格。其中,能力指人顺利完成某种活动的一种心理特征。能力总是和人完成一定的活动相联系在一起的。离开了具体活动既不能表现人的能力,也不能发展人的能力;气质是指个人生来就有的心理活动的动力特征,表现在心理活动的强度、灵活性与指向性等方面的一种稳定的心理特征,具有明显的天赋性,基本上取决于个体的遗传因素;性格指一个人对人对己对事物(客观现实)的基本态度及相适应的习惯化的行为方式中比较稳定的独特的心理特征的综合。气质无好坏、对错之分,而性格有。

3. 自我意识　指自己对所有属于自己身心状况的意识,包括自我认识、自我体验、自我调控等方面,如自尊心、自信心等。自我意识是个性系统的自动调节结构。有的学者还把自我意识称为自我调控系统。

个性结构的这些成分或要素,又因人、时间、地点、环境的不同而互相排列组合,结果就产生了在个性特征上千差万别的人和一个人在不同的时间、地点环境中的个性特征的变化,而心理过程是个性产生的基础。

三、个性的特征

一般而言,个性具有下列特性:

1. 个性的倾向性　个体在形成个性的过程中,时时处处都表现出每个个体对外界事物的特有的动机、愿望、定力和亲和力,从而发展为各自的态度体系和内心环境,形成了个人对人、对事、对自己的独特的行为方式和个性倾向。

2. 个性的复杂性　个性是由多种心理现象构成的,这些心理现象有些是显而易见的,别人看得清楚,自己也觉察得很明显,如热情、健谈、直爽、脾气急躁等。有些非但别人看不清楚,就连自己也感到模模糊糊。

3. 个性的独特性　每个人的个性都具有自己的独特性,即使是同卵双生子甚至连体婴儿长大成人，也同样具有自己个性的独特性。

4. 个性的积极性　个性是个动力倾向系统的结构，不是被客观环境任意摆布的消极个体。个性具有积极性、能动性，并统帅全部心理活动去改造客观世界和主观世界。

5. 个性的稳定性　从表现上看，人的个性一旦形成，就具有相对的稳定性。

6. 个性的完整性　如前所说，个性是个完整的统一体。一个人的各种个性倾向、心理过程和个性心理特征都是在其标准比较一致的基础上有机地结合在一起的，绝不是偶然性的随机凑合。人是作为整体来认识世界并改造世界的。

7. 个性的发展性　婴儿出生后并没有形成自己的个性，随着其成长，其心理不断丰富、发展、完善，逐渐形成其个性。从形式上讲，个性不是预成的，而是心理发展的产物。

8. 个性的社会性　个性是有一定社会地位和起一定社会作用的有意识的个体。个性是社会关系的客体，同时它又是一定社会关系的主体。个性是一个处于一定社会关系中的活生生的人和这个人所具有的意识。个性的社会性是个性的最本质特征。

从个性的发展性与个性的社会性来看，个性的形成一方面有赖于个人的心理发展水平，另一方面有赖于个人所处的一定的社会关系。研究人的个性问题，必须以马克思主义关于人的本质的学说为基础和出发点。马克思曾经指出："人的本质并不是单个人所固有的抽象物，实际上，它是一切社会关系的总和。"因此，只有在实践中，在人与人之间的交往中，考察社会因素对人的个性形成的决定作用，才能科学地理解个性。

四、个性的分类

1. 从心理功能上划分，性格可分为：理智型、情感型和意志型；
2. 从心理活动倾向性上划分，性格可分为：内倾型和外倾型；
3. 从社会生活方式上划分，性格分为：理论型、经济型、社会型、审美型、宗教型；
4. 从个体独立性上划分，性格分为：独立型、顺从型、反抗型。

研究个性，就是研究人，就是研究人生。个性理论就是关于人的理论，就是关于人生的理论。人人都有个性，人人的个性都各不相同。正是这些具有千差万别个性的人，组成了我们这个生动活泼、丰富多彩的大千世界和各种各样、既相互联系又相互制约的人类群体，推动着历史的前进和时代的变迁。

五、个性与服饰

人们常说"文如其人"、"字如其人"或"诗如其人"，意谓文章、书法和诗词等艺术作品能反映其作者的个性。相似地，服饰也能反映穿着者的个性。服饰所反映的个性是天性与角色这两个方面的结合。天性热情奔放，服饰则浓艳大胆，迷你裙、牛仔裤、宽松衫都不妨一试，披襟当风，意气风发；天性拘谨矜持，则款式保守，色调深沉，中山装纽扣粒粒紧扣，正襟危坐，不苟言笑；淡泊含蓄者喜雅洁，素衣一袭，悠然自得；好胜争强者抢占流行的前沿……展现出不同性情、不同衣着、不同的仪表神态风貌。

消费者对服饰的款式、色彩、图案和质地常会显示出某种偏爱，这种偏爱是个性的反映和表露。其中服饰色彩与个性的关系最为密切，不少研究者声称找到了两者之间的对应关系。例如，偏爱冷色调的服饰消费者通常表现出安详、冷漠和好沉思冥想的个性；喜欢暖色调的人一般精神饱满，天性活泼好动，富于情感，热情而急躁；偏爱红色的人渴望刺激，好新奇；喜欢褐红色的人，不少是属于多情善感而又容易与人亲近的类型，秉性柔和温顺；紫色的爱好者常常带有艺术家的气质或自命清高；棕色和绿色常常是稳重谨慎性格的人所中意的色调，这些人不喜欢锋芒毕露；橙黄和橙红是乐观天性的表露；偏爱白色或银灰色的人往往高雅脱俗；喜欢黑色的人也许十分谨慎，如果喜欢黑色配紫色的话，则可能是忧郁或悲观的反映；偏爱黄色，特别是大面积地使用黄色，则是醉心现代作风的表现等。

服饰的个性表现与环境有十分密切的关系，某些场合和环境有助于个性化的充分表现，某些场合则易于抹杀个性。例如，在一些远离日常生活的场合中，如化装舞会和狂欢节活动，人们可以暂时抛开体面、礼节和身份，置习俗陈规于不顾，放纵自己的想象和平时受到压抑的欲望，穿着打扮可以淋漓尽致地表达个人特征和流露出深层意识。相反，在庆典、婚礼或纪念仪式等隆重场合上，在宴席、大剧院或其他豪华富丽的环境中，人们或着制服，或穿礼服，容易表现为千人一面的效果。

不同类型的服饰消费者，其服饰的个性化程度各不相同。时装的创新者和倡导者的服饰一般都具备极为鲜明的个性。他们往往率先采用某一新颖的款式，或在选择一种较常见的时装时略加变化——修改某些细节，调整色调的深浅浓淡，或换一种配套方式。在这类消费者中，较高文化程度的人所占比例较大，一般都具有较高的社会安全感和较高的自信心，以及独立的见解和自主的地位，其为人行事不需求外界的支持。他们常常是活跃于各种公开场合的和好交际的人，重视自己在公众心目中的形象，认为或意识到自己引人注目，懂得或擅长用穿着方式来支持自己对人生和服饰行为的看法和观点。赶时髦和随大流的服饰消费者往往缺乏鲜明的个人特征。也有人不喜欢受人注意，穿着打扮力求随俗普通，以使自己可以消失在茫茫人海之中——这是缺乏自信的表现，隐蔽到人群中去是为了寻求安全感。

服饰被看作是认识穿着者个性的捷径。如前所述，服饰反映个性几乎成了一句格言。但是，这种反映的精确度究竟如何？我们可以用服饰装点出一个理想的形象，给人以我们所乐意给出的印象；另一方面，服饰也会暴露你深藏在心底的奥秘。因此，有一种服饰社会心理学理论，把服饰反映个性这一现象区分为表现公开的自我和流露隐蔽的自我两个不同的侧面。一个人的个性有不同的侧面和丰富的内涵，服饰形象有多种不同的表现形式，服饰的消费者可以进行思考和选择。

六、个性与共性

唯物辩证法认为，共性即普遍性，而个性即特殊性，两者密切联系，不可分割，是辩证统一的关系。一方面，共性寓于个性之中，并通过个性表现出来，没有个性就没有共性；另一方面，个性也离不开共性。世界上的事物无论如何特殊，它总是和同类事物中的其他事物有共同之处，总要服从于这类事物的一般规律，不包含普遍性的特殊性是没有的，即特殊性也离不开普遍性。马克思主义哲学无不体现共性与个性、一般与个别的辩证统一，我们要准确理解和把握。如哲学与具体科学、物质与物质的具体形态、普遍联系与具体联系、运动与具体事物的运动、辩证矛盾与具体矛盾、矛盾的普遍性与矛盾的特殊性、哲学上的价值与具体事物的价值的关系等，都是共性与个性、一般与个别的关系。下面，举几例加以说明。

哲学与具体科学的关系即体现共性与个性的辩证统一关系。哲学是关于世界观的学说，是对具体知识的概括和总结。具体科学是世界某一领域或环节的具体知识，研究的是自然界或社会生活中某一领域、某一局部的问题，揭示的是自然界或社会生活中的特殊规律。

人们在调节自身的关系中,在处理自身与外部世界的关系中,积累了许多具体的经验,逐渐形成了具体的科学知识,包括自然科学知识和社会科学知识。这些具体科学知识讲的都是世界某一特定领域的问题,揭示的都是某一特定领域的事物的运动发展规律。随着实践的发展,人们对具体事物的认识越来越丰富,经过长期的积累,人们以各种具体知识为基础,思考和研究万事万物的共同性质和共同规律,以及人与外部世界共同的本质关系,还有处理人与外部世界关系的共同规律,即共同性质。当人们把这些认识系统化、理论化就形成了哲学。可见,具体科学知识是哲学的基础,而哲学反过来会给具体科学的发展、研究以指导。哲学是对各门具体科学知识的概括和总结,哲学与具体科学知识是一般与个别、共性与个性的关系。

物质与物质的具体形态的关系既有联系也有区别。首先,物质与物质的具体形态是紧密相连的。物质是从物质的具体形态中概括出来的,没有物质的具体形态,就不会抽象出物质;物质只能存在于物质的具体形态之中,而物质的具体形态是物质的具体表现。其次,物质与物质的具体形态又是有区别的。物质的具体形态除了具有共同的特性——客观实在性之外,还具有自己的个别属性。我们既不能用物质去代替物质的具体形态而看不到物质世界的多样性,也不能用物质的具体形态去代替物质,看不到世界的统一性。物质与物质的具体形态的关系是一般与个别、共性与个性的关系。

矛盾与具体事物的矛盾是共性与个性的关系。哲学上讲的矛盾是指事物自身包含的既对立又统一的关系,是从具体事物矛盾双方的对立统一中高度抽象、概括出来的,与具体矛盾是一般与个别的关系。哲学上的矛盾,离不开各种具体事物的矛盾,但哲学上的矛盾又不等同于具体事物的矛盾,两者既相互联系,又相互区别,既不是孤立存在的,也不能互相代替。两者是一般与个别、共性与个性的关系。哲学上讲的矛盾是客观的、普遍存在的,是永恒的,具有无限性。而具体事物的矛盾则各有其特点,是具体的、有生有灭的。正是这种有生有灭的具体矛盾,构成了整个世界矛盾的永恒和无限发展。

普遍联系与具体事物的联系同样是共性与个性,一般与个别的关系。唯物辩证法认为,联系是指事物之间以及事物内部各要素之间的相互影响、相互制约的关系。世界上的一切事物都处在普遍联系之中,其中没有任何一个事物孤立地存在,整个世界就是一个普遍联系的整体。联系具有普遍性,表现在两个方面:一是指每一事物都处在普遍联系之中。从内部构成要素看,是普遍联系的;从与周围其他事物的联系看,也是普遍联系的;从事物发展的历史和趋势看,该事物与过去和将来的联系也是普遍存在的。二是指联系这种关系在世界万事万物中都是普遍存在的、大量具有的,因而是普遍的。事物的普遍联系是无条件的、绝对的,是不可改变的,是共性。而每一事物与其他事物的联系,即事物的具体联系则是具体的、有条件的、相对的,是个性。所以,人们何以根据事物的固有联系改变事物的存在状态,建立新的具体联系。具体联系是可以改变的。

具体事物的价值与哲学上的价值的关系:具体事物的价值是指具体事物的属性满足了人的某种具体需要。这种"价值"是具体领域的价值,是个性。而哲学上的价值是对这些具体领域中事物的价值进行高度的抽象和概括而形成的关于世界观领域的价值,是共性。它比具体领域事物的价值更广泛、更抽象。两者是个别与一般、个性与共性的关系。

总之,马克思主义哲学所有观点本身就是对整个世界各个具体环节的抽象与概括,是遵循由个别到一般,由个性到共性的逻辑思维而形成的,对整个世界的总的看法和根本的观点。所以,我们在对马克思主义哲学的学习和研究中,弄清这一点是非常必要的。只有这样，才能对每一哲学概念及原理准确理解和把握，弄清其确切涵义，对马克思主义哲学有一个质的认识，真正意义上弄通弄懂并灵活运用，即马克思主义哲学不是以具体事物（个性）为研究对象，而是以客观存在的具体事物（个性）为基础，把整个世界作为自己的研究对象，回答的是关于自然界、人类社会和思维中共同存在的最一般的、最普遍的问题（共性），对人们认识世界和改造世界具有普遍的指导意义。

现在的“80 后”、“90 后”的非主流形象，很难被上辈人接纳，因为显得太凌乱和不协调，可是却成为青少年的最爱，不得不承认，也正是因为这种风格具有独特的个性所致。

七、个性与心理

个性贯穿着人的一生，影响着人的一生。正是人的个性倾向性中所包含的需要、动机和理想、信念、世界观，指引着人生的方向、人生的目标和人生的道路；正是人的个性特征中所包含的气质、性格、兴趣和能力，影响着和决定着人生的风貌、人生的事业和人生的命运。

个性其实是一个结构或者说是一个系统。探讨个性的结构，目的在于找出个性的各种特征和表现，揭示出个性的本质特点。个性的结构概念分为狭义的和广义的两种。

狭义结构的成分有：个性倾向性，指人对社会环境的态度和行为的积极特征，包括需要、动机、理想、信念和世界观等；个性心理特征，指人的多种心理特点的一种独特结合。其中包括完成某种活动的潜在可能性的特征，即兴趣和能力；心理活动的动力特征，即气质；对现实环境和完成活动的态度上的特征，即性格。

从广义方面来讲，除了上述两种比较稳定的带有一贯性的狭义的结构成分外，还应包括心理过程（如认知、情感、意志等过程）和心理状态。心理状态包括表现在情感方面的激情和心境，注意力方面的集中和分散，意志中的信心和缺乏信心等。广义的个性结构实际是指人的整个心理结构，把个性和人作为同一语言理解。

个性结构的这些成分或要素，又因人、时间、地点、环境的不同而互相排列组合，结果就产生了在个性特征上千差万别的人和一个人在不同的时间、地点环境中的个性特征的变化。

上面我们仅从人的日常表现上初步探讨了个性的一般定义，下面我们还有必要从理论上进一步深入研究个性这个概念，并看一看目前心理学界是如何解释和定义个性这个概念的。

人的心理活动是丰富而复杂的，它主要包括心理过程和个性两个方面。研究人的个性问题，必须以马克思主义关于人的本质的学说为基础和出发点。马克思曾经指出：“人的本质并不是单个人所固有的抽象物，实际上，它是一切社会关系的总和。”

因此，只有在实践中，在人与人之间的交往中，考察社会因素对人的个性形成的决定作用，才能科学地理解个性。“个性”的内涵非常丰富，是人们的心理倾向、心理过程、心理特征以及心理状态等综合的心理结构。

课堂讨论

讨论医学审美学的概念特点、医学审美社会文化的基本理论；如何认识医学审美的主体和客体、医学审美主客体的关系和审美的功能；医学审美学的个性和主要表现，以及个性的构成、特征、分类，个性与服饰，个性与共性，个性与心理。

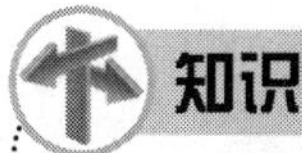

知识链接

培养健康的个性

个性贯穿着人的一生，影响着人的一生。影响着和决定着人生的风貌、事业和命运。那么作为年轻一代的从医大学生该如何培养健康的个性？首先，正确处理意识和无意识的关系，充分发挥自己潜能，努力开发自己的直觉，让梦想和灵感带领我们在自己的事业上发现，突破，创新。其次，人的个性表现出许多既有共同性又有多样性的类型，因而在实践中要努力探索学习，广泛吸收多元文化，提高文化修养。努力实现人的个性心理共同性、普遍性、多样性之间的辩证统一。再次，进一步巩固和发展自己的个性，在保持个性风格稳定的同时，个性的风格又要体现出开放的动态，以适应社会发展。同时把每个人的不同人生阶段的审美体验、审美情趣、艺术修养都真实地展现出来，以体现设计风格的多样性，展示生命未来的丰富性和完美性。

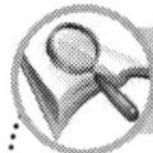

课堂互动

组织讨论医学审美学的含义、内容与特点；医学审美主客的关系和审美的功能；医学审美学个性的概念、个性的构成、个性的特征；互动发言阐明医学审美学个性的分类；个性与服饰、个性与共性、个性与心理的关系；医学审美的主体与医学审美的客体。

（党文军　沙恒玉）

复习思考题

1. 医学审美学的含义、内容与特点是什么？
2. 医学审美主客的关系和审美的功能如何？
3. 医学审美学个性的概念、个性的构成、个性的特征是什么？
4. 医学审美学个性如何分类？
5. 个性与服饰、个性与共性、个性与心理的关系如何？
6. 医学审美与社会文化的相互关系是什么？
7. 医学审美的主体内容和客体内容是什么？

第五章　医学审美教育

学习要点

医学审美的概念、含义、性质；正确审美观的内容；医学审美教育的意义；医学审美教育的任务；医学审美教育的原则；培养医学美的感知能力的方法；医学审美教育的协调性和场效性原则。

第一节　医学审美教育概述

审美教育，又称"美感教育"简称"美育"，是现代教育不可缺少的重要组成部分。它是以培养和提高人们对现实世界（自然和社会）以及文艺作品的审美感受能力、鉴别能力、欣赏能力和创造能力，帮助人们树立崇高的审美理想、正确的审美观念和健康的审美情趣为最基本任务展开的，以便人们能热爱真、善、美，变得文明、高尚、积极，得到身心的全面发展和成长。人类的美育实践活动有久远的历史。当人类开始与周围世界发生审美关系时，美育活动就以其简单、朴素的方式相应而生了。此后，随着社会物质文明和精神文明的发展，随着人类主体意识的不断提高，美育活动便日趋自觉与成熟，美育的内容也不断得到充实和完善，因而也就愈加引起人们的重视。

一、审美教育的内涵

审美教育不同于一般的政治思想和道德品质的教育，也不同于专门传授文化知识和技术技能的教育，更不同于崇奉虚幻的神灵和宗教信仰。它在内容、方式、途径和效果上都有自己的特点，它是培养人们感受美、认识美、鉴赏美、创造美的能力的教育。美育既关系到美和美感，也关系到教育。因为它不是自发、自然、自流地产生和形成的。虽然说"爱美之心人皆有之"，但有爱美之心，并不等于就有了美学修养，更不意味着真正了解了美。因为懂得美、认识美要有相应的文化知识水平和美学理论为基础，并且通过对人们的不断启发和长期的训练、熏陶，使之逐渐获得美感能力。因此，美育是带有认识性质的一种教育活动，但它的认识性质又具有独自的特点，它采用形象直观的方式，引导人们投入美的欣赏和美的创造，造成思想感情上的激荡和共鸣，使人们在审美享受的愉悦中受到潜移默化的教育它是在人们在对于美的感受中获得的。

审美教育从实质上说是通过对美的事物和现象的感知、感受、感动而进行的教育。教育作用是由对现实生活中美的事物和现象的一种认识所引起的。

虽然美育能够帮助并促使人们认识现实生活，充实自己的精神境界，但是这种作用首先是通过对美的事物和现象的感触和感受，在引起人们的感动中实现的。所以，美育是一种与美的感受相结合的、有教育作用的思维活动。由于它是一种思维活动，这就决定了它不只是感官上、生理本能上的快适，还必须是理智上、心灵上的欢愉。在美感中，人的美的感受和感动是随着对美的认识而发生和逐渐深化的。所以美感教育是通过对美的认识和理解而起作用的。

真正的美感认识既是感性的认识,也是理性的认识,因而既有美的感受,也有美的感动;或者说,既是悦耳娱目的,也是赏心怡神的。从美的认识中产生这样的愉悦感觉称为美感。人们在美的满足中得到愉快,获得美的享受,同时也就在美的愉悦中受到特殊的、积极的教育。

二、审美教育的性质

审美教育就其基本属性来说,是一种情感教育。这种情感教育是人类所独有的,是区别于动物的显著的标志。一般来说,动物只有低层次的情感反应,不可能有较为复杂的高级情感;而人所独有的高级情感活动,是伴随着人类的认识活动和意志行动而产生和发展的,是人类不可缺少的精神需求。

在我国古代美学理论中,对于情感教育的特性也有些阐述。《乐记》中论乐就是从情的角度出发的,乐的存在正是为了满足人的情感需要,乐的功能也是为了作用于人的情感。那么,审美情感又是怎样产生的呢? 在审美活动中,审美对象和审美欣赏者不受外在的、功利关系的制约,而是处在一种自由的、超脱的审美关照之中。审美对象蕴含的审美力量,激起审美欣赏者的心理活动,调动起审美欣赏者的感知、情感、想象和理解的能力,去领悟、观照审美对象,从而产生了美感。这种美感不是生理感官产生的快感,也不是伦理道德的实现而产生的精神愉快,而是一种理智的满足和心灵的愉悦。审美境界的实现,对于净化人们的情感,陶冶人们的情操,铸造人们的灵魂有着难于估计的力量。

审美教育作为一种独特的教育方式,它又与智育、体育、德育有着密切的联系,它们之间是一种相互渗透、相辅相成、相互促进的关系。美育和德育、智育、体育具有一致性:它们的目标一致,都是培养人,使人得到全面的发展;教育的规律有一致的地方,如循序渐进、因材施教都要由教育者对受教育者进行知识技能的传授与培养等;德育、智育、体育都不同程度地包含有美育的因素,而美育也渗透着德育、智育和体育的因素。然而,美育又不能从属于德育、智育和体育。美育的特点及其内容是其他三育所不能代替的。一般来说,德育往往通过摆事实、讲道理,以理服人,侧重解决的是人与人、人与社会的关系问题;智育往往是通过人的培养和训练,让人们掌握科学技术的知识和技能,侧重的是人与自然的关系,是一种"知"的开发和教育;体育往往通过特定的运动形式,促使人们具有健康的身体和饱满的情绪,侧重的是人与身体的关系;而美育通过对现实中的美,特别是艺术美的鉴赏,来提高人的审美情趣,培养和锻炼人们鉴别、欣赏和创造美的能力,侧重的是人与现实的审美关系。可见,为了培养全面发展的人才,美育必不可少。

通过有效的教育手段,引导人们正确进行审美活动,从而培养人们对现实美和艺术美的感受能力、鉴赏能力、欣赏能力和创造能力,只有这样才会涌现出心理结构的完美、个性和谐、情操高尚的、全面发展的人才。

三、医学审美教育的意义

医学审美教育对造就医务人员健全的心态,激活他们的创造力,有极为重要的意义。下面,我们从以下几个方面来分析。

1. 医学美育所陶冶的高尚情操,是道德、人格完美的必备条件　在阶级社会中,审美教育必然具有阶级性。无产阶级的审美教育是为崇高的共产主义事业服务的德育教育,归根到底,是要培养树立远大的共产主义理想和健康的审美观念的共产主义事业的接班人。因此,我们教育医学生热爱美好事物、厌憎丑恶事物,反对和抵制一切腐朽没落的封建主义和资本主义的意识形态，用革命的、进步的、真正美的东西来熏陶和塑造自我完美的灵魂，促进自我个性的全面发展。这实际上也就是在进行德育教育。因而，医学美育本身就包含医学德育的内容。我国正处在社会主义初级阶段，医务人员在市场经济的洪流中，价值取向很容易发生偏差，一些丑恶的东西不可避免地会侵蚀医务人员的良知。为社会培养大批医德医风高尚，心灵美好的医生是医学院校的责任。医学审美教育大大有助于医德教育的实现。因为抽象的法律、道德条文往往只诉之于人的理智，一般并不诉之于人的情感，告诉人们举止、行动、思想必须符合社会道德行为标准和客观社会价值，毕竟太刻板太严肃。要让人们自觉地遵守这些道德条文，还必须诉诸情感。俗话说“知之者不如好知者，好知者不如乐知者。”是说让人懂得其道理不如让人爱好它，让人爱好它不如让人感动、快乐。因而医学审美教育对高尚道德情操的陶冶，对完美人格的确立具有重要意义。而且，审美教育所培养的丰富想象力，也有助于情感的培养。因为丰富的想象力能使人产生设身处地的想象，从而使医务人员能忧患者之所忧，乐患者之所乐，急患者之所难，助患者以为需。

2. 医学美育所激发的创造热情，好似探索医学奥秘的巨大动力　美育不仅仅是一种情感，人们对美的追求所激发的热情，还是科学创造的动机之一。

列宁说过：“没有‘人的情感’，就从来也不可能有人对于真理的追求。”几千年的人类文明史也证实了这一点，凡是抱有理想富有探索精神，具有坚强意志的人，一般都具有高尚的情操和为真理献身的巨大热情。很多科学家身上所具有的这种创造的激情，有时可以达到非常强烈的程度，他们可以为之忍受巨大的痛苦和不幸，为之终生奋斗而在所不惜。我国著名医学家李时珍身居贫困，不图富贵，踏遍千山万水，采集中药标本，历时三十年，终于撰写出了《本草纲目》这本旷世杰作，为医学事业做出了卓越贡献。是什么力量推动他如此艰苦奋斗呢？很显然，是对真理的热爱，是对医学的热爱，是这样的高尚情感在推动他的创造活动。

3. 美育所造就的智力的完善，是培养创造型人才的必要一环　美育教育如何造就智力的完善呢？这是与人的大脑的特点和美的特点分不开的，人的大脑的左半球与右半球各司其职：左半球以管理语言为主，即抽象思维；右半球以管理音乐、图形为主，即形象思维。正因为如此，如果片面的发展抽象思维，而不同时发展形象思维，就可能使大脑左右两半球不平衡。而审美教育对于大脑左右两半球的平衡、协调就大有好处。虽然人的心理机制分为纯科学的逻辑机制和艺术的直觉机制两种，这两种机制是不相同的，但这两种机制在创造活动中具有同样重要的作用。许多科学家十分喜欢美与艺术的事实，正说明了这一点。量子论的发明者普朗克不仅爱好音乐，而且是一位技艺高超的钢琴演奏家。伟大科学家爱因斯坦更是一位出色的小提琴手，他说：“我们这个世界可以由音乐和音符组成，也可以由数学的公式组成”，“陀思妥耶夫斯基所给予我们的比任何科学思想家都要多，比高斯还多！”爱因斯坦如此推崇著名的俄国文学家陀思妥耶夫斯基，可见艺术美对这位伟大的科学家的巨大影响。

 **知识链接**

美　育

美育可以启迪人的智慧，增长人的知识，发展思维能力。许多科学家都曾谈到美对科学发现和发明的意义。例如爱因斯坦曾说过，他在科学研究中碰到多种方案可供选择的时候，他倾向选取“最美的”，他的许多科学成就是从音乐启发而来的。恩格斯曾说，一部巴尔扎克的《人间喜剧》给予人们的知识要比历史著作更加生动、丰富得多。美育能引人向善，使人们认识人生的价值，养成高尚的道德品质，净化和丰富人的思想感情，使生活变得更充实、更丰富、更有乐趣更有意义。

由此看来，艺术素养对于创新型人才的培养具有重要意义。在美容医学技术人才培养中，我们更应该进行审美教育，因为他们将来从事的是创造人的健康之美的事业，要十分注意他们的审美观点和美的鉴赏能力的培养，注意他们形象的、想象的直觉能力的培养。只有这样，才能培养出有巨大创造潜力的，具有发展前景的高水平的美容医生。

第二节　医学审美教育的任务

医学审美教育的任务是以美学基本知识和理论武装学生，帮助学生树立正确的医学审美观，培养其对美的感受能力，提高对医学美尤其是医学人体美的鉴别、欣赏、理解、判断和创造能力。

一、树立正确的审美观

所谓审美观，就是人们对客观世界的审美把握，是人们对于美和丑的总的看法。审美观是世界观的一个组成部分，有什么样的世界观，就有什么样的审美观，它是人的世界观在审美实践中的具体体现。在社会主义国家，无产阶级的审美观必须在辩证唯物主义和历史唯物主义的指导下，总结人类审美活动的历史经验，批判的吸收美学史上的积极成果，才能逐渐形成。在学习美学中对美的普遍本质从哲学上加以研究，就有助于我们培养正确的审美观。由于审美观直接指导着人们的审美实践，制约着人们的审美方向，是人们审美活动的灵魂。因此，树立正确的审美观是医学审美教育的根本任务。作为当代大学生的我们，要树立正确的审美观，必须从学习马克思主义的审美理论入手，掌握美学基础知识和基本理论，通过各种审美活动，尤其是对多种艺术形式的审美活动，引导学生体验、认识、理解从具体审美对象中体现出来的美。

树立正确的审美观，应注意以下几个方面：

1. 在医疗实践中树立创造美的观点　任何美的事物都直接或间接地与实践相联系，体现着人类的本质力量和有意识、有目的的自由创造活动。因此，判断任何事物的美与丑，关键是看其中是否包含着实践，是否显示人的智慧、才华和创造性，是否体现了人的本质力量。医护工作具有很强的实践性，通过对患者实施疾病诊断、疾病治疗、疾病护理、疾病恢复等过程，维护患者身心的最佳状态，充分体现了通过医疗实践创造的人体和谐美。

2. 树立应用美学理论指导医疗实践的观点　应用美学理论指导医疗实践，使医护人员在明确什么是美与丑、善与恶概念的同时，塑造出崇高的敬业精神、渊博的知识内涵、优美的动作姿势、敏锐的观察能力及和蔼可亲的处事态度等美的医护人员形象。

3. 树立美在医学实践中不断升华的观点　审美观随着社会的发展而变化，人们不应墨守成规，沿袭旧时、过时的审美观。要与时俱进，树立健康积极的审美观。

4. 树立正确认识美与“新奇”在医学实践中既联系又区别的观点　创新是一个民族进步的灵魂，在医学实践中，创新不仅是对患者实施疾病诊断、疾病治疗、疾病护理、疾病恢复等过程，维护患者身心的最佳状态意义重大，而且创新能力是增强医疗机构竞争力的核心，是我们应对未来挑战的重大选择，是统领进一步发展的战略主线，是实现医疗机构快速完善的根本途径。因此，医疗机构的管理与医疗实践中的创新思维尤为重要。但也不能认为创新就是新奇，新奇就是美。美和“新奇”有着密切的联系，因为人们的自由创造就是一个不断地推陈出新的过程，真正的新生的事物体现了社会发展的方向、进步实践的要求,在形式上确实也是美的,但是并不是任何“新奇”的东西都是美的。关键是看其创新的动力和途径是否“求真寻美”,因此在医疗实践中每一个医护人员都应把逻辑思维与形象思维融合起来,既要大胆创新,又要摒弃“丑的创新”,对求真和寻美建立自觉兴趣,做一个有修养的文明人。

正确而健康的审美观,是医学审美的基础,它必须通过医护人员的感官对医疗服务对象产生审美感受,这种感受是审美的起点。审美感受是通过医护人员的审美鉴赏能力,对审美对象的声、光、色、形等个别属性的把握,进行综合分析,并联想以往的审美意识,形成较完美的审美形象。医学审美教育应该注意培养这种能力。然而医学审美的最终目的不能仅停留在感受和鉴赏的水平上,而在于创造医学美的形象,只有通过医学美的创造,才能推动医学科学的发展。

二、培养医学美的感受能力

医学美的感受能力,是指感官对美感的敏锐程度。只有敏锐地感受到美,才能谈得上鉴赏美和创造美。法国雕塑家罗丹说过:美是到处都有的,世界不是缺少美,而是缺少发现美的眼睛。不能发现美,就不能感受美。不能感受美,当然也就谈不上鉴赏美和追求美。因此,医学美育的重要任务就是引导医护人员在审美实践中,培养和提高对美的感受能力。

不论是现实美,还是艺术美,它们都表现为具体可感的形式。美的生动的形象,它决定人们的审美活动是用形象思维的方法去把握和领悟它,这种直观形象的心理活动,就是审美感受力的表现。

想象感受力作为审美活动的一种心理功能,是指人们直接通过视觉和听觉获得美的事物的完整印象和总体感知。我们只有从整体上感知美的形象,才能进入美的领域,并进而领略美的内涵。审美感受要从整体上感受美的事物,但不等于把客观事物所有属性都复印在头脑里。看一个人的审美感受能力的敏锐与否,主要是看他能否发现此物区别于彼物的独特之处。有了独特的感受和发现,才能真正领悟美。

人们的审美感受能力的高低强弱,主要是由后天的社会实践决定的。马克思指出,人类在社会实践活动中,直接接触美的事物,进入美的境界,以激起对美的爱好和兴致。这一原则是培养和提高审美感受能力最基本、最重要的。

培养美的感受能力包含以下三方面的内容:

1. 训练对医学美的感受能力　对医学美的感受能力决定着是否能对医疗过程中行为美的属性产生直接而迅速的反应,健全的视听器官是感受美的物质基础。医护人员在进行临床诊断、检查、手术及其他各项操作时,应动作熟练、轻柔、协调、和谐,给人以舒适的节奏感和动态的美感,并从中感受到和谐美和动态美的存在。

2. 提高对医学美尤其是医学人体美的认识能力　认识能力较感觉能力高一层次,它不但需要有健全的感觉器官,而且还需要有丰富的比较、联想、思维、想象等能力。没有善于比较的能力,就不可能有对医学美或医学人体美属性的种种细微区分和对美丑的正确辨识能力;同样,没有丰富的想象、思维能力,就不可能发现医学美和医学人体美内容的丰富多彩。医学美认识能力的发展不仅需要医学知识和美学知识,还需要在临床实践中不断发现,不断积累、不断提高。

3. 培养医学美的情绪体验　医护人员美好的行为和医疗过程,能引起人的情感变化,

激起良好意识的产生，因而医学美的主要特点在于对医学美的情绪体验。医学美的情绪体验主要表现为对医学事业的高度责任感及对患者的深厚感情，这也是一个医护人员必备的思想基础。有了这一思想基础，在日常的医疗实践中就能尊重患者的意志，待患者如亲人，从而产生对患者康复后的快乐与抢救成功的喜悦心情的情绪体验。

知识链接

有效提高医学美感受能力的新举措

如何提高医学美的感受能力，提高对美感的敏锐程度，是提高鉴赏美和创造美能力的关键，所以医务人员除对医学事业有高度责任感及对患者有深厚感情外，还必须有足够的艺术培养。可就医疗机构常见且矛盾突出的问题、事件，编排成话剧、小品，在表演的过程中，在情感融注之时，在进入意境之处，医护人员都要通过角色转换，学会换位思考，能潜移默化地提高医护人员的审美鉴赏能力，并采用广泛表扬的形式，有助于诱发医务人员审美创造的欲望。

三、提高医学美的鉴赏能力

对美的鉴赏能力，包括对美、丑的分辨能力和对美的性质、程度的区分能力。如果没有这种能力，就区分不了美与丑，就不能认清美的性质，当然也就谈不到感受、欣赏和创造美。所以，培养医护人员对美的鉴赏能力是医学审美教育的又一重要任务。对工作严肃认真，一丝不苟；对技术精益求精，刻苦攻关；视患者如亲人，满腔热忱。态度和蔼，语言亲切，举止文明是美的；相反，对工作马马虎虎、不负责任，懒惰庸俗、不思进取、不懂装懂、草菅人命的行为则是丑的。医护人员要提高对医学美的鉴赏能力，在医事活动中要善于观察、分析、比较、总结，日积月累，才能使自己对医学美的鉴赏能力不断提高。

医学美的鉴赏能力是对医疗过程及行为的美与丑的区别，以及局部的把握能力，医学美的欣赏能力是对医学美的形式、内容及社会意义的整体把握和审美评价能力。这种能力可使人们透过医学美的外在形式去领悟其中的内涵，达到高层次的审美境界。例如对医生品德、风度、技术的欣赏，不应仅仅停留在浅表的感性形式上，而要透过它们去欣赏医务工作者精湛的医术、渊博的学识、高尚的情操、文明的风度。从而进一步理解医学事业救死扶伤，悬壶济世的高尚意义。因此，提高医护人员的文化知识水平和美学修养是培养医学美鉴赏能力的必经途径。

四、激发医学美的创造能力

人们认识世界是为了改造世界，人们感受、鉴赏美是为了创造美。对美的创造能力，是指在感受、鉴赏的基础上，进一步通过自己的实践活动，按照美的规律创造美的事物的能力。因此，医学美的根本任务是使医护人员掌握创造美的规律，发挥创造美的才能，并自觉地把这种才能运用到临床医疗实践中去。马克思说："社会的进步就是人类对美的追求的结晶。"所以，培养人们对美的创造能力将直接影响到人类社会精神文明进步的进程。因此，在感受、鉴赏美的基础上，培养医护人员按照美的规律去创造美的能力是一项光荣而又艰巨的任务。

要进行医学美的创造，必须认识医学美的规律和特点。首先，医学生应该认真学习并掌握医学人体美的有关理论和人体形式美的法则和要素。其次，通过长期的美容医学临床实践，去感悟医学美容的特点、性能和规律，掌握熟练的临床诊疗和操作技能，才能使主观见之于客观,创造出医学美的"杰作"来。医学美容工作者如果缺乏医疗实践的锻炼,没有切实掌握必要的技能技巧,那就会在医学美的创造中,产生主观愿望与客观实际,审美主体与审美客体之间的矛盾,出现眼高手低、心手离异的窘况。因此,医学技能技巧的运用,作为一项实践性活动,作为一种完成医学美创造的一种实际能力,不是可有可无而是至关重要的。如果把医学美的创造比作河流,那么医学实践技能技巧就是船和桥,有了船和桥,才能顺利到达理想的彼岸。

第三节 医学审美教育的原则

医学美育作为教育学的一个分支,既要有教育学的理论联系实际、因材施教、循序渐进等一般原则,又要有其特有的规律,即协调性原则、场效性原则、引导性原则和阶段性原则等。美育则主要作用于情感,能把真、善统一于具体可感的形象,借触动、感染人的情感达到更全面的教育目的。美育有德育、智育、体育不可代替的优点,同时它又与德育、智育、体育相互联结,相互促进、相辅相成。美育可以启迪人的智慧,增长人的知识,发展思维能力。

一、医学审美教育的协调性原则

医学审美教育的协调性原则,是指在医学审美教育的实施过程中,必须注意与德育、智育、体育等其他教育的相互关系,以达到美育与其他教育之间的协调。美育与其他教育之间的协调关系表现在美育与德育、智育、体育相互促进,平行发展;美育与德育、智育、体育在原理、方式和技巧等方面相互渗透,相互借鉴。

审美教育与德、智、体三育在整个教育过程中都各有不同的教学目的,它们既相互联系,又相互区别。一般来说,德育主要作用于意志,传播道德伦理观念,注重理性的说教,主要目的是培养学生对"善"与"恶"的辨别力和处理自己与他人、个人与社会的关系的能力,属于伦理道德范畴。智育主要作用于人的理智,它运用概念、判断、推理,离不开抽象、概括,它是对学生传授医学专业知识和技能的教育,开发学生的智力,培养学生的能力,帮助他们正确认识和掌握客观世界的规律,体现出"真"的价值。体育则是通过运动和锻炼,促进人身体的正常发育和功能发展,提高学生的健康水平,它体现"健"的要求,是指健康的生理和心理。医学审美教育是感性认识和理性认识的有机结合,它晓之以理,动之以情,既从概念、推理、判断上提出问题,培养学生热爱医学事业,树立起对医学事业的责任感和使命感,又以美的现象去感染学生,在他们心目中树立起白衣天使美的形象,引导学生自觉地按照美的规律去审视、评价、创造社会的物质文明和精神文明,从而逐渐形成人的审美能力,体现出审美的价值。

二、医学审美教育的场效性原则

"场"是一个物理学概念,原意是指在多种引力和斥力的作用下由诸多分子运动所构成的系统。"医学审美场"是在医学工作这一特定的审美场中所进行的审美活动。表现为医护人员的仪表美、姿态美、语言美、风度美、情感美、道德美;医疗过程的操作美、环境美等。

首先,审美活动渗透在医疗实践的各个方面,它们互相关联,形成一个完美的审美活动场。即从学生一踏入学校大门,即将成为医务工作者中的一员起,就应开始职业道德美的培养，引导学生热爱医学事业，学习进取，严谨慎独，一丝不苟，精益求精。在医疗临床实践中培养学生仪表端庄，态度和蔼，语言亲切，举止文雅，操作准确、协调、敏捷，自尊自强，真诚待人的品质。

其次，充分利用各种渠道和方式来实施审美教育。医学审美教育不仅通过课堂教学，而且可以借助参观展览，游览大自然美丽风光，观看艺术表演、影视作品，阅读美学专著，临床见习、实践等方式来激发学生的审美热情；还可以通过潜移默化的作用，陶冶学生情操，激发创造美的热情，培养创造美的能力。

三、医学审美教育的引导性原则

医学审美教育具有实践性、客观性、感染性、深邃性等特征。这些特性要求医学审美教育不能采用说教的、灌输的方式，而必须采取引导启发的方式。在诱导过程中，让受教育者自己产生深刻的情感体验，并在这种体验中感受到某种愉悦，从而在内心唤起某种强烈的兴趣和主动性，自觉自愿地投入到受教育的过程中。这就是审美教育的引导性原则。在贯彻这一原则时，必须注意以下几点：

1. 用多种方式和手段，激发受教育者对这种特殊教育的浓厚兴趣，尤其是对涉及特定审美教育的客体及其创造和欣赏教学范例的兴趣。

2. 要使受教育者成为审美活动的参与者，而不是旁观者。也就是说，要激发受教育者参与审美活动的全过程，使其在审美活动中体验审美的乐趣，把握各种活动的审美特征。采用多种形式使受教育者通过亲身参与，获得美感体验。

3. 要充分注意到受教育者的个性特点。审美教育作为人类教育体系的组成部分，不是按照一个模式去塑造人，而是要发现受教育者自己的个性特点，并使这种个性特点审美化。换言之，审美教育要培养的是独具风格的个体。因此，教育者必须善于发现受教育者的个性特点，因材施教。受教育者要意识到自己的个性特点，并把它带入美育过程中，使之向审美的方向发展。

四、医学审美教育的阶段性原则

个体的审美发展有一个完整的过程。一个人从婴幼儿到老年，一生都经历着审美的发展，也就是说，审美教育伴随着人的一生。然而，由于人的生理和心理在一生中的不同时期具有不同的特点，所以，个体的审美发展也就呈现出阶段性。相应的，审美教育也具有阶段性。按照个体审美发展的不同阶段的特点而采取不同方式，实施不同内容的审美教育，是保证审美教育取得成效的重要原则。如果不考虑这个阶段性原则，混淆了不同阶段美育的不同方式和内容，就可能达不到预期的效果。例如，当婴儿来到这个五彩缤纷的世界时，一切都感到新奇，此时，我们用色彩艳丽的玩具、优美动听的音乐刺激他的感观，使他在潜意识中产生美感，这就是对一个人的审美萌芽阶段的培养；同样，在儿童时期、青年时期也应注意引导其树立正确的审美观，并对其审美能力、审美创造能力的诱导、开发与培养。

审美教育阶段性原则的核心是审美教育的有序性和渐进性。有序性指审美教育各阶段是按照个体身心发展的梯次有序构成的，其中某种顺序关系和前后的位置不可倒错。例如，从简单到复杂，由具体到抽象，由描述性语言转向隐喻性语言等。渐进性是指个体审美能力是逐渐提高和发展的，只有在前一阶段的基本目标达到后，才能过渡和上升到更高的阶段。

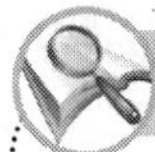

课堂互动

组织讨论医学审美的概念、含义、性质；正确审美观的内容；医学审美教育的意义；医学审美教育的任务；互动发言阐明医学审美教育的原则；培养医学美的感知能力的方法；医学审美教育的协调性和场效性的原则。

（党文军　沙恒玉）

复习思考题

1. 医学审美教育的定义、概念、内涵、性质是什么？
2. 医学审美的意义和价值是什么？
3. 怎样的审美观才算正确的审美观？
4. 如何培养审美教育的审美观、感受能力、鉴赏能力？
5. 如何激发医学美的创造能力？
6. 何为医学审美教育的协调性原则、场效性原则？
7. 何为医学审美教育的引导原则？

第六章 医学审美与修养 

学习要点

医学审美与修养的基本概念和特点；医学审美与修养的目的；医学审美与修养的主要内容；正确的审美观修养；医学审美与修养的实施方法；医学审美创造的概念与作用；医学审美创造的思维结构；医学审美创造过程的形式与特点。

第一节 医学审美教育与修养概述

医学审美教育是医学审美实践活动的重要内容，也是医学美学理论体系的重要组成部分。正确而有效地实施医学审美教育，全面地提高医务人员的审美创造力具有十分重要的意义。

一、医学审美教育与修养的含义

修养是我国教育的一个优良传统。从中国传统文化和用于角度去考虑，它主要是指人格、道德、学问的锻炼、培养等。先秦诸子大都讲修养。增长知识，锻炼才干，培养品质，也都经过修养的途径。孔子作为一个思想家，除强调教育外，十分重视修养。他一再讲“修己”、“修正”、“修己以安人”等，就是强调自我修养。同时他又提出如何进行自我修养：“己所不欲，勿施于人”，“里仁为美”，“逝者如斯夫，不舍昼夜”等。这里讲的大多是学问、道德、人格的修养。孟子提出“养心”、“专心致志”。孟子的“养心”，重在新兴的培养、锻炼，属于道德、学问，也涉及审美，如“充实之谓美”，把内心善的充实视为美。庄子把养生与审美统一起来，顺应自然，也就是“备于天地之美”了，同时提出走向这种审美境界的修养途径，即“心斋”，可以说这就是最具有审美修养含义的。

什么是修养？“修”指整治提高；“养”是指培养涵养，修养包含了举止仪表技艺情操等多种方面的陶冶，是指政治思想、知识技能、为人处世等方面经过长期努力达到的某种能力和品质。医学审美修养是医学审美教育的继承和发展。它更多地体现出自学审美的特性。医学审美修养是指医学审美主体在工作时实践长期地、有意识地、自主的进行审美学习，并且形成习惯，使人在医学审美领域的知识素养达到一定水平。

良好的修养是立身之本。在人生过程中，自我修养有助于提高人的智力因素、道德因素、意志因素，塑造出高尚的人格。

医学审美教育，即医学美育，是医学审美和教育的融合。医学的美育活动，既是一种医学审美活动又是一种教育活动，二者兼而有之。具体的讲，医学美育是指一种在一定的医学美学思想和理论指导下，以美的事物为材料和工具，通过各种形式的审美活动来激发和美化医务人员的情感体验，提高他们在医疗实践中感受美、鉴定美和创造美能力的过程，达到全面发展的目的。由于医学美学是医学与美学相结合的产物，因此，医学审美教育与一般审美教育是普遍性与特殊性的关系。一方面，医学美育是一般美育理论在医学领域的运用，其内容方法形式都离不开普通教育的指导。另一方面，由于医学职业的特殊性、研究对象的特定性（主要是医务人员和医学生），使医学审美教育有自己独特的理论体系、实践方法和操作规程。

人们发现美、欣赏美、创造美的能力都是在后天的长期社会生活实践中培养出来的。所以和医学审美教育有阶段性相比，医学审美修养更强调主体的长期不断的学习，自发的关注和发现医学活动中的美的元素，归纳出医学美学的新规律、新方法。

医学审美活动中贯穿于医务工作者的职业活动的始终，所以医学审美教育是医务工作者毕生要完成的重要课题。

二、医学审美教育与修养的目的

医学审美教育与修养的目的是医务工作者在掌握美学和医学美学基本理论的基础上，树立正确的审美观，培养他们对美与医学美的感知力、鉴赏力和创造力。主要任务有：

（一）树立正确的审美观和形成科学的审美标准

医学审美修养和教育的最终目的，是通过教育使医务人员树立正确的审美观，形成科学的审美标准。医学审美教育和修养首先要帮助医学专业人员树立正确的审美观，在医疗实践活动中显现医务人员高尚的审美形象，将防病救人的医疗活动提高到审美层次和审美意境。由于审美观和审美标准密切相关，树立审美观的过程，同时也是形成一定的审美标准的过程。审美标准是一般性和特殊性的统一。审美标准有一般性，没有客观存在的，任何审美标准都有可能在社会实践和审美实践得到检验，并不断修正和发展。然而，不同的时代、民族、阶级、个人有千差万别的审美情趣、正误、高低的审美标准，呈现具有鲜明个性特征的审美爱好，难以强求一致，审美标准又具有特殊性。

（二）提高医务人员的审美素质

一名优秀的医务工作者不仅需要有渊博的专业知识、精湛的医疗技术和良好的医德医风，而且还应有较高的审美修养。特别是现代医学由生物—心理—社会学模式转变的时期，医学审美的地位和作用显得尤为突出，医务人员只有加强自身的审美修养，才能顺应时代的潮流，满足现代人对疾病防治、抗衰健美的高层次要求，适应未来医学高速发展的需要。

（三）培养医务人员的高尚美德

医院是医务工作者保障人民群众身心健康的主要阵地，医务人员的群体形象直接关系到患者的健康、医院的社会效益和经济效益。只有提高医务人员的服务意识，树立“以患者的利益为中心”的观点，加强他们对医疗卫生事业中道德行为规范的认识，将职业的道德观念内化后上升为自身的信仰和追求，使医德观念和医学审美情趣有机融合，将美的知识、美的人格在医学审美实践中取得升华，使各类患者都能在愉悦的氛围中接受优质、高效的医疗服务，增强战胜疾病的信心，缩短治疗的周期，早日康复出院。

（四）建立和谐的医患关系

在人类社会生活中，医务人员和患者及其家属的关系不是一般的人际关系，它是在一定的医疗实践活动过程中形成与建立起来的一种特殊的人际关系，既有一般人际关系的共性，又有医患关系的个性。医患关系是指一个以医务人员为主体同患者（及其亲友）两者的关

系。双方相互依存、相互作用、相互影响，共同处于医疗活动中的统一体中。在病症诊断和治疗的各个环节中，有不同年龄，性别、经济状况、社会地位、文化修养、行为习惯的患者群体，与不同年龄、性格、性别、职称、资历的医务人员群体交往，双方均以语言、举止、仪表为中介传递双方不同的审美意识、审美情感和审美体验。只有那些有较高审美修养的医务人员，才能做到尊重患者的人格和权力，不分种族、地位、贫富、性别、职业和美丑，均一视同仁，尽职尽责，使患者对医生产生尊重感和信任感，减轻不利因素对患者的心理负荷，给患者以信心、勇气和希望，充分体现仪表美、语言美、行为美和心灵美，建立一种高尚、神圣、和谐的人际关系，促进医患关系的良性发展。

知识链接

名人名言

庄子有言："天地有大美而不言。"孟子说："充实之谓美。"荀子说："不全不粹不足以谓美。"《诗·关雎序》说："美，谓服饰之盛也。"《说文》说："美，甘也。从羊大。"柏拉图说："好的东西就美。"

第二节　医学审美教育与修养的主要内容

一、医学审美教育与修养的主要任务

（一）建立正确的审美观

人们对世界真、善、美三方面的认识，分别构成真理观、伦理观和审美观，其中审美观是核心。审美观是人们在审美实践活动中形成的关于美、审美、美感、美的创造等问题基本观点，是从审美的角度对客观事物进行判断和评价的原则体系。审美观来源于审美实践、审美创造，一旦形成，反过来对人们的审美观实践和审美创造起指导和制约作用，直接决定审美方向。

审美观主要包括审美理想、审美情趣、审美评价等，其中最重要的是审美标准，即人们在审美活动中衡量和评价客观对象美丑及审美价值高低的尺度和原则。人们对具体事物的审美观念、审美情趣、审美理想等各种审美表现都贯穿着审美，一旦审美标准不标准恰当，其他一切审美体验和审美活动就有可能出现相应的偏差。因此，要建立正确的审美观念，关键在于形成正确的审美标准。

（二）提高医学审美能力

审美能力是指人们在审美实践中发现、感受、欣赏、判断、评价美的能力，主要包括审美感受力、审美鉴赏力、审美创造力。人们在审美活动中，能否得到审美体验和审美感受，以及审美体验和享受的多少、深浅，主要取决于审美观，但与审美能力有直接关系。同时，审美能力的提高，也对培养正确的审美观产生积极的推动作用。医学审美能力是医务人员的审美能力在医疗卫生实践中的体现，主要表现为医学审美感受力、医学审美鉴赏力和医学审美创造力三种能力：

1. 医学审美感受力　所谓审美感受力是指人们借助感官（主要指视觉和听觉）对审美对象的认识和把握。感受美是鉴定美和创造美的前提和基础。只有先获得审美感受，准确地把握了审美对象的感性属性，如颜色、声音、线条、形状等，才能进一步获得美感。当然，一个人审美能力的高低，与先天的领悟力有一定的关系，但重要的是需要后天的教育培训和训练。

2. 医学审美鉴赏力　审美能力的强弱,最终要通过审美鉴赏能力体现出来。审美鉴赏能力,是指事物的审美价值鉴别、欣赏和评价的能力。一般包含两方面的内容:一是区分事物美丑的能力,分清美丑;二是识别事物的审美特征、范畴、程度、类型的能力。在现实生活中,如果对客观事物不能加以正确的鉴别,就会导致美丑不分,甚至以丑为美,以美为丑,步入审美误区。而审美鉴赏能力的提高有赖于审美实践。因此,在医学审美教育过程中,树立高标准的审美规范对提高审美鉴赏能力具有重要作用。

3. 医学审美创造力　医学审美教育的根本,不仅要培养医务人员和医学生发现美、热爱美、鉴赏美的能力,而且还要激发人们最求美、创造美的能力。审美创造力是指人们审美实践的基础上,自觉地按照美的规律去创造美的能力。人与世间万物的根本区别在于人们具有审美创造能力。正是这种能力,人类才使主观世界和客观世界不断变化,充满生机和活力,变得无限美好和可爱。在某种意义上可以说,社会的进步就是人类追求美、创造美的历史,尤其是对医疗环境美、医学社会美(如高超的医疗技术、高尚的医德、优质的服务、科学的管理)、医学技术美(如医疗、护理、检测艺术)的创造能力,构建治病、防病的最佳服务措施,有利于社会群体健康水平的提高。

(三) 塑造完美人格

如果说树立正确的审美观是医学教育的首要任务和内容、提高医学审美能力是医学美教育的基本内容,那么促进医务人员和医学生的综合素质提高、塑造完美的人格则是医学美的最核心内容。所谓完美人格是指人能得到全面、自由、和谐的发展。医学审美教育课提高医务人员个体的情感水平,开发人的智力、技能,有效的建立医务人员、自然环境、患者三者间的和谐关系,让医务人员在医疗工作中领悟到人生的意义、情趣及职业的神圣,自觉地用患者的要求来规范言行、发展个性,从而在思想、品德、智力、心理、生理、意志、思维等全面而自由的发展,塑造完美的人格形象。

二、医学审美教育与修养的实施

加强医学美育、提高医务人员审美素质的一个重要的方面,就是要通过各种途径和方法来广泛而深入地加以实施。这里主要从家庭美育、社会美育和学校美育三个方面来谈谈医学审美教育和修养的实施。

(一) 家庭美育

家庭是美育的起点和主要场所。一个人最早接受美育是从"胎教"开始。从家庭居室的摆设、布置、装饰到家庭成员的言谈、举止对医务人员和医学生的审美修养的形成都会产生重要的影响。优雅、高尚的摆设,融洽、和谐的家庭关系以及丰富多彩的生活(听音乐、跳舞、旅游等)都会使家庭成员的感情得到充分交流。另外,家庭科学的饮食起居、合适的穿着打扮、得体的待人接物方式都现实个体的品格修养,相应的对审美能力的加强都会有较大的帮助。

(二) 学校美育

学校是事实美育的最重要基地。我国教育方针提出:"各级各类学校都要加强思想工作,贯彻德育、智育、体育、美育全面发展的方针,把同学培养成有理想、有道德、有文化、有纪律的社会建设人才。"培养的是各类高级专门人才,要求他们不仅要有高深的学问,还应有良好的道德风范、文明优雅的言谈举止、高尚的情操和丰富的情趣。当代又提高他们的审美能力和审美水平的强烈愿望。只有通过系统有效的审美教育，可以使他们对美的追求、对人生的追求达到一个崇高的水平。

（三）社会美育

与家庭美育、学校美育相比，社会美育是美育的最大课堂。家庭是社会的细胞，学校是社会的组成成分。社会的对象是每一个社会成员，医务人员和医学生也不例外，其影响可以贯穿每个人的一生。即使在校的医学生，除了家庭学校的生活与学习外，都要不同程度地接受社会。蔡元培说："学生不是常在学校的，又有许多不在学校的人，不能不给他们一种美育机会，所以又要有社会美育。"社会美育的意义和作用比家庭美育、学校美育大得多。大力开展社会美育活动，可以提高整个民族的群体审美素质和艺术修养，抵制腐朽、粗俗、丑恶、低下思想的侵蚀，有效地克服不正之风，直接的促进社会主义精神文明建设。但由于社会人员的阶级、年龄、职业、性格、信仰、文化、生活体验、社会等诸多差异，社会美育又比家庭美育、学校美育还要复杂得多，艰难得多，需要各方面、各部门、各行业的关心和配合，才能顺利开展社会美育工作。

未来的世界是审美世界，未来的人特别是以维护人体健与美为核心的医务人员更应该具有较高的审美修养。爱因斯坦说："用专业知识教育人是不够的。通过专业教育，他可以成为一种有用的机器但是不能成为一个和谐发展的人。要使学生对价值有所理解并且产生强烈情感，那是最基本的。他必须获得对美和道德上的善有鲜明的辨别力。否则，他——连同他的专业知识——就更像一只受过专业训练的狗，而不像一个和谐发展的人"。其实，不仅是医学生，而且所有的医务人员，都应该自觉、努力地做一个和谐发展的人、具有较高审美情趣的人，用美的规律去服务于患者，使我们的世界和生活更加美好。

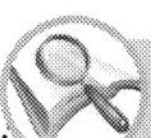

课堂讨论

讨论如何开展医学审美教育和修养的实施，怎样进行家庭美育、学校美育、社会美育，加强医学审美教育和修养的培养，提高医学审美教育和修养的水平。

第三节　医学审美创造

一般认为，艺术是生活的升华，是一种美的创造。因此，许多美学家都确认了艺术的进程就是美的创造过程。事实上，在医学领域里也存在美的创造，如人体美的维护、修复和塑造，以及人们对自身健康美的追求、生存环境的美化等。就是美的创造，有别于艺术美的创造，我们可以称之为"医学美的创造"或"医学审美创造"。

一、医学审美创造的概念和作用

（一）医学审美创造的概念

医学审美创造是医学审美主体在医学审美实践活动中，按照医学审美的规律和美的规律进行，使医学审美客体产生美的飞跃的创造，是医学审美思维和实践的最高的表现形式。医学审美创造的实质，是医学审美主体运用创造思维，并通过医疗工具等物质手段，把审美主体的内在的审美尺度物化成审美客体的审美特征的一种特殊的审美的过程。简而言之，是使审美主体的审美尺度与审美客体的表现形式相统一的过程。

（二）医学审美创作的作用

医学审美创作的作用表现在许多方面。具体来说，主要有：

1. 增进人身心健康　绝大多数的求美者，总是存在着这样或那样的对自己的形体容貌的不满意，因而总是存在着不同程度的心理困惑或心理障碍。医学审美创造可以有效地改变求美者的形体容貌，从而提高他们的自信心，增进他们的身心健康。即使是一个身心健康者，也往往需要通过审美创造来造就一个自己所满意的健康审美环境，以进一步增进其身心健康。

2. 形成医学审美主体的理性力量　医学审美创造可以是医学审美主体对医学美具有敏锐的觉察力和深刻的感受力，可以是医生（也是一类医学审美主体）透过现象看本质，全方位的分析病情，作出准确科学的诊断。从而标本兼治。这是医学审美创造的一种理性的力量，是医学审美主体本质力量的展示。

3. 增强医学审美主体的创造性素质　医学审美创造中，医学审美客体吸引着医学审美主题，并调动着医学审美主体的激情、理想和想象，是医学审美主体从中领悟到审美对象的审美价值，能动地迸发出审美创造意识，进而增强其创造性素质。例如，巴浦洛夫用狗进行消化系统实验所建立的高级神经活动学说，不仅仅是对实验本身的回答，而且也是巴浦洛夫在长期科学实验基础上，形成的一系列科学审美追求和审美创造思维等创造性素质的结晶。

4. 升华医学审美客体的美学价值　医学审美创造过程，就是医学审美主体本质力量的对象化过程。理想的医学审美客体（患者、医院、病房、设备器械，甚至医护人员本身等）就是医学审美主体（医护人员及其理想、意志、品格、情操、智能、技巧和审美力等）本质力量对象化的结果。从神话传说到今天的艺术，从古代美容到现代医学美容，人类所创造的所有现实审美客体，都闪耀着审美创造对审美客体价值升华的光辉。

知识链接

医学审美的主题

医学审美，是从人对现实的审美关系出发，以人主要对象，研究美、丑、崇高等审美范畴和人的审美意识，美感经验，以及美的创造、发展及其规律的科学。医学审美是以对美的本质及其意义的研究为主题的。

二、医学审美创造的思维结构

医学审美创造过程中的思维，与其他社会实践活动过程中的思维相比，具有自身的特点。这种思维不是纯粹的艺术思维，也不是纯粹的科学思维。其基本如下：

（一）形象思维与抽象思维的有机结合

在始终不能离开医学生命美感创造所需的思维过程中，想象、联想、情感等形象思维因素，总是与概念、判断、推理等抽象思维相互渗透、相互作用，推动医学审美创造过程的。在这里，形象思维和抽象思维是有机统一的。例如，美容外科医生在美容手术的术前设计、术中操作和术后护理的全过程中，都在对受术者的容貌、形体特征等进行形象思维，同时又对手术方案的选择、运用何种医疗手段才能达到满意的美容效果而进行抽象思维。

（二）创造性的灵感思维

灵感思维，是一种不同于形象思维和抽象思维的思维方式，没有灵感思维也就没有创

造。灵感思维、形象思维、抽象思维在创造活动中相辅相成。以学生每创造中也有灵感思维，其广度、深度、灵敏度都会在医学审美中显现出来。在世界第一个实现人体心脏移植手术的著名外科专家贝尔纳说，成功的界限取决于我们想象力的界限。在医学审美创造力的过程中，生动具体的人体形象激发着医学审美主体的创造性思维心理机制。如果构建了灵感思维，医学审美主体就具有良好的创造性素质。

（三）审美情感性思维

医学审美创造，从一定角度讲，是医学审美主体在对医学审美客体的美的认识、理解和把握之后，在一定的审美情感的激励下，对医学审美客观（如求美者）的一种安慰和同情，对自己的一种自信和严谨等，这是一种审美意义上的情感性思维，这种情感性的思维是以活生生的、有情感、有思维、有伦理、有审美意识的人为出发点和归宿的，是审美艺术和审美形式的和谐统一体。

三、医学审美创造过程的形式与特点

（一）医学审美创造的形式

医学审美创造是一个丰富多彩的审美过程，其主要形式如下：

1. 医学审美主体自身的审美创造　医学审美主体必须具有具体的医学、美学、医学美学、美容学的理论知识和娴熟的医疗技术、美容技术和高尚的情操、聪明的智慧、超凡的创造才能、良好的职业形象等。达到这个要求的过程，就是审美主体的自身创造过程。其中包括接受教育和自身修养两种形式。

2. 医学操作过程中的审美创造　医学审美创造活动使医学审美主体的内在认识活动和外在实践活动的统一体，是医学审美主体在医疗实践活动中，对深切地感受到并理解了审美客体的各种疾病、缺陷、畸形等特征加以选择、想象、修复和再塑的过程，其目的是创造一个能够展示客体个性和本质并满足客体审美需求的形象，使那存在于主体头脑中的审美意识，通过医学审美创造得到充分显现。这是医学审美创造的核心形式。

3. 医学操作结果的审美创造　医学审美创造是主体依靠自身的综和素质、能力，超出一般而平淡的简单模仿，重塑优美的人体线条和轮廓，使审美客体的生理、心理功能得以维护、修复和再塑，其结果不仅满足审美客体特殊的精神要求需求，而且能增强其自信心，影响其审美意识。同时，也是审美主体高尚的人格修养、审美理想、道德情操的展现。

（二）医学审美创造的特点

1. 继承与创新　医学实践的经验性成分较大。医学审美创造和医学本身一样，也存在着经验性成分，有着历史的继承性。要进行医学审美创造，不仅要继承医学前辈们发现的医学规律，还要继承他们运用这些规律的方法和经验，然而，仅有继承还不够的，还要有创新，只有在创新中继承，在继承中创新，医学才能不断创造出美的效果。

2. 创造方法的理性　医学美追求医学客观规律与主观规律统一。医学审美创造，既要符合人们审美习惯、审美理想，又不违背医学规律，使创造对象脱离医学规律支配。所以，医学审美创造的方法是现实的、科学的、理性的，而不像艺术创造那样可以自由浪漫地追求自己的风格和理想。尽管在医学审美创造中也离不开创造性灵感，但又想象和灵感获得的创造方法必须获得理性的支持，才可能是符合目的的，即符合人类生存、健康及参与社会的需要。实践上讲，医学审美创造时常是与医学科学融为一体的，或者说，医学审美创造常常是通过医学科学手段和方法来完成，而医学科学手段与方法是理性的。

3. 创造性的二重性　如前所述，医学审美创造主要形式包括医学审美主体自身的审美创造、医学操作过程的审美创造和医学操作结果的审美创造等。这些形式具有两种性，如形象性和抽象性等。所谓形象性，是指医学审美创造可以通过人体、医学环境、医学审美创造主体等创造出美的形象；所谓抽象性，是指可以通过医学理论、医学方法等，呈现出具有抽象形式的理性美。无论是形象性还是抽象性，都是医学规律和美学规律的结晶。

（沙恒玉　沙涛）

复习思考题

1. 医学审美教育与修养的含义及特点是什么？
2. 医学审美教育与修养的目的是什么？
3. 医学审美教育与修养的主要内容是什么？
4. 正确的审美观修养是什么？
5. 加强医学审美修养的途径有哪些？请举例说明？
6. 医学审美创造的概念和作用是什么？
7. 医学审美创造的思维结构有哪些？
8. 医学审美创造过程的形式与特点有哪些？

第七章　医学人体美的概论

学习要点

人体美的基本概念；医学人体美的基本概念和特征；现代医学人体审美观主要具有的特征；医学人体美的基本要素；人体的结构功能美；医学人体美的必备条件；性别人体美人的特征。

第一节　人体美与医学人体美的概论

法国著名雕塑家罗丹说过："最大的美在人体，这是用语言所无法形容的。"人体美是自然和社会的伟大创造，是优胜劣汰的结果，是最优雅、和谐的感性艺术品。医学人体美是现实的人体美，即健康基础上的充满生命活力的健美人体。

一、人体美的概念

人体美是自然界的最高创造物，兼有自然美和社会美两方面的属性。美学家称人体美是最深刻、最均衡的一种美。它有和谐的色彩、精妙的比例、流畅的线条和美丽的轮廓。

什么是人体美？人体美，从广义上说，包括人的身材、相貌、五官、体态、装饰的美，也包括人的风度、举止、言谈所表现出来的一种精神风貌和内在气质的美。狭义的人体美，仅指人的形体和容貌的形态美。

1. 人体是和谐统一的整体　古希腊医学家噶伦曾说："身体美确实在于各部分之间的比例对称。"中国古代的宋玉在《登徒子好色赋》中写道："东家之子，增之一分则太长，减之一分则太短；著粉则太白，施朱则太赤。"这都说明人体美中人体各部分的比例协调匀称的重要性。在人体上，我们可以理解整体与局部的协调统一，可以认识到上下、左右、前后的整体关系，可以感受到曲与直、方与圆的对比与和谐产生的对应关系。人体，尤其是人体的曲线之美，使人类对人体形成了以 S 曲线变化为核心的共同审美取向。由此，可以理解为什么古希腊人认为万物之中唯有人体最优美、最和谐、最匀称。

2. 姿态美是人体美的重要表现　人体美总是通过姿态动作表现出来的。姿态和动作一般可分为静态和动态。静态是人体在一定时间内的相对静止状态；动态是人体在各种活动中变换的不同姿态。美的人体在体形变化与动作协调中能产生节奏、韵律、力量、幅度、速度等，使人体有灵巧性、稳定性、协调性、准确性、柔韧性等和谐优美的动作姿态。"坐如钟、站如松、走如风"是古人对人体姿态的审美要求。培根曾说："在美的方面，容貌的美高于色泽的美，而优雅的动作又高于容貌的美。"

3. 人体具有生命活力美　生命本身就蕴涵着无可比拟的美，只有生命才能赐予人体活力之美。

此外，人体美还具有短暂、易变的特征。随着年龄的增长，人的衰老必将出现，青春的美丽将不复存在,符合形式美法则的人体自然性因素必将减少。同时,人还具有社会属性,人体美也会因受到如生活环境、经济状况等外界因素的影响而改变。

二、医学人体美的概念

什么是医学人体美?

医学人体美是指健康状态下的形式结构、生理功能、心理过程和社会适应等层面上的全方位的合乎目的的协调、匀称、和谐和统一的人的有机整体。健康的人体是一种富有体形美和生命活力美感的人体,是人的自然美和社会美的高度统一的多层次系统。

随着现代医学美学的不断发展,医学人体美学逐渐成为一门基础性的研究性学科。它借助各种科学方法,以探索人体美的奥秘及其与提高人的生存素质的关系为目标,在医学和美学两门学科的结合点上,从医学目标出发,将人体作为审美对象,研究医学人体美。医学人体美研究的人体首先是作为医学实践活动的客观对象,是现实的人体美,是一种处于动态中的生机勃勃的人体之美;其次,医学人体美是在此基础上实施的一种医学审美创造,在更高层次上维护、修复和再造"现实的人体美",以激发人的生命活力美感,满足人的生物、心理和社会的全方位需要,从而增强人的健美素质和提高人的生命质量。

三、医学人体美的特点

(一) 人的内在活力美与外在形式美的统一

任何美的事物之所以美,关键在于特定的美的内容和形式的统一,医学人体美也不例外。从医学人体美的表现形式来说,它自然离不开形式美法则。医学人体美的内在活力美是通过其外在体形美表现出来的。人体形态之美,是形式美法则在人体美中的集中表现,所以又称人体形式美。

人体形式美主要包含了两个方面:

1. 医学人体美首先通过人体的生理结构美表现出来　人体作为生命的载体具有生理结构美。生理结构美又分客观结构美和微观结构美两个层次。客观结构美即人体整体美及其各部分的均衡、协调之美。它通过色调和谐的皮肤以及毛发、骨骼和肌肉等反映出来;微观结构美指体内细胞染色体和 DNA 双螺旋等微细结构之美。客观结构和微观结构的和谐统一,构成了人的形体美。

2. 人体生理结构集形式美法则于一体　任何事物的美都通过形式美表现出来,但很少有什么事物的美符合所有形式美的法则,只有人体天然地汇聚了所有形式美的法则,几乎反映了所有的美学规律,如对称、均衡、整体性、节奏、和谐等形式美的法则无不全方位地反映人体,从而使人体美成为大自然中至高无上的奇迹和造化。

(二) 人的心理与躯体的和谐统一

进入人类社会后,首先是劳动使猿脑变成了人脑,从而逐渐产生了人的心理,使猿变成了人,使人成为了具有人性的"灵"与"肉"的有机整体。人类的祖先不可能脱离动物界遗传、变异、生存、竞争的生物界矛盾运动的规律。医学美学同样也是人类生存斗争和自然选择的结果。

(三) 人的自然美和社会美的统一

人体美介于自然美和社会美之间的一种特殊的美的形态。从它产生的生理形态来说,人体美属于自然美的范畴;从外在形体和面貌而言,人体美是作为人的生存状态的一种感性体现，它反映着某个体的品质、性格、经历，反映着深刻的社会内容。这时，人体美又属于社会美范畴。

（四）普遍性与差异性的统一

人体一般表现为左右对称、比例均衡、线条柔和、体形匀称、动作姿态协调等，这都属于人体的普遍性。由于各人种、民族、不同年龄、不同性别的人以及同一个体在不同情绪状态下表现出来的不同特征，又体现了人体美的差异性。人体美既是统一的，又是多样的，是普遍性和差异性的统一。

四、现代医学人体审美观

现代医学人体审美观是现代社会文化的重要组成部分。它既包含医学人体审美观的全部内容，又具有鲜明的时代特征。它与现代社会生产力发展水平、现代医学科学发展水平及现代人们的生活方式、社会心理、价值观念、审美观念、思维方式具有极为密切的关系。

随着现代医学模式的转变，健康观念的更新，医学美学的研究专家提出了“现实中健康的具有生命活力的人体美”为医学人体美的观点，为现代医学人体审美观的确立提供了科学的思路。从这种观点，我们可以看出现代医学人体审美观主要有以下几个特征：

（一）现代医学人体审美观的核心内容是健康活力美

以健为美已经成为了当今社会的主流，我国学者彭庆星曾指出：“医学美之所以能给人以美感，就在于把人的生命活动作用于人的本质时，显示了人的生命的全部信息，即生命系统的和谐及其自由自觉的活力。因此，可以说，医学美是在维护人的生命力的活动中体现出来的一种和谐。”现在人们不仅满足于生理健康美，而且追求力量美，追求身体的力量、速度、耐力、柔韧性、协调性、适应性。追求人体的美的质感、光感、量感，具有风采的，富有生命力的现实的人体美，形成现代医学人体审美观的主要内容。

（二）现代医学人体美的理想追求是整体和谐美

医学以人为本，充满着人文精神。现代社会的发展，社会教育水平的提高，为人体审美造就了较高文化水准和审美主体。现代医学更侧重于人体美的升华，即美化人体，使人的形体整体更趋和谐。而且人们还认识到人是有着自己全部生活经历和心理体验的人，人体美源于生理，本质却是文化问题，是人类审美实践中的自觉组成部分。人们越来越认识到文化、审美生活对感官的作用，“整体和谐美”成了现代人的追求。

（三）现代医学人体审美观的时尚境界是自然个性美

现代社会日新月异的变化使人体审美变化不断变化更新，“回归大自然”成了现代人追求的最有诗意的审美观点。人体是大自然的组成部分，生命与大自然密切相关，因此，大自然是最好的人体美容师。享受阳光、锻炼身体和外出旅游是现代人主要休闲方式，因此自然有了相对健美的身材和古铜色的肌肤。随着现代社会的发展开放，中西文化的交融，社会由单一向多元发展，以及社会财富增加和生活质量提高，力求以个性的方式再现人体美已成为社会进步的一种表示。注重个性美的医学人体审美观是现代医学人体审美观。人类在自身审美实践中对“人体美”的发现，特别是当代中国医学美学家们对“医学人体美”的认识是人类认识活动中的自觉、自由的重要组成部分，是人类审美意识前进的一种标志。

第二节　医学人体美的要素

千百年来,人体美成为是人类在世间永恒的追求,吸引了艺术家、美学家、社会学家和医学家的目光。他们从不同的角度,全方位多层次地对人体美进行探索和研究,形成了当今的人体文化。医学人体美是以人的健康为基础的现实人体美,主要研究人的形体美及健康之美,它是一个多层次的整体概念系统,涵盖着一系列成对存在的子概念:外在美与内在美、气质美与姿态美、功能美与生命美;体魄美与思维美等。

什么是人体美?人体美有广义和狭义之分。广义的人体美是指人的相貌、体形、神态、体态、气质、风度的美、身心健康的生命美以及文化素养、人品性格乃至服饰的美等。狭义的人体美是指人的形体和容貌的美。医学人体美的要素主要包括人体的线条美、色彩美、结构美、功能美和体味美等五大基本要素。

一、人体线条美

人体的线条美是医学人体美的重要组成部分,是构成人体视觉形象的基本要素,它能比较直观地表现人体形态。人体的线条美可以分为直线、曲线和折线三种。每一种线条都具有自身的审美特征,如人们常用“体格魁梧、棱角分明”和“身材苗条、丰胸细腰、玉腿修长”等形容男性和女性的体形美,而这正是通过身体各部分的线条来反映的。人体的线条除了可以反映人的形体之外,还可以表达人的丰富多彩的情感。

人体的轮廓线以直线和曲线为主,直线给人以力量、刚强和稳定感,在理性上较为冷静,而曲线上则表现出柔美、富于韵律,在理性上较为热情。两种线条的协调搭配,刚柔相济、微妙变化,形成了人体丰富的线条美。男性以直线、折线为主,直线条较多,体块分明、开放式的线条美,使男子具有了魁梧的力量,表现出了男性的阳刚之美;女性多以圆润流畅的曲线为主,是一种多层次、多线条交叉又极其和谐的曲线,复杂多变而又柔和流畅,加上细腻而又富于质感的皮肤,表现了女性的阴柔之美,使之比男性更具魅力。

18 世纪的英国画家荷加兹认为,蛇形曲线是最美的,他最早提出曲线美的概念。曲折的小路、悠扬动听的旋律、波浪式前进的人类历史,宇宙万物,处处都存在着曲线。曲线被看作是最美的线条,作为万物之灵的人类,最突出的特征就是曲线构成的轮廓线。曲线往往以流畅、变化、柔和和优美带给人类以美感。根据形式美的知觉生理学研究显示,不同的线条或曲线对视觉可造成不同的刺激。优美的曲线给人带来的知觉就是快感。而且,曲线只有遵循有规律的韵律时,并合乎一定数学和美学规律的曲线才能取悦于人的感觉,如抛物线、正向双曲线、反向双曲线、螺纹线、波纹线、圆曲线、椭圆曲线和渐变的曲线等,而杂乱无序的曲线只是一种干扰。人体的轮廓线正是由这些曲线所组成,所以能极大地取悦于人的视觉,产生美感。

人体的曲线给人以舒适、优美的感受,富于美感,在于它具有强烈的动态感。我国古代美学家曾把人体曲线之美喻为“宛如游龙”,双眉的舒展、嘴唇的张合、胸腹部呼吸的起伏,以及躯体和四肢的运动,无不体现了动态的曲线美。

虽然人体都是由曲线勾画的,为什么还会有美与丑之分呢?主要是因为组成某一形体的曲线组合是否和谐。根据霍格斯线的原理,人体的曲线呈“S”型,给人以柔美和平衡之感,是人体侧面观时最有魅力的线条。而如果使这正“S”变成了倒“S”,那就失去了协调与平

衡,美将变为丑。

总之,人类的容貌和身体虽不全是由曲线构成的,但是在所有线条中曲线是最美的,而且曲线中又以人类的容貌和体形曲线最美。人体以它那生动、对称、协调、和谐的曲线轮廓显示出人类所特有的局部与整体、动态与静态之美。因此,人体美离不开线条美,而曲线又是必不可少的线条。

二、人体颜色美

颜色是人们视觉感受能感知的美,是人类生活中的一种特殊语言,是各种物体吸收和反射光量的程度不同,通过视觉而产生的复杂现象。正常人观察事物的视觉心理是通过取其形色,而色彩又常以它的特殊功能“先色夺人”。健康的人体肤色在光的作用下,富有诱人的魅力。肤色能反映人的健康状况和精神面貌。人的面色红润、容光焕发,会给人以充满活力的美感;而面色苍白、萎靡不振,会给人以病态之感。

颜色是感情的语言,具有表情性,不同色彩可以诱发不同的情感。人体的颜色可以分为人体固有颜色和装饰颜色。

人体的固有颜色十分丰富,主要表现在皮肤和毛发上。人体是有颜色的,对于人的肤色除了有人种的肤色之分以外,一般还可从水色、血色、气色三方面来进行评价:①水色:指皮肤的光亮度、透明感,就是人们常说的“水灵”;②血色:指皮肤须有一定的红润,外观红润、微泛红光;③气色:是精神状态在容貌上的表现,如喜悦、满足等。具有好的水色、血色、气色的人,往往会显得精力充沛、光彩照人,会给人一种美感享受。

人体的皮肤的颜色是由于人体的毛细血管的密度、血流量和血液所含的黑色素的数量及分布状况之不同,所呈现出的色泽也有所不同。当黑色素主要集中在表皮生发层时,皮肤表现为褐色,若黑色素延伸至颗粒层时,则为深褐色。反之,如果生发层所含黑色素少而且分布分散,则皮肤颜色浅。而人体的毛发的颜色主要是由毛囊中的黑色素的多少、性状以及某些色素所含的微量元素所决定的。欧洲人与中国人在头发方面的区别主要是,中国人的头发黑色素多,呈颗粒状,黑色素中包含铁和铜的成分多,所以头发是黑的,而欧洲人的头发黑色素少,呈均质状,黑色素中含钛多,所以头发呈红棕色。

颜色是丰富的,不同的颜色给人们的生理和心理带来不同的感受。正确地运用好颜色,这种直观的、无声的语言可以帮助人们更好地提高审美品位和塑造人体美。

知识链接

常见色彩的心理联想

红色:具体联想为太阳、火,血;抽象联想为热烈、刺激、温暖、喜悦。

橙色:具体联想为橘子、南瓜、柿子;抽象联想为甜蜜、成熟、饱满、温暖、积极。

黄色:具体联想为香蕉、菊花、麦浪;抽象联想为明快、活泼、注意。

绿色:具体联想为森林、树叶、草原、春天;抽象联想为希望、生命、年轻、健康。

蓝色:具体联想为天空、海洋、湖泊;抽象联想为自由、宁静、和平、凉爽。

紫色:具体联想为紫罗兰、葡萄、茄子;抽象联想为高贵、神秘、典雅、权威。

白色:具体联想为白雪、婚纱、护士;抽象联想为纯洁、神圣、脱俗、单调。

黑色:具体联想为黑夜、头发、煤炭;抽象联想为神秘、恐怖、悲哀、沉默。

三、人体的结构功能美

人体的结构功能美主要表现为局部与整体、局部与局部的对称、比例和谐的美，人体的结构功能美主要分为容貌结构功能美和形体结构功能美。

1. 容貌结构功能美　容貌属于人之首，集中了人体美的个性，它不仅存在于静止状态之中，更体现于动态中，是人体最引人注目的部位，是展示人的心灵、个性以及情感的重要窗口。容貌之美，是人体美中最主要的组成部分，是人体审美的核心和对象。容貌的结构功能美主要是包括眼、眉、唇、齿、耳、鼻、颊、额的结构功能美。

（1）眼睛：是"心灵的窗户"，是容貌的中心，是容貌美的主要标志。人们对于容貌的欣赏，首先就是从眼睛开始，一双明亮的眼睛，不仅能增添容貌的美而且使人的美更具有魅力，能够掩饰面部其他器官的缺陷。眼睛的形态、结构是否协调是人类容貌美的关键，因此美学家把人的双眼称作是"美之窗"。而"画龙点睛"之说充分说明了眼睛在人体美当中的重要性。眼睛是人体最重要、最精巧的感觉器官，外界信息的90%是通过眼睛获取的。它是人类表达情感传递信息时的表情器官，起着非常重要的作用，反映着人的喜、怒、哀、乐等内心活动及情绪。

（2）眉：是眼睛的框架，是容貌当中的重要结构之一，在人体的面部，除了眼睛最传神，能表现人的内心和性格特征以外那就属双眉了。眉毛如眼睛的框架，两者的关系好似画框与画面的关系，好的画需要相宜的框架来衬托才能熠熠生辉。眉的形态基本上是与眼睛的弧度呈平行状态，眉毛以线条流畅为美，眉尾稍高于眉头。一般来说女性以柳叶眉、蛾眉为美；男性则是以剑眉、浓眉为美。粗细适中、浓淡相宜、线条优美的双眉对于顾盼神飞的双眸来说就像绿叶之于牡丹，衬托得双眼更加迷人，使整个面部轮廓显得明晰而和谐，使容貌更加具有美感。

（3）唇：在美学当中的地位仅次于眼睛，有时甚至胜于眼睛。是一个多功能的混合器官，是最具色彩、表情、动感，最引人注目的器官，也是构成人体容貌美的重要部位之一。唇为面部器官中活动能力最大的软组织结构，与表情肌密切相连而具有高度特征化的表情功能。如达芬奇创作的著名肖像画《蒙娜丽莎的微笑》，它的重点就在于唇。由于唇是人们感情冲突的焦点，与人的表情肌密切相连而具有高度特征化的表情功能，因此又被人称为"面容魅力之门"或"爱情之门"。上唇皮肤与唇红交界处所呈现的弓形，连接两端微微翘起的口角，形似展翅飞翔的海鸥，给人以含笑意的轻巧美感，西方美学家称其为"爱神之弓"。它最突出的特点在于色彩美，被认为是展现女性容貌美的魅力点。它的主要功能是说话和辅助吞咽，由于它与面部表情肌密切相连，使唇还具有了吹气、吞咽、亲吻等高度特化的表情功能。口腔在唇部的内面，由唇、颊、牙、腭、舌等构成，有咀嚼、辅助发音和辅助呼吸的功能，对容貌也有明显的影响。

（4）齿：是人体口腔的门户，牙齿呈弓形，整齐地排列在口腔之中，组成完整的牙列，发挥咀嚼、语言的功能。在我国古代最早的文学作品《诗经》当中就以"齿若瓠犀"为形容女性牙齿的整齐洁白。俗话说"牙齐三分美"。从美学角度来说，牙齿的形态可以表现一个人的个性。牙齿的形态与面容的协调，二者相得益彰。

（5）耳朵：位于头的两侧，左右各一，具有听觉的作用。虽不像眼睛一样具有一定的动感，但却是头面部不可少的器官，具有收集声波的生理功能，还具有佩戴耳环等来衬托容貌美的重要功能。

(6) 鼻:突出于面部最前端,具有严格的左右对称性,即所谓的“五官端正”,与凹的眼睛相互烘托,增强了面容的立体层次感。鼻长位于面中的1/3,鼻上端的起点是鼻根,鼻根与额骨相接的部位有一优美的曲线角度。鼻上端和眉、眼相连,下端通过人中和口、唇相接,左右与颧颊相邻,鼻翼由鼻唇沟维系,鼻在面部起着承上启下、联系左右的重要作用。鼻的形态结构、对称与否直接影响到容貌的美与丑,因此鼻又被称为“颜面之王”。

(7) 颊:面颊是面部轮廓的结构形态,占据面容的大部分。通常认为脸部高宽比例协调、轮廓线条分明、五官端正为美的面型。如女性的粉面桃腮和酒窝成为花容月貌的重要因素。

(8) 额:占据整个面部的上1/3,根据额的丰满和高低不同可分为长额、扁平额和圆润额三种,最美的是圆润额,其额部饱满、圆润,俗称天庭饱满,给人以聪颖、灵气的感觉。

2. 形体结构功能美　人的形体结构功能美主要包括头部、肩颈部、胸部、腰部、臀部、四肢等部位的结构功能美。

(1) 头部:为人体之首,外观似球体,两侧较扁,是人体的信息和指挥中心,由颅骨保护,内有视、听、嗅觉中枢和大脑、小脑、脑干、延髓等重要器官。头部的运动是由颈椎、环枕和环枢关节的活动来进行的,头部可进行一定角度的动作,如低头、抬头、转头等,但不能后转到达360°。古希腊著名雕塑家波利克里托斯在人体结构方面颇有研究,提出了人体的头部与身长的比为1∶7是最美的人体结构,现在看来,只有头部与容貌、头部与身体之间匀称、协调才能构成和谐之美。

(2) 肩颈部:两肩对称,无耸肩、垂肩或缩肩之感,颈部曲线流畅,与肩线、背线交接柔和。肩关节是人体中最灵活的关节,可做内收、外展、旋内、旋外和环转运动。但肩关节也是稳定性较差的一个关节,受外力影响的情况下容易出现脱臼和韧带损伤的症状。而对于肩颈部的美,一般来说女性两肩圆润、颈脖纤细平滑;而男性以棱角分明、肩部宽大、强健魁梧为美。

(3) 胸部:胸部近似于圆锥形,由胸骨、锁骨、肋骨和胸椎相连而成。男性以胸廓饱满、胸大肌发达,虎背熊腰似的躯干与凹凸分明的肌肉显示男性的刚强、雄健、英武之美。女性的胸廓窄圆,胸肌扁平、乳房丰腴挺立,皮下脂肪丰富,肌肤细腻而有弹性,体现出女性的特有魅力。

(4) 腰部:腰部范围较小,呈扁圆筒形,扭转屈伸自如,是连接上、下身体的纽带部位,位于肋骨最低点至髂后上棘之间。男性腰部肌群发达,表现为腰部粗圆,常以熊腰著称,展现了男性强大的腰部力量之美,蕴涵着刚柔相济的力量;而女性则以腰部纤细苗条,与胸部、臀部一起构成婀娜体态,形成动人的节奏和韵味。

(5) 臀部:臀部上接躯干下连大腿,浑圆后凸,丰满而有弹性,似两个对称的半圆球,其轮廓弧线微微上行,形成了人体曲线美的重要特征,是人体当中最具魅力的曲线。

(6) 四肢:是人体中最活跃的部位,双臂均呈圆棒状,上臂至肘过渡的曲线自然顺畅;手的基本形态为菱形,手指修长而灵巧;下肢是人体除躯干外占最大体积和重量的人体结构,以修长为美,上粗下细为柱形,小腿肚部位稍高而丰满,主要由股四头肌和腓肠肌勾勒出腿部优美的线条;足的形状为六边形,因足弓结构大大美化了人的脚形。

四、人体的体味美

人体的体味美是指人体上所散发出来的种种气味,主要由皮肤的汗腺、皮脂腺的分泌物所产生，有的也可由呼吸道、消化道、尿道等的黏膜分泌物产生，人体的体味是这些气味的总和。由于年龄和种族的差异体味也存在着很大的差异，不同的体味传递着不同的人体美感信息。人的体味是信息的传递、情感的流露和无言的交流。人体所散发出的适宜气味，被称为“体香”或“天香”，这种香味闻起来感觉舒适，令人情绪稳定。具有美好体味的人，就具有体味美的特征。在生活中，人们常常利用体香的原理在身体上和环境中喷洒令人陶醉的香水，以创造温馨、舒适的气氛。

关于人体的体香有很多种不同的说法，如一种学说认为，人体散发出自身性体香是男女性体内雌二醇酮与某些饮食中的化学成分作用的结果，通常随着年龄增长而发生变化，到了青春发育阶段就更为浓郁诱人，异性感受更为明显；另一种说法是，认为由于每个人都有其独特的气味分子结构，它是由基因造成的，这和我国古代人的认识不谋而合。早在唐宋时期，无论是宫廷嫔妃还是民间百姓都非常喜欢饮杏露、食杏仁、品香茶等。有句话是“闻香识女人”，就是根据人体体味美的原理，来欣赏女性的美。

对人体体味美的欣赏和追求，是每个人的美好心愿。保持身体的健康和良好的生活习惯是产生自然美好的体味的主要方式。

第三节　医学人体美的必备条件

一、人体美的基础

常言道“爱美之心，人皆有之”，爱的是何种美？应该说，人人爱的是自身和他人的健康之美，也就是“健康人体美”。人体美的基础是健康，健康在人体美中占有举足轻重的位置。什么是健康？健康是世界卫生组织（WHO）提出的健康的新概念中指出：健康不仅是人体的生理健康，而且必须使该人体当时的心理状态和社会环境都处在一个极完美的状态。健康的人体是指在健康状态下的形式结构、生理功能、心理过程和社会适应等层面上全方位合乎目的的协调、均衡、和谐统一的人的有机整体。而健康人体美是建立在健康基础上符合美的形式法则的一种美的最高形态。

健康对于人体美的重要性主要有以下几个方面：

（一）生命是人体自然美的载体

生命是形态结构及功能活动相协调的合乎目的统一体，是形神协调、天人合一的和谐统一状态。而形和神正是构成人体美的两大要素，只有生命才能赐人以人体美。在一般的生命过程中，都要经历生长、发育、生殖、衰老、死亡等阶段。只有生命美才有人体美。

（二）健康为人体美增色

一个健康的机体必须具有健全的组织结构和功能活动，以适应人体内外环境的变化。健康者因其具有充沛的生命力，充分展现了健康的人体美。

1. 疾病和衰老使人体美减色　疾病使脏腑的结构和功能发生异常，是机体与外界环境间的适应性被破坏所造成的特殊状态。它往往会给机体带来病理性的改变，使某些器官或系统的结构和功能发生异常，从而损害了人体美。

2. 死亡使人体美消失　死亡是生命活动的终结，即便是一个天使般的美人，在其死后也是令人生畏的，这是因为原先在其生命活动中闪光的人体美，随着生命活动的终结而消失了。

二、医学人体美必须整体和谐

古希腊医学家噶伦曾说过“身体美确实在于各部分的比例匀称。”人体的比例匀称，局部与局部、局部与整体之间比例和谐是医学人体美的关键。如眼睛与面部的比例关系，我国早就有面部的“三停五眼”，以及人体身高比例的以头长为单位的“立七坐五盘三半”之说。人类从长期的审美实践中认识到“黄金分割”是衡量人体各部分比例恰当与否的最基本的标准，也是构成人体比例最和谐的最基本的参数之一，人体只有比例匀称，才能让人产生美感。

中医认为，世界是以物质为基础的，其物质元素就是阴阳二气，包括人类在内的物质世界无一不是阴阳二气相互作用的产物。中医用“人与天地相参、与日月相应”这一朴实的文字语言来描绘人与自然的同源相动的整体完美联系。人与自然是一个统一的整体，它们之间保持着和谐、整体的联系，人体也是一个统一的整体。因此，人要保持健康就必须像大宇宙那样始终保持和谐及优美。

整体和谐也是构成医学人体美的重要一环。人体的整体和谐来自均衡、对称和和谐等形式美因素。人体的整体美是由多个局部构成的，各部分之间相互联系及相互制约。因此，整体和谐美是医学人体美的必备要素。

此外，人体红润而有光泽的肤色、眼睛的动作与神采、协调得体的举止、服饰、发型和化妆修饰，它们表现出人的精神风貌和气质风度，也同样是人体美不可缺少的条件，这些因素融合在一起，就形成外在整体的和谐美感。

第四节 性别人体美的特征

造物者用了最和谐的美学原则来创造人类，它赋予了男性阳刚之美和女性的阴柔之美，正因为两性之间各有其独特的人体美的特征，才使男女组成了美妙绝伦的完美世界。综观人类的审美化过程，最先起源于异性之间性的吸引，进而产生、形成了性感和性美感，这是人与人之间直接、自然的审美关系的重要体现。

在人类的审美实践活动中，以男女性别的不同特征为对象，反映两种不同形态的审美类型。对于男性美而言，是以面部轮廓清晰分明、体形匀称、肌肉结实、胸廓厚实宽阔、体格健壮的形体和雄伟矫健的“阳刚之美”为特征；而女性则是以肌肤圆润、富有弹性和灵活曲线的形体和温柔典雅的“阴柔之美”为特征。下面根据性别人体美的特征分析男性与女性的人体美特征。

一、男性健壮之美

男性健壮美是男性形体和气质风度的综合表现。从美学原则上来看，男性主要以“阳刚之气”为美，其主要表现为粗犷、健壮、刚毅和豪放的力量美，西方美学家称其为壮美。男性的健壮美主要包括：骨骼生长发育正常、面部线条粗犷、五官端正、肌肉发达匀称、皮下脂肪适度、皮肤黝黑、躯体呈上宽下窄“三角形”等。从人类发展史来看，男性美从原始社会就开始了。男性以野兽的皮、骨和牙齿等装饰身体，来作为勇敢和力量的象征。在远古时期，人类为了生存而与大自然进行的搏斗中，男性成为了主力军。人类的繁衍以男性为主体，由此产生了人类早期对男性生殖器的崇拜。早在公元前776年，奥林匹克运动就在群雄角逐中拉开了序幕，以此显示男性体魄的强健和力度。因此，阳刚与力的凝聚形成了男性健壮美。

男性健壮美的魅力还在于他的气质风度美的综合表现,即男人气。所谓气质,是指各种姿态长期综合形成的一种较为稳定和个性特征,既受遗传因素影响,同时又具有了一定的后天可塑性,受人的年龄、生活环境和受教育程度等因素的影响。它蕴涵在形体之中,又通过形体行为表现出来。而男性的气质美主要包括以下四个方面:

1. 坚强的意志和战胜困难的决心;
2. 开朗乐观和豁达豪迈的性格;
3. 远大的志向和奋斗不息的精神;
4. 积极的生活态度。

总之,男性健壮美是形体的阳刚、外在力量感和男性本质力量的高度统一,是集魁梧的形体、丰满的肌肉、刚劲有力、执着刚毅、宽容理解、豁达乐观和粗犷坚韧等魅力于一体的健康雄壮之美。

二、女性温柔和顺美

女性温柔和顺美是女性形体和气质美的综合表现,是女性优美流畅的曲线和温柔娴雅的气质风度的结合,是女性人体美的核心部分。女性的温柔和顺美在气质上尤为显著,但与男性的健壮美在美学内涵中相辅相成、互为补充,从而组成了我们这个完美的世界。

女性温柔和顺美包括形体美、容貌美和气质风度美三个方面。一个拥有完整的形体组织器官、健康的生理功能和良好的心理素质的女性,才能具有焕发着生命力的人体美。在女性温柔和顺美中以气质风度美为主要特征,它表现为温柔可亲、为人诚恳、善解人意、心胸开阔、与人为善;做到自尊、自信、自强、自爱;内秀、矜持、端庄、贤惠、娴静;其中蕴涵着一个“情”。女性温柔和顺美涉及内心深层的品质和理想,充满了亲和力,可以净化人的心灵、温暖人心,使社会充满祥和、友爱和亲情。远大的志向也是女性内心丰富的一个重要内容,如果没有远大的志向和追求,内心空虚贫乏,是算不上温柔和顺美的。光靠光鲜的外表、美丽的面孔、窈窕的身材,只能是“金玉其外、败絮其中”,是不能称为真正的女性和顺美的。容貌、形体和外部修饰只能是整个人体美当中的一部分,而温柔和顺美所给人的美感是不受年龄、身材和服饰的限制的。它所需要的是女性内在美与外在美的统一。有的女性容貌和体形可能并不完美,但在她们身上却洋溢着令人瞩目的女性美,如女老师的博学多才、聪慧;女企业家的精明强干;女作家的洒脱、才气与敏锐,这些都使得女性温柔和顺美更为丰富,让美者更美,弥补了容貌、形体的不足,增添了不平凡的美,使女性温柔和顺美得到升华。特别是东方女性美以东方黄种女性为主体,如汉族、蒙古族、朝鲜族和日本人等典型东方民族的女性的审美标准与心理情感特征主要表现为含蓄、细腻与和谐的美感特征的女性美。

总之,女性温柔和顺美是女性容貌美和形体美的有机融合,是女性气质风度的外在表现。女性温柔和顺美是集阴柔之美与感情之美于一体的结合。

第五节　医学人体美状态和审美价值意义

一、心理状态与体态美的关系

培根说:“在美方面,相貌美高于色泽的美,而优雅合适的动作之美又高于相貌之美。”人的形体、相貌固然是形成人体美的重要因素,但是它们毕竟多属于自然属性的东西,而人作为一种社会性的高级动物，还有区别于一般动物的高级外观形式，这就是人的姿态、行动和语言，是介于人的外在美和内在美之间的美，是了解人内在精神的中介物，是人的心灵的窗户和镜子，因此它是构成人体美的重要内容。心理状态美直接关系到人的体态美，两者的平衡和谐是人体美的重要方面。

体态美是人体美不可分割的组成部分。它是持续的动态和姿势，它既能展示体形的优美，又可折射出一个人的学识、修养等内涵美。一个人的发型、服饰、化妆是外在美中的静态美，而一个人的体态美是人外在美中的动态美。体态美集中表现为动态美。人体的动作需要身体各部分协调配合。体态美是一种动态美和造型美，它展示人体动作的节奏和旋律。体育竞技和舞蹈是人类社会最高层次的动态美。

从医学角度来看，心理状态直接影响着人的体态美。一个人情绪稳定乐观、胸怀坦荡对体态美非常有利，它使人表现出积极的工作和生活态度，如精力充沛、步态轻盈、脸色红润、皮肤光滑等。"笑一笑、十年少"指的就是人的心态乐观、积极向上会使人延缓衰老而能更长时间保持体态美。现代社会生活节奏明显加快，人们常会产生诸如心慌、焦虑、缺乏安全感等心态失衡的负面情绪，如果不及时调整，久而久之这种情绪将影响到体态美，如早衰、过早出现白发、脱发、皱纹、肥胖等，使体态美受到很大影响。有些人甚至还由于工作压力过大、过度疲劳或悲愤持续时，会出现皮肤晦黯、产生黄褐斑等。这些都是由于人的心理状态的不佳对人的体态的负面影响，损害了人的精神风貌和体态美。

现代社会，人们已经逐步认识到，有生命活力的体态美才是真正的体态美，心理健康状况引起了社会的重视。心理健康可以带给人以神态美、气质美和风度美，体现了个体高质量的生命活力，是一个人的心理活动的质量与个性特征的综合表现。心理健康的人，能使审美对象产生愉悦、认同、感化的心理反应，因而容易被社会接受，具有良好的个人发展空间。心理健康既提高了个人的生活质量，同时也增强了社会的文明程度。因此心理状态是实现自我完善的需要，也是社会文明发展的需要，是一种有利于个人与社会发展的社会时尚。

对于个人来说，加强性格修养，使自己成为乐观豁达、心理健康的人，有益于维护体态美，要做到以下四个方面：

1. 保持良好的社会适应能力，不论受到何种冲击或遭受到什么样的挫折，都要泰然处之，保持良好的情绪和恬静的心态。

2. 保持稳定的情绪，正确认识和对待个人需求，以"知足者常乐"的心态来维护体态美。

3. 要以健康向上的心理战胜消极低沉的心理，力求使个人人格不断完善。

4. 学会调控、终止、转移不良情绪，缓解精神压力，开阔胸怀，保持心境稳定，使人体保持一种体态美与心理美兼备的状态。

二、健康水平与身体美的关系

人的身体美是以健康为基础的，古人云"皮之不存，毛将安附焉"。离开了健康，一切美将无从谈起。健康是身体美的前提条件，同时，身体美又是健康的最直接的体现。健康的身体美说到底是生命美。生命美体现了血、肉与情感、思维、伦理相结合的一种高层次美。即生理、心理、社会适应能力的相互协调、统一的健康之美。从医学角度来看，作为人的物质基础，人体各器官发育良好，功能正常，精力充沛，体重合适、体形匀称、肌肉皮肤有弹性、头发有光泽、眼睛明亮、睡眠状况良好、身体能够抵抗一般的传染性疾病和感冒等就属于生理健康。人的各部分的形态和比例均衡，人体的运动系统、循环系统、呼吸系统、神经系统、内分泌系统、生殖系统以及泌尿系统发育良好，必然促进人体各器官功能正常，使人体的容貌、肤色、发质和第二性征生长发育正常，人体具有生命活力，这样才能构成健康的人体形态。如果没有一个健康的身体，弱不禁风、病容满面或过度臃肿，那么这个人就失去了生命的活力和人体美。

健康的人体具有什么特征？具体有以下几点：

1. 从整体审美的观点来看，健康的人体是一种复杂的，和谐统一有机整体，即通常所说的“人体的和谐统一整体美”。它集中表现在局部与整体、局部与局部、机体与环境、躯体与心理等对应关系的协调和谐上。这一特征，只有健康的人才存在，伤病者并不具备或说是不完全具备。

2. 从形式美的角度来看，健美的人体具有均衡匀称的形态，即“体态美”。它主要表现在左右对称、比例均衡、线条柔和、体形匀称、动作协调等。

3. 从人体健美的本质来说，健康的人体美是人的本质力量在人的生命活动中的能动的升华和展现。这也是人体美最本质的特征之一。

在漫长的人类历史进程中，美并不都是以健康为基础的，它常常建立在一种特定的社会文化的基础上，有的甚至是病态的审美观。如在我国就曾以“三寸金莲”为美，那就是对年轻女性进行缠足，这主要是由于男女不平等的文化导致的；在性禁忌的年代，年轻的女性还被迫穿上紧身胸衣，使胸部平坦，在 17 世纪的西班牙甚至用铅板紧紧地压住女性的胸部，以阻碍乳房的发育。

随着社会的不断发展和人类审美观的改变，健康水平上的人体美是现代人的普遍追求。人类需要的是健康、和谐和富于个性的人体美。因此，人体美的基础是健康。

三、美的创造

马克思指出；“劳动创造了美。”这是一个划时代的论断，正确地解决了美的创造问题，从而为正确地探索美的历史奠定了坚实的基础。那么，劳动是怎样创造了美呢？

（一）劳动与人的自由创造

1. 劳动与对象化　劳动是人类有意识地改造客观世界的活动，是人类赖以生存和发展的最基本的手段。《恩格斯》15 卷说：“人们首先必须吃、喝、住、穿，然后才能从事政治、科学、艺术、宗教等。”

人类的物质生产劳动，是人的本质力量对象化的过程。正是由于这种对象化的劳动，自然界才得到了改造，才成为人化的自然。当然对象化不限于物质生产劳动，人的其他社会实践也是对象化的活动。

所谓对象化，就是通过实践活动，使主观意识（目的、愿望、理想等）借助于物质媒介转化为客观存在的东西。例如，我想种一盆花，这开始仅是存在于我内心的愿望。当我置备了花盆、栽上花株、把它种植成活后，这时，我的愿望就变成了现实。这就是愿望得到了“对象化”。生产是通过劳动改变自然的性质或形式，使自然物成为符合人的目的的东西，这就是人的目的的对象化。这就是人类劳动的本质特点，也就是马克思所谓的“人的本质力量”。劳动是将人的本质力量作用于劳动对象，即人的本质力量的对象化。

对象化会“使劳动对象发生预定的变化”，使之成为“适合人的需要的自然物质”（马克思语），即创造了一个符合人类需要的有用产品，而且，在被改造的自然物上会打上自己劳动的印记，体现了“人的本质力量”。人在劳动对象中观照了自己的本质力量，从而引起感情上的愉悦。美是人的本质力量对象化的结果，是合目的性和合规律性的物的一种属性。换一句话说，人们在劳动时创造了物，也就创造了物的属性—美。

2. 对象化和自由创造　对象化的过程就是自由创造的过程。对象化则是人的目的实现的过程。人的目的的实现，不但要求人正确地认识客观事物的规律，而且要求人通过一定的物质手段去改造客观事物。这个认识和改造客观事物的过程，就是人的创造才能得以发挥的过程。物质生产是创造，社会革命也是创造，而且是更为复杂的创造。

在物质生产中，人要进行创造，首先必须有创造的对象，马克思说："没有自然界，没有外部的感性世界，劳动者就什么也不能创造"。创造的前提是掌握客观规律，并使客观规律与主观目的相统一。客观规律与主观目的相统一，创造就会成功，目的就会实现；否则，创造就会失败，目的就不会达到。因而，创造水平的高低就决定于客观规律与主观目的的协调程度的高低。

3. 创造与自由　既然创造是认识、掌握和运用客观规律以实现主观目的的活动，那么创造活动便与自由联系在一起了。恩格斯说："自由不在于幻想中摆脱自然规律而独立，而在于认识这些规律，从而能够有计划地使自然规律为一定的目的服务"。也就是说自由是合规律性与目的性的统一，真与善的统一。

人类的物质生产劳动是掌握、运用客观规律以实现主观目的的活动，因而是一种自由的创造，而作为劳动创造成果的产品则是自由的实现。比如原始人制作陶器就要先认识陶土的性质，并使自己的主观目的（如制盆）与陶土的性质相统一，这才能制成陶坯，烧成陶器。这个制作陶器的过程就是规律与目的的统一，是自由的体现。一旦陶器烧制成功了，人的自由便凝结在陶器上，也就是对象化于客观存在物之中了。

艺术生产中的自由创造是从物质生产中的自由创造发展而来的，而且艺术生产中的自由创造又具有比物质生产更丰富、更深刻的内涵。在艺术创造中，艺术家不仅体验到普通人的自由，而且体验到了艺术创造的自由，所以艺术家体验到了双重的自由。比如一位作家描写治蝗斗争，首先体验到人对自然的自由（人战胜了蝗害），还体验到自己运用某种艺术形式去表现人民斗争的创作自由，他享受到了双重自由。既然物质生产是自由创造，那么艺术生产应当是更高层次上的自由创造。

（二）劳动与美的创造

1. 自由劳动、奴役劳动和美的创造　从主体有没有受到束缚来看，劳动可以分为自由劳动、奴役劳动。自由劳动，劳动主体的脑力和体力没有受到束缚，因此人可以自由地支配自己的力量，充分地发挥自己的聪明才智，创造出最成功、最完美的产品。但是，私有制产生后，少数统治阶级占有生产资料，大多数劳动者没有生产资料，他们不得不替统治阶级劳动，劳动产品也归统治者所有。这样，就有了奴役劳动，劳动的目的和劳动的产品割裂了，劳动者对劳动自然就不感兴趣。劳动对工人说来是外在的东西，也就是说，不属于他的本质的东西。因此，他在自己的劳动中不是肯定自己，而是否定自己；不是感到幸福，而是感到不幸；不是自由地发挥自己的体力和智力，而是使自己的肉体受折磨、精神遭摧残，并且，奴役劳动使劳动异化了。马克思说："劳动为富人生产了奇迹般的东西，但是为工人生产了赤贫。劳动创造了宫殿，但是给工人创造了贫民窟。劳动创造了美，但是使工人变成畸形。劳动用机器代替了手工劳动，但是使一部分工人回到野蛮的劳动，并使另一部分工人变成机器"。在这时期的劳动，劳动产品和劳动目的相割裂，但由于社会化的分工和协作的补偿，优胜劣汰的竞争，劳动人民在奴役劳动中仍能创造出像万里长城、金字塔这么美的建筑物。

2. 脑力劳动、体力劳动和美的创造 从主体的劳动方式来看,劳动可以分为脑力劳动和体力劳动。脑力劳动主要指用大脑的思维进行的劳动,体力劳动主要指用身体的力量进行的劳动。脑力劳动主要创造精神产品的美,体力劳动主要创造物质产品的美。下面,根据美的产生和发展,谈谈美的创造的特点。

自然界在人类诞生以前就存在着,但美最先不是产生在自然界,而是产生在人类创造的物质产品上。自然界开始是一个可畏可敬的形象,不可能进入人们的审美领域,而成为人们的审美对象。那时,生存是第一需要。能够使人们生存下去的,必定会引起人们的兴趣,牵动人们感情的波澜。人类创造了物,使自己生存下去。同时,在这些物上又看到自己的本质力量,因而会引起人们感情上的愉悦,美产生了。并从实用发展到审美。

人们创造了物质产品的美,又创造了精神产品的美。精神产品的美是直接和心灵相通的,具有潜在的功利性,如诗歌、绘画、音乐、舞蹈等的美。精神产品的美的创造,要求主体有发达的大脑和丰富的审美意识。当脑力劳动和体力劳动分开后,精神产品获得很大的发展。精神产品的美也就更加色彩纷呈,千姿百态。

总之,不管人们对美的形态怎样分,美都是脑力劳动和体力劳动创造出来的。

(三) 美的创造的意义

劳动创造了美,因而美的创造就离不开劳动,并反过来促进劳动的健康发展,引导劳动去创造更多的美,从而使人类变得更加文明,世界变得更加进步。

以服装为例。最初的人类以树叶、兽皮等遮蔽身体,其中最初的目的可能是出于功利,也就是实用,御寒,但接着就有了装饰的意义。从专家们对"美"字的研究上可以看出一二。汉代文字学家许慎在《说文解字》中这样说:"美,甘也。从羊从大。"意思是羊大为美,可能是由于当时人们以羊为重要的生活资料,同时羊本身性格温驯,惹人喜爱。另一种意见认为"美"是一个人头戴装饰物正在跳舞,上面的"羊"是羽毛之类的装饰物,正面的"大"则是正在手舞足蹈的人。从后一种解释看"美"字,可以体现人体、装饰、艺术的结合。无论对"美"字如何解释,人类服装史足以证明服装是实用和装饰结合的产物。特别是当今社会,随着物质生活的日益提高,人们已越来越重视服装的外在美,包括款式、色彩、布料等。我国自改革开放以来,人们从崇尚清一色的绿军装到今天的各种花色,各种款式的百花齐放就是明证。服装设计师们和服装制作工们用自己的辛勤劳动满足了人们的穿着需要,而人们对服装美的追求又刺激着服装业的迅猛发展。二者的结合,从一个侧面反映了美的创造的意义。

自然美的创造,社会美的创造,科技美的创造,艺术美的创造,对于人类来说,都如布帛菽粟一样,不可须臾离弃。人类之所以需要美的创造,就在于美的创造旨在美化自然,美化社会,美化人自身,并且由此达到人与自然的和谐,人与社会的和谐。

组织讨论人体美的基本概念;医学人体美的基本概念和特征;现代医学人体审美观主要具有的特征;互动发言阐明医学人体美的基本要素;人体的结构功能美;医学人体美的必备条件;性别人体美人的特征;心理状态与体态美的关系;健康水平与身体美的关系和如何创造美。

(武燕 沙恒玉 赵旭)

复习思考题

1. 何谓人体美？何谓医学人体美？
2. 医学人体美具有哪些特点？
3. 现代医学人体审美观主要有哪些特征？
4. 简述医学人体美的要素有哪些？
5. 人体的结构功能美有哪些？
6. 医学人体美的必备条件是什么？
7. 性别人体美人的特征是什么？

第八章　人体美的标准

学习要点

人体美的基本概念、含义；人体内在美的基本概念及主要体现；理想情操美、气质性格美、情趣修养美的理论；人体外在美的基本概念及主要体现；容貌美、形体美主要条件、标准；人体内在美与外在美的关系。

人体美的概念，有广义和狭义之分。一般人常说的人体美，如英俊、靓丽等词，主要指形体、容貌的形态美，属于狭义的人体美。广义地说，人体美既包括身材、面容、肤色、发式、举止、服饰的外在美，也包括气质、心灵、性格、情智等内在美。

第一节　人体的内在美

人体的内在美指人的心灵美，理想情操、气质性格、情趣修为三个方面是其主要内容。

一、理想情操美

（一）理想美

美的理想是以真、善为内容，对未来蓝图的想象，体现出一个人的人生观、价值观，是内心美的集中表现。作为一个人要有美好远大的理想和为理想献身的精神，生命才会焕发出绚丽的光彩，才会显示出人的本质的美。周恩来总理立下为中华崛起而读书的理想，把毕生的心血奉献给中国革命事业，鞠躬尽瘁死而后已。他正是因为他的理想而显得美丽。（见图8-1-1）。

理想信念最坚定，终身奋斗无怨悔。
病魔缠身仍工作，日理万机您最累。
改造到老学到老，自我批评身先垂。
无私奉献不表功，人格形象更完美。

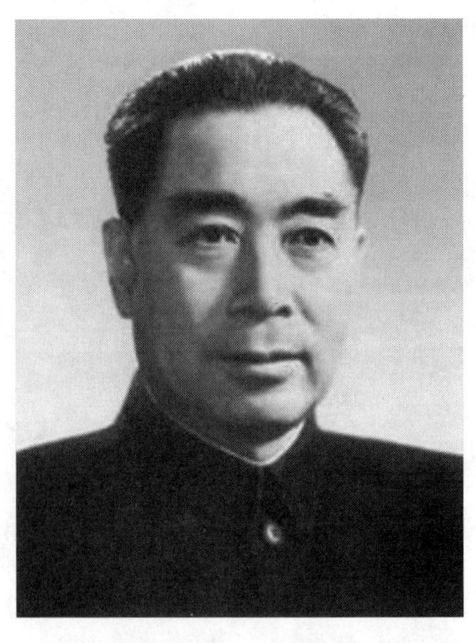

图8-1-1　周恩来

理想美的光辉典范

真正伟大的理想是合乎社会的进步、合乎人民利益的要求、合乎社会发展的规律的，所以对于一些具有伟大理想并为伟大理想而斗争的人，千百年来人们一直在尊重他们，怀念他们，纪念他们。夏禹为了治水，在外九年，三过家门而不入；李冰父子为了当时成都平原的水利问题，两代相传把它作为终生的事业，不知克服了多少困难，终于修成了泽被后世的都江堰；扁鹊深入民间，“周游列国”，“随俗为变”，解除人民疾病的痛苦；还有我们所熟知的贫苦出身的黄道婆，流落到海南黎族地区，为解决人们的穿衣问题，苦心学习和研究，终于掌握了纺织技术，改良并制造了纺织工具，她把自己的丰富经验无保留地传给别人。

（二）情操美

指人的感情品行的美，就是说作为一个人应该有与社会情感相适应的行为方式。如有人为祖国献身，有人奉献于事业，有人临危不惧，有人见义勇为等就是情操美的表现。

二、气质性格美

气质性格美是风度美的表现形式。气质是一种个性，是一种灵性，还是一种修养，气质一旦形成，就从人的“骨子里”冒出来，很难改变。在工作学习、待人接物等各方面无不表现出气质的力量。这是不可模仿的，必然经过长期的学习和修养方能获得。

1. 气质美　气质是在人的情感、认知活动和语言行动中表现出的动力特征，具有稳定性、可塑性，是在社会实践和教育的影响下形成的。气质不分好坏，各有所长。因此，一个人要注意在气质上扬长避短，向别人展示自己独特的气质。

作为医务人员，其气质美主要还从职业道德和职业行为规范中表现出来。比如敬业与责任感，对待患者热情有加，友善和蔼，主动关爱患者，仪表端庄。

2. 性格美　性格是人对现实的态度和从行为中表现出的个性与心理特征，有稳定和习惯化倾向。

一个人把握自己的性格后才能养成良好的性格。一个医务工作者，性格美体现为性格温柔、情绪稳定、谦虚好学、开朗活泼、乐观奋进、善于与人沟通。这些性格表现出稳定性就是性格美。

三、情趣修为美

情趣修为美是人修身养性的内在要求。它是人的审美修养和审美境界的表现。

1. 情趣美　指的是人要有高雅的审美情趣。学会欣赏千姿百态的自然美，学会欣赏丰富多彩的社会美，学会欣赏倾注了人的本质力量的艺术美（如诗歌、小说、电影、戏剧、书法、摄影、绘画、雕塑等），学会欣赏丰富细腻的情感美，学会欣赏健康和谐的人体美。一个人具备高雅的审美情趣，人才能志向高远，抵御物欲，超凡脱俗，进入悠然自得的境界。

2. 修为美　指的是人对自身的严格自律。修为美是人修身养性的结果。古人说的贫贱不能移，富贵不能淫，不徇私，不苟取，日三省乎己，慎独等都是修为美的表现。在现代社会，修为美表现为自觉遵守法律法规，恪守职业道德和伦理道德规范，注重自身礼仪教养，做有道德的人，做讲文明的人。

第二节　人体的外在美

人的外在美的形成，既有自然的因素，也有人自身的因素。一般来说，人的外在美是通过人的容貌形体、言谈举止表现出来，给人以直观的印象，为别人提供一种审美选择。

一、容貌形体美

人的容貌形体的美是一种生命活力美，大多由自然的因素决定。随着整形外科理念和技术的进步，人的形体容貌也能进行人工改善。但人们仍然崇尚自然的容貌形体美。

1. 容貌美　指人的五官、气质、表情的美。一般五官比例和谐、位置恰当，就可以称之为美。气色是指人的面部肤色和精神面貌。人只有身体健康、心情愉悦，气色才会美。表情指人的面部神态。《诗经·硕人》描写卫庄公夫人"巧笑倩兮，美目盼兮"，就是表现人的表情的美。人的容貌有表情，五官才会生动，容貌才会光彩照人。

2. 形体美　是指人的形体在结构形式方面的协调匀称、和谐统一。形体美有线条生动柔和，结构符合比例(女性以S形为美，男性以Z形为美)，皮肤光滑细腻，色泽健康，动作协调敏捷、富于活力的特征。人要维护形体美，要注意身心健康和适当的运动、合理搭配膳食，这样才能尽可能长时间地保持人的形体美。

二、言谈举止美

言谈举止美是人的内在美的外显。言谈举止包括人的语言和人的行为、动作、仪表，是人的文明程度的表现，它充分地反映出人的学识修养水平。

1. 言谈美　即语言美。指人说话时语言内容有条理、准确生动、风趣幽默、纯洁文明，语音甜美悦耳，语气亲切柔和，语调快慢适中、抑扬顿挫。这样的语言风格能引发人的美感。

2. 举止美　举止指人的行为、仪表、动作、仪态，是人在长期的社会实践中形成的个人风度。稳重敏捷、大方得体的动作就是美的动作。仪表仪态是人接人待物的态度和方式。首先是指人的穿着打扮，穿着打扮含服饰、发式、化妆等内容。服饰美指人的服装要整洁、合适得体，跟人的职业、身份、所处的场景相适应。待人接物要有礼貌，要热情平等，态度要谦虚从容，表情要自然和蔼，尊老爱幼。这些都是仪表美的集中体现。

姿态动作的美是人体各部分协调配合表现出的外形美。美的姿态是大方的，美的动作是协调的，站有站相，坐有坐相，就是人的姿态美的表现。医务人员在工作中严格遵守职业行为规范，也是姿态动作美的表现。

第三节　人的内在美和外在美的关系

人是无比精美的自然创造物，也是自然进化的最优结果。人之所以为人，还表现出他与其他动物的不同特质：深受人类文明进步文化的熏陶，自觉追求内心的美好。人只有将外在美和内在美集于一身，才是一个完美的人。

一、内在美——人的本质特性的感性显现

人的内在美是社会政治、经济、文化作用于人的综合反映，也是人类用意志行为自律的

结果，还是人的本质特性的表现。

随着人类对自然规律和社会规律越来越全面的认识，人们逐渐学会把实现长远的目标和当前的具体行为结合起来。美好理想的实践过程也要求人们具备美好的内心世界，于是人类开始用政治理想、道德规范约束自己；为了与人合作实现长远目标，人们开始用良好的品格与人相处；为了创造和享受美好的生活，人们开始在社会实践中培养自己高雅的情趣。

人要求自己内在美的目的，就是为了在政治、经济、文化等活动中更好的表现自己作为人的本质特性。

二、外在美——人被自然和社会化的最终结果

人是万物之灵。人的外在美是人类同自然界长期斗争的结果，因而也是人类被自然优化的最佳结果，人的许多生物学特性都是在社会因素的参与下进化完成的。从早期的穴居人进化为直立人、智人，在自然的斗争中和改造自然的过程中，经过优胜劣汰，人体进化得体态匀称，皮肤光洁，使人的形体精美得无与伦比。这是人被自然进化的过程。

人的外在美也受社会经济、文化水平的制约。人类早期，由于自然环境和生活状况的改善等因素，人类的颅骨变大，脑容量增加，使人的外形逐渐接近现代人。现代社会，物质生活丰富，文化发达，人们更注重自己的外在美，追求匀称的体形，青春永驻的容颜，富于个性的服饰，这一切之所以成为可能，其原因在于经济发展和科技水平的提高。所以说，人的外在美是人被自然和社会优化的结果。

三、内在美和外在美的关系

内在美是人的立人之基，做人之本；人的外在美是美的表现形式。二者相辅相成。人只有内美外秀才能成为一个完美的人。

知识链接

王昭君

王昭君，一位众所周知的传奇女子，从长安古道，到大漠草原，走到哪里，她的美就照亮哪里，以至于她的美丽、歌声以及琵琶，让高飞的大雁入迷地忘记了飞行而坠落地面……

汉王殿上，昭君发髻斜压，轻摇碎步，艳惊未央；远嫁大漠，她的美丽、善良、智慧、才华让野兽变得温顺退缩，让歹徒放下手中的长剑，让好战的民族爱好和平，整个草原因为她而绽放异彩。王昭君以她内外兼修的美成为了流芳百世的宁胡阏氏。

在浩瀚历史长河中，王昭君能脱颖而出，成为中国古代四大美女之一，正是因为昭君就是内在美与外在美的复合体。她的内美外秀成就了动人的昭君出塞的故事。

外在美可以给人带来很多的机会。比如交友机会，就业机会，学习机会。但外在美也受制于人的内心美。一个人内心不美好，即使争取到很多的机会，最终也会失去，因为没有人愿意和一个“金玉其外，败絮其内”的人共事相处。

在社会实践中，人的内在美比外在美更为重要，它直接决定着人的价值意义。人类要建立理想社会，必须塑造美好的心灵。不管内在美与外在美的关系如何复杂，对人类而言，心灵美好始终有决定性意义。因为在决定人是否美的诸多因素中，内心美好最终会压倒体貌的美好，处于支配地位。

了解人的内在美与外在美的关系，可以塑造一个和谐完美的人。

讨论人体美的标准，人体的内在美、人体外在美的基本理论、基本知识、基本技能。人体美的研究任务。如何认识人体美在现实社会中的意义，人体美在医学中的地位和作用，人体内在美和外在美的关系价值。怎样运用人体美的方法、技能使人体更美更漂亮。

（武燕　沙恒玉　周红娟）

复习思考题

1. 何谓人的内在美？包括哪几个方面的内容？
2. 何谓人的外在美？包括哪几个方面的内容？
3. 什么是言谈举止美？举例说明。
4. 人的内在美与外在美的关系是什么？
5. “金玉其外，败絮其中”是明代刘基《卖柑者言》中的一句话，如何从人的内在美与外在美的角度理解这句话？
6. “秀外慧中”是中国传统文化中对人的美的审美评价标准，如何理解这一标准？

第九章　医学形式美 

学习要点

形式美产生和发展的历史；形式美的基本含义；形式美的具体特征；形式美的具体构成因素；人的形体构成美的条件；形式美的具体法则。

第一节　形式美概述

一、形式美的产生与发展

从审美发生的角度看，形式美是由事物的外在形式经过漫长的社会实践和历史发展过程逐渐形成的。

形式美的产生应当追溯到人类审美活动发生的原始社会。尽管审美或艺术这时并未独立或分化，但它们已经潜藏在早期人类的种种社会实践活动之中了。旧石器时代，北京人的石器尚无定形，丁村人则略有规范（其石器有尖状、球状、橄榄状等），山顶洞人的石器已经很均匀、规整。对生产工具形状的合规律性的选择和加工，说明原始初民们已经开始了"人的对象化"，将人作为超生物存在的社会生活外化和凝练在物质生产工具上。在山顶洞人那里，不仅有磨制光滑、钻孔、刻纹的骨器和许多用赤铁矿染过的小砾石、石珠等"装饰品"，而且他们还要在死者身上或尸体周围撒上红色赭石粉。这已经是将人的观念和幻想化和凝练在这些所谓"装饰品"的物质对象上的物态化活动。原始的物态化活动正是人类社会意识形态和上层建筑的开始。它的成熟形态便是原始巫术礼仪、远古图腾活动。龙飞凤舞等图腾、歌舞只不过是山顶洞人撒红粉的延续、发展和进一步符号图像化。它们只是观念意识物态化活动的符号和标记，但是凝聚在种种图像符号形式里的社会意识，亦即原始人类那如醉如狂的情感、观念和心理，恰恰使这种图像形式获得了超感觉的性能和价值，也就是自然形式里积淀了社会的价值和内容，感性自然中积淀了人的理性，并且在客观形象和主观感受两个方面，都是如此。这正是包括形式感在内的审美意识和艺术创作的萌芽。至于新石器时代的仰韶彩陶和马家窑彩陶纹样中，那形态各异的鱼，那奔驰的狗，那爬行的蜥蜴，那拙钝的鸟和蛙，那别致的人面含鱼的形象，在后世看来似乎只是"美观""装饰"而无具体含义和内容的抽象几何纹样，其实在当年却是有着非常重要的内容和含义，即具有沉重的原始巫术礼仪的图腾含义。它们是由动物形象的写实而逐渐变为抽象化、符号化的。由写实到符号化，从再现（模拟）到表现（抽象化），这正是一个从内容到形式和积淀的过程，也正是美作为"有意味的形式"的原始形成过程。陶器几何纹饰是以线条的构成和流转为主要旋律。对线的审美到了新石器制陶时期才得以充分发展，这与日益兴盛、种类繁多的陶器实体的造型（各种比例的圆长、方、短、高、矮的钵、盘、盆、鬲、甗等）的熟练把握和精心制造分不开，只有在这个物质生产的基础上，它们才日益成为这一时期的审美核心。至于线的内容向形式的积淀，又仍然是通过在生产劳动和生活活动中所掌握和熟练了的合规律性的自然法则本身而实现的。

物态化生产的外形式或外部造型，也仍然与物化生产的形式和规律相关，只是它比物化生产更为自由和集中，合规律的自然形式在这里显得更为突出和纯粹。总之，在这个从再现到表现，从写实到象征，从形到线的历史过程中，人们不自觉地创造和培育了比较纯粹的美的形式和审美形式感。劳动、生活、自然对象和广大世界中的节奏、韵律、对称、均衡、连续、间隔、重叠、单独、粗细、疏密、反复、交叉、错综、一致、变化、统一等种种形式规律，逐渐被自觉地概括、掌握和集中表现在陶器纹饰中。在新石器时代的农耕社会，劳动、生活和有关的自然对象的种种合规律性的形式比旧石器时代的狩猎社会呈现得远为突出、确定和清晰，它们通过巫术礼仪，终于凝练、积淀、浓缩在这似乎僵化了陶器抽象纹饰符号上了，使这种线的形式中充满了大量的社会历史的原始内容和丰富的含义。

值得注意的是，随着岁月的流逝，时代的变迁，无论是山顶洞人的"装饰品"、对红色的崇拜，还是仰韶彩陶饰纹的体、线，这种原来包含着特定观念、内容的"有意味的形式"却因其重复的仿制而日益沦为失去某种具体意味的形式，变成规范化的一般形式美。从而使特定的审美情感也逐渐演变成一般的形式感。于是，这些色彩、几何纹饰又成为各种装饰美、形式美的最早样板和标本了。形式美就这样在人类社会实践的母体中孕育并产生出来。

长期以来，人类在物质生产和艺术生产的领域内，都积累了运用有关形式美的规律进行审美创造的相当丰富的经验。这些经验作为知识积累、劳动技术和艺术技巧，成为代代相传的形式美的宝贵财富。形式美的发展必须在继承这笔财富的基础上，有所批判，有所选择，有所改造。另一方面，人类社会实践生生不息，范围日益扩大，人类本质力量对象化的范围也随之更为广阔，美的事物也将越来越丰富化。按照形式美的产生规律，人类不断地对事物的形式和美的形式进行探索、仿制、创造和突破，自觉地推进美的内容向形式的积淀，形式美的质量和规律必将更为丰富，形式美必将得到不断发展。

二、形式美的特征

（一）形式美的基本含义

形式美是指自然、生活、艺术中的各种形式因素（如色彩、质感、形体、线条、声音等）及其有规律的组合所具有的美，是人类在创造美的过程中关于形式规律的经验总结。形式美是美的外在形式演变而来的。人们在长期的审美活动中，直接感受到这些美的形式，使其从事物本身的内容脱离出来，且具有相对独立的审美意义。因此，形式美是指美的形式所具有的普遍性的某些共同特征，它已经脱离了美的内容，即不依赖于一定的美的内容，本身已经成为一种独立审美价值的美，是美的现象形态之一。尽管人们在理解欣赏形式美时，已无需再考虑它们所包的确切内容，但在形式美中包含着社会内容的历史积淀。

当然，形式因素由于其他相联系的条件发生变化，它的特点也相应地发生变化，例如色彩是形式美的重要因素，一般认为红色代表火热兴奋；绿色代表安静祥和；白色代表纯洁无瑕。人们对不同色彩所产生的不同感受是有一定生活根据的。因为在生活中红色常使人联想到炽热的火焰、节日的彩旗，而绿色使人联想到幽静的树林、绿茵的草地，但是这些特征并不是凝固不变的，确定某种色彩的特性不能脱离一定的具体条件。例如红色在一个姑娘的嘴唇上表现一种健康美，但出现在鼻尖上则只能说是丑了。

（二）形式美的特征

形式美是美的事物的自然属性和内在规律性的表现，是人们最普遍、最直接地感受到美的种种有一定规律性的美的形式。它与人类的感官、生理及心理特征等有着不可分割的联系，是美的固有形式规律与人类的知觉和大脑的思维功能相结合的产物。它有如下特征：

1. 形式美是美的形式与美的内容的统一　美的内容只能通过具体形式才得以体现。黑格尔在《美学》中说："美的要素可分为两种，一种是内在的，即内容；另一种是外在的，即内容借以现出意蕴和特性的东西"。世上任何事物都是形式和内容的统一体，美当然也不例外。只是美的内容比较隐晦、曲折，各人所能认识的深度不尽相同；而美的形式则直接作用于感官，易为人们所感知。美的内容和美的形式的关系，是辩证统一的。一方面，美的内容决定美的形式；另一方面，美的形式表现美的内容，受美的内容制约。也就是说，形式必须服从内容的需要，为内容服务。比如，在中国人的脸上设计一双欧式眼，显然是不美的。因为欧式眼仅仅是表现美的一种形式，它受到面部特定条件的制约。所以我们的美容医师时时要掌握美的原则，充分创造和表现人的美，而不是破坏美。

2. 形式美具有抽象性、意味性和装饰性　形式美是美的事物的外在形式所具有的相对独立的审美特性，也是美的形式的组成部分。因此形式美即可以表现为具体的美的形式，而又可以不直接显示具体内容，但具有一定审美特征。那么，形式美的特征就可以概括为抽象性、意味性和装饰性。正如近年来随着美容医学的发展，我国人群中要求隆鼻、隆胸者逐渐增多，尽管隆鼻、隆胸术并没有改变人体内在美的本质。这正好说明了外在形式美的重要性以及外在形式美有助于美的本质的显示，同时也说明了形式美可以脱离美的内容而具有独立的审美价值。从那坚挺的鼻梁和高耸的乳房的形式美中而折射出一种向上的精神与生命的辉煌，展示出了人体装饰的深刻意蕴。

第二节　形式美的构成因素

形式美的构成需要一定物质作为基础，在审美的过程中才可能感知它们的存在。而在人的感官器官中，眼睛和耳朵是主要的审美器官，它们可以分别接收来自客观世界的光和声等物质刺激，并对其传达和表示某种感情意味或象征意义产生审美愉快，而这些感性因素主要包括色彩、形体和声音。

一、色彩构成美

色彩是由不同波长的光波辐射而产生的。这些不同波长的光波可以组成广大的光谱。对人类来说，只能接收光谱上波长从390nm（紫色）到770nm（红色）之间的电磁波，其余大部分的光波人眼是无法感觉到的。这些光谱的颜色包括红、橙、黄、绿、青、蓝、紫，其中"红、黄、蓝"是三种基本颜色，又称"三原色"，由它们之间相互调和渗透，就可以产生各种各样的颜色，而色彩是辨别认识各种事物的重要依据，同时也能刺激人的生理、心理所特有的视觉效果。

首先，不同的色彩给人以不同的审美感受。人们把不同的色彩分为暖色、冷色、中性色。被称为暖色的红、橙、黄具有热烈、温暖的感觉效果；而绿、蓝、紫色具有沉静、寒冷的感觉效果，称为冷色；介于这两者之间的色性稳定的黑、白、灰、金、银色是中间色。黑、红、橙色给人一种凝重、收缩的感觉；而白、绿、蓝给人一种轻松、扩散的感觉。深颜色还会使人感到大、厚、近;浅颜色使人感到小、薄、远。因此,利用色彩的视觉效应,在医学审美实践中便有了“色彩疗法”,在医学审美环境中便有了温馨、宁静、祥和的色彩。

其次,不同的色彩传递着不同的情感。色彩的辐射,强烈地吸引着人们的视觉审美,从而深深地打动人们的心灵,使人产生不同的情绪和情感反应。例如,蓝色可以造成一种缓和与轻松的气氛,在西方是幸福的颜色。红色可以使人产生振奋的情绪,意味着热情奔放,成为革命象征。绿色可以传递春的信息,使人联想到生命与大地。黄色,在中国古代是帝王之色,是高贵望族的象征,而欧美则把它作为最下等的颜色。因此,人们对色彩的感受可因民族、地域、性别、年龄、职业、个性的不同,而产生不同的审美感受,这种感受往往带有很大的主观性。

二、形体构成美

任何事物都占有一定的空间,都有一定的外形。形体则是事物存在的一种空间形式,它们的外形都是可见、可感、可触摸的。因此,形体也是视觉审美的重要感性因素。构成美的形体的基本要素是点、线、面、体。

1. 点　点是要素中的基本元素,在空间起标明位置的作用,并且点与点的连接,点与点的应集,可以组成线和面。例如,人体美的黄金点。

2. 线　线是点运动的轨迹,起贯穿空间的作用。人体的轮廓就是由线来表示的,就是面与面相交形成的边界线。这些线条基本形态可分为直线、曲线和折线。随着线条的流动、起伏、并行、垂直等,又反映出不同的审美特性。直线表示出刚毅、挺拔、稳定和力量;曲线则传递出优美、柔和、轻盈、典雅、流畅等;折线则是直线的转折,一般表现为运动过程中的起伏、升降等。在医学人体美的审美创造中,对不同的部位用不同的线条塑造而形成不同的优美形象,例如,鼻梁的挺直和乳房的圆滑曲线表现了两个不同器官的审美特征。

3. 面　面是位于同一平面的轮廓线固定不变的物体的形状,起分割空间的作用。由数面组合即构成形体。人们对各形体的审美就是从观察开始的。面的形态可分为方、圆、三角形——即是通常所说的三原形,它们的审美特征各不相同。方形给人以平实、安稳、拘谨和固执等感觉;圆形给人的感觉则是柔韧、温和、丰富、富有弹性,并且有满足、包容的意味;不同的三角形则可以使人产生不同的情感,正三角形可以表现出稳定、庄重、崇高和永恒;倒三角形表示动荡和不安;斜三角形则表示方向、位置等。

4. 体　体是点、线、面的有机组合,占有一定的空间。体可以分为球体、方体、锥体。其视觉效果与圆形、方形、三角形相似,但较其更具体、反映更强烈。例如,厚的物体给人一种敦厚、结实之感;薄的物体给人一种秀丽、轻盈之感。因此,在美容外科中,对面部轮廓、体态的修整就是对形体的“点、线、面、体”四大要素的修整。

三、声音构成美

声音是由人的听觉器官所感知的时间性的美。它是发音体自身的振动通过周围的介质(如空气)的传导而生成的一种声波。声波流动于时间过程,作用于人耳的骨膜便形成了听觉。人耳可听到20~20 000赫兹之间的声音频率,人们通过不同的声音,大致可判断出物体的类别、方位、环境等。由于声波的要素是频率、幅度和波形,是在时间中存在和流动的。而周期性和可重复的波形,则可使人听到和谐、悦耳的声音。因此,节奏和旋律就成为声音这一形式美的重要构成因素。在现代美容医学中,音乐疗法已成为一种有效的医疗手段和美

容疗法。因为音乐是对客观事物的情感的抒发，不同的情感又形成了不同的节奏和旋律，例如高、低、强、弱不同的声音可表现出激昂、深沉、振奋、柔和等情感，纯正舒缓的声音悦耳动听，可使人舒心缓和。正如黑格尔所说“音乐是心情的艺术，它直接针对着心情”。

知识链接

声音的情感色彩

古希腊人曾经对于音调的情感色彩进行研究，认定 E 调安定，D 调热情，C 调和谐，B 调哀愁，A 调发扬，G 调浮躁，F 调激荡。近代实用美学应用各种仪器测验也证明，声音不仅影响人的神经，而且对血液循环、脉搏、呼吸都有一定的影响。声音的强弱大小及其在时间中的延续、变化，与人的心理、生理机制之间存在一定的对应关系，从而使声音带上了人的情感意味。

第三节　形式美的原则

形式美的基本原则，是构成形式美的感性因素的组合规律。人类在创造美的活动中，不仅熟悉和掌握了各种形式因素的特性，而且对各种形式因素之间的联系加以研究，总结出各种形式美的法则。这些形式美的原则并不是凝固不变的，形式美的发展有一个从简单到复杂，从低级到高级的过程。在各种形式美的法则之间既有区别又有联系。

一、对称均衡美

所谓对称，是指以一条线为中轴，左右、上下、前后双方形体上的均等，如人体中眼、耳、手、足都是对称，但既是左右相向排列，也就出现了方向、位置上的差异。自然界符合对称法则的审美对象比比皆是，人类制造的大多数生产工具、交通工具及运动器械，在形体结构上也都是对称的，因为唯有这种结构上的对称，才能使这些工具、器械在运动中保持平衡。

均衡的特点是两侧的形体不一定等同，但量上应大体相当。它与对称相比，有变化，较自由。对称自然也是均衡，然而是一种机械的均衡。对称一般比较呆板、缺少活力，而均衡在形体结构有所变化，表现出一种稳定中的动态，比对称更灵活。如盆景造型，即是通过静止的造型暗示动态美的一种艺术，而它往往要通过人的心理经验来实现。

二、比例和谐美

比例是指事物整体与局部以及局部与局部之间的关系。我们日常所说的“匀称”，就包含了一定的比例关系。所谓“增之一分则太长，减之一分则太短。”就是指比例关系。例如对人体的描绘，上体、下体、四肢及五官的位置必须大体合乎人们所熟悉的比例关系，否则就会丧失形似，不能产生真实感和美感。所以中国画很讲究事物各部分比例的匀称。画人物，有“立七、坐五、蹲三”之说，这是用人的头部作尺度来定出人体三种基本姿势的身高比例；画山水，有“丈山、尺树、寸马、分人”之说，要求对各种景物之间的比例关系作合理安排。

关于什么样的比例才能引起人的美感，对这个问题古代人早有探讨。古希腊哲学家毕达哥拉斯提出了黄金分割，来说明客观世界中普遍存在的一种恰当的比例关系。所谓黄金分割，指事物各部分之间的一定数学比例关系，即将一整体一分为二，较大部分与较小部分之比等于较大部分与较小部分之和与较大部分之比。列公式为：设 $A>B$，则 $A:B=(A+B):A$，所得结果为 $1:1.618$（约相当于 $5:8$）。如以肚脐为界，把人体分为上下两部分，这上下两部分所包含的比例关系就符合 1∶1.618。然而，任何一种比例关系都不是绝对的，包括黄金分割。因为人们确定事物间的某种比例关系，要受到人的实用目的的制约，它不是凝固不变的，其合理性是由各种复杂的条件、因素决定的。

和谐即多样统一，是形式美法则的高级形式。它体现了生活、自然界中对立统一的规律，整个宇宙就是一个多样统一的和谐的整体。“多样”体现了各个事物的个性的千差万别，“统一”体现了各种事物的共性或整体联系。因而，多样统一，就是寓多于一，多统于一，在丰富多彩的表现中体现着某种一致性。例如在大合唱中，如果全都是同一个声部，听起来将平淡无奇，如果合唱中分高、中、低音，那种和谐悦耳的效果，会给人带来一种视听享受。又如人体美，也是一种符合多样统一法则的整体美，人体上多了某些器官和部位，将会破坏整体的和谐美。所以说，多样统一是客观事物本身所具有的特性。事物本身的形有大小、方圆、高低、长短、曲直、正斜等区别；质有刚柔、粗细、强弱、润燥、轻重等不同；势有疾徐、动静、聚散、抑扬、进退、升沉等形式。这些对立因素统一在具体事物上，便形成了丰富多彩的大千世界。多样统一还和人类自由创造内容的日益丰富相联系。人们在创造一种复杂的产品时，要求把多种因素有机地结合在一起，使之感到既不杂乱，又不单调；既丰富，又单一；既活泼，又有秩序。久而久之，人们便把多样统一，作为形式美的基本法则。

三、节奏韵律美

节奏是指客观事物在运动过程中的有规律的反复。客观事物的运动表现为两种相关的状态，一是时间上的延续，指运动过程；二是力的变化，指强弱的变化。事物运动过程中的这种强弱变化有规律地组合起来加以反复，便形成节奏。我们这里所说的节奏，是泛指形式美中具有普遍性的法则，而不是仅指声音或音乐艺术的形式因素。音乐艺术中的长短音的交替，强弱音的反复，使节奏更加分明。客观世界中，无论是声音、颜色、形体和动作，以大体相等距离的时空重复出现，都会产生节奏。节奏是客观世界物质运动的一种带规律性的表现方式。昼夜交替、日出日落、月圆月缺、四季更替……这些是时间变化的节奏；潮涨潮落，山脉蜿蜒、峰谷相间，这是空间变化的节奏；人体的生理、心理活动无不充满着节奏和韵律。人的心脏每分钟跳动约 72 次，约 4 秒呼吸 1 次。现代科学实验证明，人的体力、情绪、智力、皮肤、毛发等也有周期性的变化，体力以 23 天为一周期；情绪以 28 天为一周期；智力以 33 天为一周期；皮肤表皮细胞周期为 28 天；毛发有生长期、休止期和退行期等周期性改变。每个周期都有高潮和低潮，这些都是人体生理和心理活动的周期。人类在日常生活中，起居有序，日作夜眠，一日 3 餐，工作中的动静、张弛、徐疾、进退……正是这样一种有节奏的生命过程。

四、整齐多样美

（一）整齐一律的美

整齐一律或称单纯齐一、整一、秩序，这是一种最简单的形式美，是各种物质材料按相同的方式排列而形成的单纯的反复。黑格尔指出：“整齐一律一般是外表的一致的重复。这种重复对于对象的形式就成为起赋予定性作用的统一。”无论形体、色彩、声音或动作在单纯一致中见不到差异和对立的因素，就给人一种秩序感。

就其形式讲，有简单的反复和从错杂中见反复两种方式。前者如检阅中的列队，横竖成行，方阵相同，人员服装、步伐、动作、口号都很一致，表现出一种整齐一致的美，这是反复的最简单形式。后者如马路两旁的树木,电线杆间距相等排列成行,建筑物的规格、长短、高矮都一致,所有这些,每一组形成一个层次,各层次形成反复,表现整齐划一美,就是从错杂中见反复。

从色彩看,某种单一色,如蔚蓝色的天空、绿水碧波、白雪皑皑、金黄麦浪、一片葱绿丛林等,也是错杂中见反复。单纯能使人产生明净、纯洁的感受。齐一是一种整齐美,同一形式连续出现的反复也属于"整齐"的范畴。"反复"就是局部的连续再现,但就各个局部所构成的整体来看,仍属整齐的美,如各种各样连续的花边纹饰。齐一、反复能给人以秩序感。反复中还能体现一定的节奏感,但是整齐往往有一个缺陷,即对人的感受如果持续太久,缺少变化,则易流于钝滞、呆板。

(二) 多样统一的美

多样统一是形式美的最高原则,又称"和谐"。"多样"是指构成整体的各个部分形式因素的差异性;"统一"是指这种差异性的彼此协调,其中包括整体各个部分之间的对称、均衡、比例、匀称、节奏等。所以我们又可以把"多样统一"视为形式美的基本形式。"多样统一"体现了自然界和社会生活中对立统一的规律。整个宇宙就是一个多样统一的和谐的整体。"多样统一"就是寓多于一,多统于一,"一"中见"多",既不能为追求"一"而排斥"多",也不能为追求"多"而舍弃"一",而必须把两个相对立的方面有机地结合起来,在丰富多彩的表现中保持着某种一致性。"多样统一"是客观事物本身所具有的特性,如形有大小、方圆、高低、长短、曲直、正斜;质有刚柔、粗细、强弱、润燥、轻重等;势有动静、徐疾、聚散、抑扬、进退、升沉等。这些对立的因素统一在具体事物上面,就形成了和谐的了,因为美表现于各种不同部分的结合中,美就在于整体的多样性。艺术形式中的"多"、"不一",正是以客观事物本身的"多"、"不一"为根源的。但是,仅仅有"多"、"不一",并不等于美;杂乱无章,光怪陆离,只能使人头晕目眩,眼花缭乱,根本算不上美。"多"、"不一"并不意味着可以冲破和谐,乱作一团,而是要"乱中见整"、"异中求同"、"寓多样统一"于不一中见出"一"。因此,艺术家总是追求一种"不齐之齐",在参差中求整齐。在日常生活中,如一条领带,是由形体、色彩、花色和质料构成的。各部分不相同,给人的感受也不尽一致,该领带美不美,在于各部分的协调一致。不过,作为服饰之一部分来佩带的时候,领带又连同西装、衬衣、帽子和鞋,变成整体中的一部分。这时,它与穿着者的容貌、体形结合在一起,必然构成与服装相一致的整体美。

"多样统一"包括两种基本类型:一种是各种对立因素之间的统一,谓之对比;一种是各种非对立因素之间相联系的统一,谓之调和。

对比与调和反映了矛盾的两种状态,对比也称对立,或称尖锐的差别,即在差异中倾向于"异"(对立)。是美的事物各部分之间具有明显差异的因素相互组合在一起,使人感到鲜明、醒目、振奋、活跃。如色彩的浓与淡、冷与暖,光线的明与暗,线条的粗与细、曲与直,体积的大与小,质量的重与轻,位置的高与低、远与近,声音的长与短、强与弱等,有规律地排列组合,就会相互对照、比较,形成变化,又互相映衬,协调一致。这种对立因素的统一,可收到浓淡适宜,明暗有致,修短合度,大小协调,强弱相济的相辅相成的效果。色彩学上的互补色也是这个协调道理,如黑与白、红与绿、紫与黄、蓝与橙都是对比色,可产生强烈的色对比和色反差,使人感到鲜明、醒目、活跃,富有动感。

调和是在差异中趋向于"同"(一致)。两个相近似的东西并列在一起,红与黄、黄与绿、绿与蓝、蓝与青、青与紫、紫与红都是相似色,在同一色系中又有浓淡、深浅的层次变化。这种由相似或近的色彩相互配合，在变化中保持大体一致，给人一种融和、协调、宁静的感觉。这些由非对立因素的统一构成的形式美，一般属于阴柔之美。在美学中经常提到的比例、对比、调和，都属于对立而又统一。统一由对立构成，统一中有差异，对立并不消失，而是同时并存。无论是对比或是调和，其本身都要求有变化，在统一中有变化，在变化中求统一，方能显出多样统一的美来。

课堂讨论

讨论医学形式美的定义、特征，构成因素的基本理论。如何运用医学形式美的产生和发展，医学形式美的原则。使用到现实社会中的价值，医学形式美在医学中的地位和作用。

（武燕　沙恒玉　邱大伟）

复习思考题

1. 形式美的基本含义是什么？
2. 形式美是如何在人类社会的历史中产生和发展的？
3. 形式美具有哪些特征？
4. 形式美的构成因素有哪些？
5. 人的形体构成美有哪些条件？
6. 形式美的法则有哪些？

第十章　容貌美

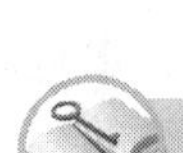

学习要点

容貌美的基本概念；容貌所具有的审美功能；容貌的结构与形态；容貌美的基本特征；容貌的动态美感特征；面部各部位的形态轮廓美特征；面部五官的美学特征。

容貌居于人体之首，是人体最袒露，也是最引人注目的部位；容貌中的五官是展示人的心灵、情感及个性的窗口。容貌之美，是人体美中最重要的组成部分，是人体审美的核心和主要对象。

容貌又称相貌、面貌、容颜，是指人的头面部及五官的轮廓、形态、质感及其神态和气色。

第一节　容貌美的特征

一、容貌的审美功能

研究容貌的任务，就是通过医学基础的研究，探索容貌美的解剖生理学特征，以寻求美的容貌的形态学规律和特点，并在其指导下充分运用医学美容的技艺手段，更好地维护、修复和再塑容貌美。基于此，试将容貌的基本审美功能归纳如下：

（一）容貌是接受外界美感信息的“主渠道”

人的容貌，集中了视觉、听觉、嗅觉、味觉、触觉等主要感觉器官，是人脑接受外部世界美感信息最重要的通道，是美感产生的基础生理部位。人体接收外界信息的绝大部分是由五官完成的，其中视、听觉占主要地位。人的眼、耳、鼻等感官是最先接受外界美感的生理器官。如果某人的眼、耳、鼻异常，外界的美感信息传递受阻，也就谈不上美感的产生。

人的容貌的五官感觉不同于动物的五官感觉，其根本原因在于它们能够产生具有人类特征的美感效应，在于它是“有意识的”，受人的意识所支配的。正如现代画家罗斯金(Ruskin)所说“看得清楚就是诗”。这个“看”通过思维产生“诗”。美感，人类审美意识、兴趣等只有依赖容貌中的“五官”的参与和感知才能获得。

（二）容貌是人的内在情感流露的窗口

人的容貌及五官不仅是接收外界美感信息的主渠道，而且是人类内在美感信息输出的重要部位和窗口。人类的容貌蕴含着极其丰富而深刻的美感信息。人与人的交往和接触，主要是通过容貌及五官来实现的。人类作为具有高级思维的感情动物，其表现情感的外部器官，主要依赖和集中于容貌。人的喜怒哀乐等各种情感以及各种欲望，无不与容貌表情紧密相连，例如“含情脉脉”、“款款传情”都是指的感情通过眼睛的流露；人们从舌、唇的触觉活动中可以表达一种特殊的美感，从而深深地传递着亲人间的喜悦和情感。可见五官是情感表达的窗口。

（三）容貌是人类个体识别的主要依据

人的容貌由于其结构比例、五官分布、肤色、质感、表情、风度和气质等方面都有所不同，由此形成了具有个体特征的千差万别的容貌，暴露在外的容貌成为人们相互识别的标志。人们在社会生活交往中，第一个环节是相互认识，而认识过程中最初的几秒钟，目光扫描首先是对方的容貌。容貌给人以第一印象，正是容貌的个体特征才是人们彼此记忆的主要依据。容貌美和容貌一样都是具有个性特点的，正如法国小说家所说的“美永远是特例，永远是特别的，这也是它之所以使我们感动的原因”。迄今，还没有人能给容貌美一个绝对的标准，这也是人们追求其美的原因之一。

（四）容貌是人的心理和社会适应状态的集中反映

人们如此追求容貌美，还因为容貌是人的生理、心理及社会适应状态的集中反映。同时，容貌也对人的生理、心理及社会适应等方面产生不可忽视的影响。

在人际交往中，容貌给以人第一印象，因此容貌之美容易给人以愉快的视觉形象，因此赢得更多的好感、信赖和倾慕，从而有利于人际间进一步交谈和情感领域的开拓。亚里士多德说过：“美是比任何介绍信都有用的推荐。”在激烈的市场和人才竞争中，用人者在招聘员工时往往在其他条件相同的情况下挑选容貌娇美者。

容貌美者可使自己增加自信、自尊，也会更加热爱生活，与人交往可使别人产生好感而有利于人际交往的深入。容貌器官的任何损害，都会给人带来一定的心理创伤。有些人因容貌欠美或欠缺或畸形则背上了沉重的心理负担，甚至自卑、自弃，而导致性格孤僻，有的还会影响婚姻、社交、工作或职业的选择。

（五）容貌是人体审美的主要目标

俗话说：“容貌是人体美的一面镜子”。这是因为容貌美是人体美中最吸引人的部分，人们在评价一个人时常说“某某很漂亮”，所指的特定部位就是容貌。容貌集中地突出地反映了人体美的所有形式和内容，诸如比例、对称、均衡、节奏、多样统一、动静之美，以及生命活力美感等。因此，容貌必然成为人体审美的主要目标。

容貌较优者，应同时具有与美貌相称的良好品质。人们在追求美丽容貌的同时，应该使自己具有热忱、好奇、甜美和优雅的内在品质，使美的魅力持续恒久。只有当容貌的外在美和心灵的内在美和谐地统一起来时，容貌美才真正成为富于感情与生命力的完美整体。

二、容貌美的静态特征

容貌美，是指面型（头型）、眼（眉）、鼻、口（齿）、耳及皮肤的综合之美。关于容貌美的概念，国内学者彭庆星认为，容貌美是指容貌在形态结构、生理功能和心理状态的综合作用中所体现出来的协调、匀称、和谐统一的整体之美。只有容貌的形态结构、质感、气色等构成的外在美和神情心灵体现的内在美融为一体，容貌美的真正内涵才能得以充分的显示。

为了深刻地认识容貌美问题，可从容貌在静态和动态这两种状态下的美感谈起。人类容貌的静态美感和动态美感问题，是当代容貌美学研究中的重要课题。这里着重论述容貌的静态美感问题。

（一）容貌的结构与形态

容貌的结构主要包括颅面骨骼、肌肉、皮肤、毛发及五官。人类颅面部组织器官的结构和生理功能的健全，是人的容貌及容貌美的基础。

面颅骨对构成面部形态起决定作用，它位于前下方，由 15 块骨骼共同构成面部的整体框架结构，由此形成的眉弓、颧骨角、颧弓、骨性鼻腔、骨性口腔、下颌角、颏结节以及牙齿等对容貌外形影响最大。头颅骨有一定的年龄变化和性别差异。婴儿面颅骨较小，成年男性颅骨较粗，女性相对较圆钝。

面部的肌肉有表情肌和咀嚼肌，对外形影响较大的是咬肌和颞肌。浅肌腱膜系统（superficial musclo aponeurotic system，SMAS）是头面部的一个皮下纤维膜状结构，与多块表情肌相连，为面部皱纹去除术提供了重要的解剖学基础。

随着年龄增长，颅面部组织器官在结构和形态上都在不断地改变，在生长和发育中日趋成熟，形成各自的容貌特征。

容貌的范围，狭义上，仅指上起额部发际，下至舌骨水平，左右达颞骨乳突垂直线的颜面部。广义上，包括整个头部。

容貌形态，主要由面部的整体形态和五官形态所决定。动态表情的变化对容貌美也有一定的影响，其影响程度的大小依次表现在眼、口、眉、鼻和耳等部位。

从形态上归纳起来可分为基本形态和表情形态两部分。（表 10-1）

表 10-1 容貌形态分类

- 容貌
  - 基本形态
    - 整体：面部(可细分为正面、侧面、水平面、背面、面上部、面中部、面下部、额部、颊部、颏部等)、发部、头部。
    - 五官：眉部、眼部、鼻部、口部、耳部。
  - 表情形态
    - 按部位划分：额—眉区、眼睑—鼻颊区、口唇—下颌区。
    - 按状态划分：静态、动态。
    - 按情绪划分：愉快、悲伤、惊奇、愤怒、惧怕、厌恶等。

（二）容貌美的基本特征

颅面组织结构是容貌美的基础，其结构形态学特征是容貌美学研究的重要内容，也是评价容貌美的主要依据。

任何美的事物首先是通过形式美来表现其美而给人以愉悦感的，但很少有什么事物的美符合所有形式美的法则。只有人体美才天然的集所有形式美法则于一身，并特别在容貌美中集中的、突出的得以体现和反映。

对容貌美的评价是立体的、多视角的，容貌美的意义也是多层次的，但容貌仍具有其客观存在的结构形态美特征。

1. 容貌的对称美　对称是整体各部分之间布局相称和相适应，对称是容貌美的重要形态标志之一。人类的容貌以鼻梁中线为轴，处处体现了对称美的原则。诸如，眼、颊、鼻翼、口角、耳等部都是对称的。

容貌对称的形式有镜像对称和点状对称两类：

镜像对称，是指对称双侧具有高度的一致性，犹如镜面中反射出的物像与现实的物体完全相同那样。容貌镜像对称的破坏，在一定的程度上会破坏容貌美，若一侧眉高一侧眉低、两眼裂大小不一、双耳形态不一、鼻梁明显偏斜就会失去美感，其原因就在于两侧失去对称和平衡。

点状对称，则是对称的另一种形式，如英文字母 S、Z、N 显示的曲线，几何学中的正弦曲线以及自然放射状曲线等均为点状对称，同样给人一种平衡感。容貌结构中，前额、眼睑、口唇周围就存在着不少放射性线条。

容貌的对称美不仅仅体现在静态结构的对称上，同时也包含着容貌动态的协调一致：双眉的舒展、扬起，双睑的启闭，两侧眼球的运动，口唇的开合，以及表情形态都包含着对称美的内涵。

容貌的对称，是相对的。实际上人的面部只是基本对称的。倘若人工地、依葫芦画瓢的造出一张完全对称的面目，其结果只能是呆板的、毫无生气的。

2. 容貌的比例美　美的容貌的基本结构特征之一，是面部的局部与局部、局部与整体之间具有一定的比例关系，符合比例美的原则，从而达到容貌形象的特殊和谐性、严整性和完善性。

关于容貌美中的比例研究由来已久。我国古代"三停五眼"的记载，体现了一种"黄金比"关系。日本学者研究发现容貌美学体现了$\sqrt{2}$规律，即面部各部分比例接近1.414及其幂数列。近代，西方学者迈克·康宁对面部进行数学分析，提出了"容貌美方程式"，发现在容貌比例关系中，如果差异大于5%即可影响面部的魅力；如果差异超过10%，则其吸引力就大大降低。

3. 容貌的曲线美　美蕴藏在曲线之中，曲线之所以给人以美感和愉悦，是因为曲线美在于它的多样化而趋于统一；在于曲线具有强烈的动态感，具有修饰，软化其他线条和角形的作用；在于曲线给人以欢快和联想。

人的容貌虽非完全由曲线构成，却处处蕴藏着曲线美的魅力，弯曲的双眉，富于弧度动态感的重睑皱襞，闪动的眼睑睫毛，形似飞燕展翅的唇弓，微翘的口角，突出醒目的鼻、面部轮廓结构的高低起伏，丰富多彩的表情变化以及按一定规律组合的各局部柔和、轻巧、优美的协调运动，再辅以美的质感、量感、色彩、立体感等构成了容貌特有的曲线之美感。

4. 容貌的和谐美　和谐即多样统一，是形式美的最高形态。"多样"体现了美在总体中所包含的各部分在形式上的变化和差别。"统一"则体现了各部分在总体美组合关系中的一致性和整体联系的统一性。

人的容貌美蕴含着极其丰富而深刻的内容，诸如：脸型美、娥眉美、明眸美、鼻型美、朱唇美、皓齿美、面颊美、颏型美、耳型美、肤色美、秀发美，以及容貌之动静态体现出的双重美等。其各部形态结构及美各异，但只有这些局部与局部、局部与整体协调和谐地统一在容貌美整体格局中，才能体现出美的容貌所具有的独特风采和魅力。

容貌美本身是整体的协调。如果东方人有一个像欧美人那样挺拔高耸的鼻子，并不一定美。又如眉、眼、鼻、唇、齿、耳等都是组成容貌的重要器官，缺一不可。从美学角度上看，它们中任何一个，其造型的优劣对人的容貌都有影响。但是，容貌美不仅与单个器官的美有关，而且还有一个整体"搭配"问题。要看它们之间的位置关系是否恰当，比例是否适度，整体是否和谐。

容貌美的整体并不是各局部之间的机械相加，而是各按其生理功能需要，依一定的规律，各就其位，各司其职，通过多样统一关系的组合构成的和谐整体。一个人的容貌局部可能是无可挑剔的，但构成容貌的整体并不一定是美的；反之，容貌某一局部看来可能并不完善，但在整体布局及其他部分衬托下却显示出和谐之美。

三、容貌的动态美特征

容貌美不仅存在于相对静止状态下，更表现在动态状态下。具有静态和动态双相效应。往往在动、静态变化中显现出更高层次的美的魅力。因此，我国许多学者认为，容貌美是一

种具有生命有活力美感的无限魅力之美。

（一）容貌动态美感的一般意义

在容貌中，眉、眼、颊、口唇等部位都富有动态之美。眼睑、睫毛、眼球、瞳孔的变化以及眉毛、口唇和面部其他部位协调变化都惟妙惟肖地体现出生动、细腻、内涵丰富的容貌情态之美。

人的眼睛是动静态双重美的典型，最能通过动静变化表达和传递非语言性情感信息的器官，是人的内心深处的思想感情的显示器，是人类“灵魂之窗”，是容貌美的主要标志之一。其表达能力是语言和手势不能取代的。

眉是人类心理情态的晴雨表，惬意时，喜上眉梢；高兴时，眉飞色舞；胜利时，扬眉吐气；郁闷时，愁眉苦脸……真乃“此处无声胜有声”。由于双眉的舒展、扬起、紧锁、下垂等改变与面部表情和容貌密切相关，故被誉为人类情感的“七情之虹”。

口唇更是人类感情冲突的焦点，是生命的门户，丰满圆润，樱桃色的口唇给人年轻、充满活力的美感。上唇皮肤与唇红交界所呈现的弓形，向两侧联系微翘的口角，形似飞燕展翅，给人以含笑轻巧的感觉，而上唇中央的唇珠向外突起有一种“颤颤欲滴”的美感，充满动感的唇部蕴藏着极大的魅力，被誉为“爱神之弓”。

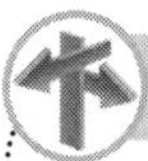 **知识链接**

《洛神赋》中的容貌美

三国时期著名的诗人曹植在《洛神赋》中，形容洛神惊世的美貌时曾言：“云髻峨峨，修眉联娟，丹唇外朗，皓齿内鲜。明眸善睐，靥辅承权，瑰姿艳逸，仪静体闲。”可见，五官的形态和其动态表情的和谐组合，就构成了容貌的美感。

（二）笑是容貌动态美感的核心

笑，是人类的一种特有的表情。笑作为容貌美的动态表现，主要是通过眼眉、唇齿、鼻唇沟、笑窝和面部皱纹等器官组织的活动来表达的。因此，以下仅分别从这五个方面来叙述与笑的关系。

1. 笑与眉眼　人们在形容某人欣喜之时，总是用喜上眉梢、眉开眼笑、眉飞色舞等成语；形容某人欣喜若狂时，又用上“笑眯了眼”、“笑出了眼泪”等话语。可见眉与眼在“笑”中的重要作用。

2. 笑与鼻唇沟　鼻唇沟位于面颊部与唇部相连处，其走向从鼻向下到口角，再止于下颌缘。随着年龄的递增，鼻唇沟变深，可形成一个十分明显的皱痕，当出现笑容时可使皱褶更明显。

3. 笑与笑窝　由于笑肌在皮肤附丽处牵拉皮肤，在口角外侧的颊部浮现出一个穴形小凹陷，能给人以甜甜的笑意，能增加面容的美丽和风韵，此为“笑窝”，俗称酒窝，古时称“靥”。笑窝常被视为容貌美的标志之一。

笑窝并非人人都有。国人中有笑窝者约占10%，女性多见。

自然笑窝的分型：浅圆盘型，占34.1%；竖椭圆型，占45.9%；窄长沟型，占8.1%；锥尖状圆点型，占11.9%。从美观角度看，以锥尖状圆点型为美，其次是浅圆盘型。

自然笑窝的对称性与数目：一般为双侧，呈对称性分布。少数单侧，极少数为双侧双笑窝。可见笑窝的数目是1～4个，以2个为最多。

笑窝的解剖学特点:①笑窝的美学意义与人的脸型密切相关。瘦长脸型者,多为窄长沟型笑窝,给人以面部皱纹之感,因此长脸型的人不宜做人工笑窝;②笑窝的位置与口型大小无关,但与口角连线和外眦垂线有关,位于这两条线交点上的占83.34%,至口角的平均距离为2.42cm,至眼外眦点的平均距离为6.35cm。因此临床上多以口角连线和外眦垂线交点作为笑窝成形术的定点原则。

4. 笑与面部皱纹　一般地说,随着年龄的增长,面部皱纹的粗细、深浅与多少也会相应地增长,眼眉、唇齿等器官对笑的反应可能逐渐减弱。年岁越大,笑时的面部皱纹会表现得更加粗、深而多,并给人一种阅历深沉、感情丰富的成熟之美感。

对于中老年人来说,其面部的皱纹太多固然不太适宜,但没有丝毫面部皱纹的平淡无奇者未必可取,因为这种面部形态的老人,只会使人感到呆板而给人一种缺乏与年龄相应的生命活力之美感,其笑之美感就无从谈起。

5. 笑与唇齿　人在微笑时,其唇齿部有几个显著特点:

(1) 人中的最大宽度(上唇两唇峰顶间距)等于两个中切牙的最大近远中径之和;

(2) 鼻底至下唇下缘之间的距离等于一个眼单位(眼宽),无论是安静或微笑时,此距不变。说明微笑时尽管有多块肌肉参与,但仍保持下唇下缘于同一水平线上;

(3) 4个切牙切缘凸向下的切缘曲线,与下唇内曲线吻合;

(4) 上颌切牙显露切端2/3,下切牙显露切端1/2,口角处露出上颌第一双尖牙,符合审美要求。全口义齿颌位记录时,依据此原则在蜡模上画出“上笑线”和“下笑线”,作为选择前牙大小的标准之一。

(5) 大笑时,上前牙唇面几乎全部显露,口角处露出上颌第二双尖牙,常出现“黑色间隙(dark space)”。

四、容貌美感的个性特征

人类容貌是千差万别的。由于容貌形态结构、五官分布、肤色、质感、表情、风度和气质等不同,则形成了具有个体特征的面容。

面部形态是一个不规则的多面体,各面之间的交界又是非直线和不规则的移行,尤其是骨和软骨的支撑情况、咀嚼肌和表情肌的衬垫情况各有不同,因而在外貌上各具特色。加之皮肤颜色、弹性、质感,五官造型及其分布等方面都存在着个体差异,即形成了“千人千面”的个性特征,使得世界上没有任何两个人在容貌上绝对一样。这正是彼此间互相认识的重要依据,具有独特的社会学价值和美学意义。

容貌结构有种族差异、性别差异、年龄差异等。在种族方面,世界上的各个民族,由于遗传素质和所处的环境不同,其面容有比较大的差别。例如,黑种人前额高宽,眼窝大,鼻根部低,鼻头圆,鼻孔宽大,口周发达,口唇厚,颌骨前突明显;白种人前额高,眉弓与鼻梁也高,双眼皮,上睑轮廓鲜明,具有向深面雕刻的感觉,而使整个面部富有立体感。口唇薄,下颌位置适中而清楚;黄种人前额低平,和上眼皮在一个平面上,颧弓宽大,鼻梁低平,使整个面部具有平面感。口唇的厚度介于黑种人和白种人之间,下颌稍稍向后退缩。

不同性别和年龄者的容貌,也存在着个性特征。在性别方面,女性面部形状较圆润,眉间、眉弓、颧骨和下颌角等都不显著外突,颏部稍尖,额部平直,后脑稍平,骨骼和肌肉的起伏较小,整个面部的轮廓显得比较柔和。男性面部较方正和宽大,眉弓、颧骨、下颌骨较粗壮,额部稍向后倾斜,骨骼和肌肉起伏较大,有棱角分明之感。在年龄方面,儿童因面部和颅底部的骨骼未完全发育,五官所占的范围较小,而头顶和额部相对显大。两眼距离较宽,鼻梁凹陷,鼻孔小而圆。鼻的位置在内眼角和口角的内侧。内眼角和口角形成一垂直线。上唇较大和较厚并突出,下颌向后凹,额部向后下方走向。整个面部显得较短,有浑圆一体之感。老年人的面部由于牙齿脱落,牙床凹陷,上、下唇略向后缩,颏部相对突出。皮肤弹性减弱,显得松弛,皱纹和骨骼比较显露,轮廓转折比较明显。眼部上睑常下垂,下睑可有眼袋。鼻梁稍凸,鼻尖稍下垂。

不管未来的容貌美学发展到何种程度,追求单一的容貌模式,都是不可取的。研究容貌美的差异性,提示美容医生在修复和塑造美的容貌时,要避免同一模式和单一的审美格局,应尽量体现个性特征。个性美是容貌美的灵魂。

第二节 面部的形态轮廓美

面部位于头部的前下方,由额部、颧部、颊部、颏部和五官共同组成。面型是指面部轮廓的形态。面型是容貌美的基础,虽然五官端正,如果面型不佳,亦可在相当程度上影响一个人的整体容貌。一个比例协调、线条柔和、轮廓清晰的面型,再配上符合标准的五官,就构成了一个自然的美的容貌。如果面型符合标准,即使五官的某个部分不够理想,通过化妆和局部整形也可以使容貌变得美丽动人。面型美是化妆师很重视的条件,面型的构成和美的标准是医学人体美所研究的重要内容之一。

一、面型的解剖结构

面型的构成主要取决于颅面骨骼的形状和面部肌肉及脂肪的丰满度。构成面型的框架和基础的骨骼是额骨、颧骨、上颌骨、鼻骨和下颌骨。

面型的长短是指面部的高度,即从发缘点至颏下点的距离。面高可分为基本相等的三部分:发缘点—眉间点—鼻下点—颏下点;也可以眼裂、口裂为界,将面部分为上、中、下三部分。面型的宽窄是指面部左右侧之间的距离,也分为上、中、下三部分,上面部的宽度指双侧额骨颞嵴之间的距离,也称为最小额宽;中面部的宽度指左右颧点之间的距离,也称全面宽;下面部的宽度指双侧下颌角之间的距离。额骨决定了面部上 1/3 的基本形态,在面貌描写中的“天庭饱满”、“大奔头”是指额骨形态宽大或饱满前突。颧骨、上颌骨、鼻骨构成面部中 1/3 的长宽及突度,其中,颧骨的形态决定了面中部的突度;而面中 1/3 的高度取决于上颌骨的发育,外鼻的形状对面中部侧面的轮廓起着至关重要的作用。下颌骨尤其是下颌角和颏部决定了面部下 1/3 的形态,下颌骨发育良好、下颌角外展度较大的脸型被称为“地阁方圆”,反之被称为“尖脸”。

评价面型不能仅用平面和直线,而应该用几何图形和曲线。构成面型的骨骼围成的四个几何图形有:①前额连接着头顶骨形成方形的体积;②对称的颧骨和部分上颌骨呈偏长方形体积;③上颌骨形成一个竖立的圆锥体;④下颌骨呈马蹄形。这四块几何形体彼此穿插、衔接,形成面型的立体关系和结构上的均衡,是我们观察和塑造面型的重要依据。

二、面型轮廓的特征

面部的轮廓特征还可以用四个弓形刻画出来(图 10-2-1),弓形在眉处环绕着面部,并随着前额突出出来,这是眉弓形;第二弓形从一侧外耳孔到另一侧外耳孔环绕着面部,顺着面侧的颧突移动,滑入面部正面的颧骨上,这是颧弓形;第三弓形是上颌弓形;第四弓形是下颌弓形。根据四个弓形的半径(即弓形线段的长短),从美貌人群中找出规律是:颧弓形>眉弓形>上颌弓形>下颌弓形。如果四个弓形结构紊乱,则视为不美或畸形。因此,个性的特征和面型是建立在弓形间的相互关系和弓形内部变化的基础上的。

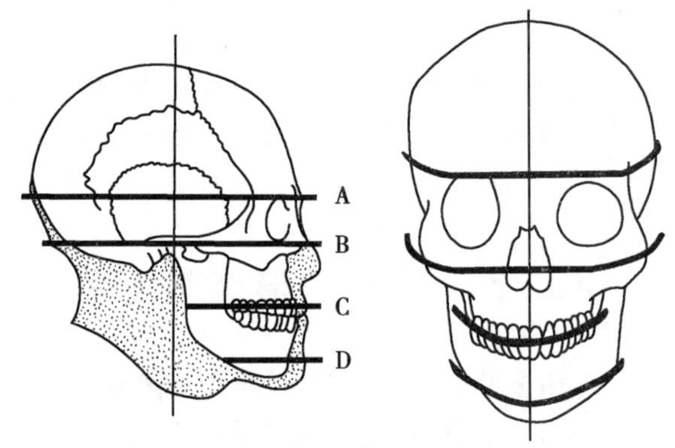

图 10-2-1 颅面骨的四个弓形

A. 眉弓形;B. 颧弓型;C. 上颌弓形;D. 下颌弓形

三、面型的形态轮廓与容貌美

面部的形态轮廓与额部、颧部、颊部和颏部的形态密切相关。

(一) 额与容貌美

额部位于眉以上,占容貌上 1/3 的位置,是面部"三停"中的第一停,是较为开阔的容貌结构,这是人类在长期的进化中大脑发育的结果,根据额部高低和丰满程度,可分为长额、扁平额和圆润额。

1. 长额的特点是额部垂直距离长,眼睛位置显得偏低,儿童大部分显得额部长,而成人具有此种面型,则给人娃娃脸的可爱之感;

2. 扁平额的特点是前额低平,比较具有男性的稳重感;

3. 圆润额的特点是额部丰满、圆润,给人以聪颖、灵气的感觉。额部倾斜度可分为三种类型,即:明显倾斜、中等倾斜、直立或微斜。

另外,发际的高低也影响额部的形态,发际高,显得额部宽大;发际低,使额部显小。眉嵴位于额部,根据眉嵴的明显程度可分为三级:微显,即外凸不明显,仅限于中部;中等,即较明显,且延伸于眶缘大部;甚显,即非常显著,几成屋檐状,延伸于眶的上部。

无论男女均以圆润额为佳。额部较为突出的女性往往鼻梁塌陷,使鼻额角不等于 135°而影响容貌侧面观的第一个"S"形曲线。

额部代表着智慧与精神的力量。古往今来,智者的形象无一例外有着舒展宽广的额部。但额部过于宽阔会给人以木讷感;反之,前额太窄小则又显得面容拘谨、小气,缺少大度智慧感。

(二) 颧与容貌美

颧骨位于容貌的中间 1/3 处,即所谓"三停"中的第二停的位置,对面型的影响极大,它的和谐与否影响到鼻部、面颊的和谐。

颧部的形态取决于颧骨。颧骨位于面中部的最外侧,其突度对面型影响很大,根据颧骨发育的丰满度,以是否遮住鼻梁和颊面的界限等,可分为三级:

1. 扁平　颧骨扁平,颧骨体突出;自侧面观,鼻颊间界限为颧骨所遮。

2. 中等　颧骨体发达适中,侧面观鼻颊间界限大部可见。

3. 微弱　颧骨体不突出,颧骨前面逐渐转为侧面;侧面观鼻颊间界限清晰。

白种人颧骨不横向突出,黄种人则颧骨凸出,使得颞部和面颊部低平,整个面部呈现扁平感。我国广东、广西、福建等地高颧者尤多,使脸型呈现菱形。颧部大小适中则与鼻部、面颊和谐统一有关。如果颧骨过于肥大则容貌中部突出,形成菱形脸,可以通过颧骨整形来修改脸型。

(三) 颊与容貌美

颊部位于面部的两侧,上起至颧弓,下至下颌下缘,前界在鼻唇沟,后界在咀嚼肌前缘。颊部占据面部的大部分因而也是容貌美的焦点。

1. 颊部从正面观分为四型

(1) 椭圆脸颊:为标准颊,颊部位置适中,匀称自然,显得灵巧、秀气。

(2) 方形脸颊:颊部呈方形,显得质朴,但缺乏秀气。

(3) 高颧脸颊:颧骨突出,使颊部相对显得低凹,脸型显得有立体感,但缺乏热情。

(4) 圆形脸颊:颊部鼓满,显得甜蜜、活泼。

2. 从侧面观,颊部也可分为四型

(1) 匀称脸颊:位置突度适中,显得端庄自然。

(2) 单薄脸颊:颊部脂肪少,显得清瘦文雅,但会给人衰老软弱之感觉。

(3) 前突脸颊:颧骨侧面向前突出,颊部饱满,给人华丽、热烈的感觉。

(4) 敦厚脸颊:整个面颊部丰满肥厚,给人敦实厚道的感觉。

颊部丰满圆润使面容富有朝气,特别在微笑时牵动嘴角则出现鼻唇沟给人亲切柔和的动态美。年轻的女性柔软、光滑且泛着红晕的面颊显示着青春美和健康美。除此之外,面颊也还在于它的两个特殊表现:女性的"粉面桃腮"和"笑靥",这二者是女性容貌美的要素。

(四) 颏与容貌美

颏,俗称下巴。位于面下,上部与唇毗邻,下部为颜面之最下端,左右与颊部相延续。颏与鼻、唇一起决定着面部的侧貌突度及轮廓。颏的高度、突度及大小对面下 1/3 的高度及宽度乃至整个面型都有着至关重要的影响,对于面庞成凸面型、凹面型还是直面型起着举足轻重的作用。在一定程度上,颏部的外形轮廓还可反映出人的性格特征和气质。一些公认漂亮的面庞,就是以微微突出的颏为其鲜明特征之一,有人称之为"现代人类的美容特征"。人类的颏随着长期的进化,食物的逐渐精细,牙齿和颌骨慢慢退化,双唇后退而逐渐形成。因而人类的下颏的突出度的轮廓非常明显,颏有五种类型:

1. 方型颏　下颌骨前部下缘较平直,颏结节处有一转折,颏结节明显。

2. 圆型颏　下颌骨前下部边缘呈弧形,颏结节转折平缓,颏结节不发达。

3. 尖型颏　下颌前缘隆凸发达,呈尖形前突,颏结节转折平缓,颏结节不发达。

4. 双峰颏　这种颏基本属于方形颏,也有的倾向尖形颏,但在下颌骨中间有一浅裂,将颏下部分为左右两个峰形。西方人多见此颏型。

5. 不对称颏　即颏两侧不对称而呈不规则形状。

根据颏部的突出程度可分为五级:

Ⅰ级为颏微向后缩；

Ⅱ级为颏平直；

Ⅲ级为微前突；

Ⅳ级为颏明显前突；

Ⅴ级为颏极为前突。

沿下唇红缘至颏前点画线，测量颏唇沟至该线的水平距离，可确定颏唇沟的深度。正常的颏唇沟为4mm。

四、面型的分类

人的面型各种各样，分类方法很多，有图形分类法，即用几何图形形容面型；字形分类法，即用汉字字形比喻面型；指数分类法，即用形态面高及面宽的形态面指数将面型分类。

（一）图形分类法

根据玻契分类法，将面型分为十种形态：椭圆形、卵圆形、倒卵圆形、圆形、方形、长方形、菱形、梯形、倒梯形和五角形。

1. 椭圆形脸　特征是脸呈椭圆，额部比颊部略宽，颏部圆润适中，骨骼结构匀称。总体印象是脸型轮廓线自然柔和，给人以文静，温柔，秀气的感觉，是东方女性理想脸型。此种脸型也最受化妆师的青睐。

2. 卵圆形脸　特征是额部较宽、圆钝，颏部较窄、带圆，颧颊饱满，面型轮廓不明显，比例较协调，此种面型对女性不失美感。

3. 倒卵圆形脸　特征是和卵圆形脸相反，额头稍小，下颌圆钝较大，此面型不显秀气灵性，但显文静、老成。

4. 圆形脸　特征是上下颌骨较短，面颊圆而饱满，下颌下缘圆钝，五官较集中。总体印象是长宽比例接近1，轮廓由圆线条组成，给人温顺柔和的感觉，此种脸型年轻人或肥胖人多见。

5. 方形脸　特征是脸的长度和宽度相近，前额较宽，下颌角方正，面部短阔。总体印象是脸型轮廓线较平直呈四方形，给人以刚强坚毅的感觉。多见于男性。

6. 长方形脸　特征是额骨有棱角，上颌骨长，外鼻也长，下颌角方正。总体印象是脸的轮廓线长度有余，而宽度不足。多见于身高体壮、膀大腰圆的人。

7. 菱形脸　特征是面颊清瘦，额线范围小，颧骨突出，尖下颏。上下有收拢趋势，呈枣核型。总体印象是脸的轮廓线中央宽，上下窄，有立体线条感，多见于身体瘦弱者。

8. 梯形脸　特征是额部窄，下颌骨宽，颊角窄，两眼距离较近。总体印象是脸型轮廓线下宽上窄。显得安静，呆板。

9. 倒梯形脸　特征是额宽，上颌骨窄，颧骨高，尖下颏，双眼距离较远。总体印象是脸型轮廓线上宽下尖，显得机敏，但清高、冷淡。

10. 五角形脸　特征是轮廓突出，尤其是下颌骨发育良好，下颌角外展，颏部突出，常见于咬肌发达之男性（图10-2-2）。

（二）字形分类法

将面部用汉字分类，可分为八种：

1. 田字形　扁方而短，类似方形脸。

2. 由字形　上削下方，类似梯形脸。

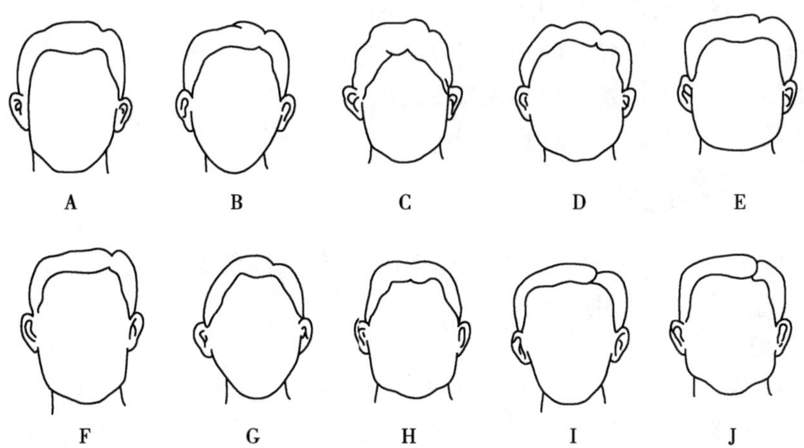

图 10-2-2 面型的图形分类

A. 椭圆形脸 B. 卵圆形脸 C. 倒卵圆形脸 D. 圆形脸 E. 方形脸 F. 长方形脸 G. 菱形脸 H. 梯形脸 I. 倒梯形脸 J. 五角形脸

3. 国字形 面型方正,类似长方形脸。
4. 用字形 额方,下颌宽扁。
5. 目字形 面部稍狭,类似长方形脸。
6. 甲字形 上方下削,类似倒梯形脸。
7. 风字形 额圆宽,腮及下颌宽大,类似五角形脸。
8. 申字形 上下尖削,类似菱形脸(图 10-2-3)。

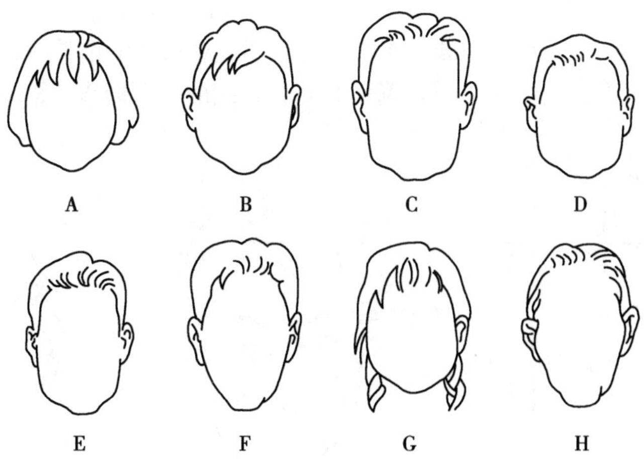

图 10-2-3 面型的字形分类

A. 田字形 B. 由字形 C. 国字形 D. 用字形 E. 目字形 F. 申字形 G. 风字形 H. 甲字形

（三）指数分类法

采用形态面高(鼻根至颏下的距离)和面宽(左右颧点之间的距离)两种测量值,组成形态面指数(形态面高÷面宽×100),根据指数大小将面型分为五种:

1. 超阔面型 形态面指数小于 78.9。

2. 阔面型 形态面指数于 79.0 ~83.9 之间。

3. 中面型 形态面指数于 84.0 ~87.9 之间。

4. 狭面型 形态面指数于 88.0 ~92.9 之间。

5. 超狭面型 形态面指数大于 93.0。

五、面型美的比例关系

什么样的面型为美？一般认为高宽比例协调，轮廓线条柔和，五官分布对称为美的面型。当然，面型也存在着个性特征。

（一）正面比例

1.“三停五眼” “三停五眼”源于我国古代画论《写真古诀》。“三停”指脸型长（高）度，将从发缘点到颏下点的距离分为三等份，即从发缘点到眉间点，眉间点到鼻下点，鼻下点到颏下点各为一等份，各称一停共三停。“五眼”指脸型的宽度，双耳间正面投影的宽度为五个眼裂的宽度。除双眼外，内眦间距为一眼裂宽度，两侧外眦角到耳部各一眼裂宽度，共是五个眼裂宽度，称“五眼”。

2. 正面四等分 从面部中线向左、右各通过虹膜外侧缘和面部外侧界作垂线，纵向分割成四等分（图 10-2-4、图 10-2-5）。

（二）侧面比例

1. 侧面“三停” 以耳屏中点为圆心，耳屏中点到鼻尖的距离为半径，向前画圆弧。再以耳屏中点分别向发缘点、眉间点、鼻尖点、颏前点作 4 条直线，将脸部侧面划分为三个扇形的三角，即为侧面“三停”。最理想的夹角为：∠α 男性 27°~32°，女性 25°~30°；∠β 男性 22°~25°，女性 23°~27°；∠γ 男性 32°~35°，女性 31°~35°。一般看来∠β 偏小，∠γ 偏大，最大角与最小角之差以不超过 10°为美。此法可以一目了然地观察人的侧貌形态。美貌的人，其发缘点、鼻尖点、颏前点均与圆的轨迹吻合。还可观察颏的前伸后退位置（颏最突点恰好落在圆弧上，称为美容颏），又可较精确地判断鼻背线的高低曲直（图 10-2-6）。

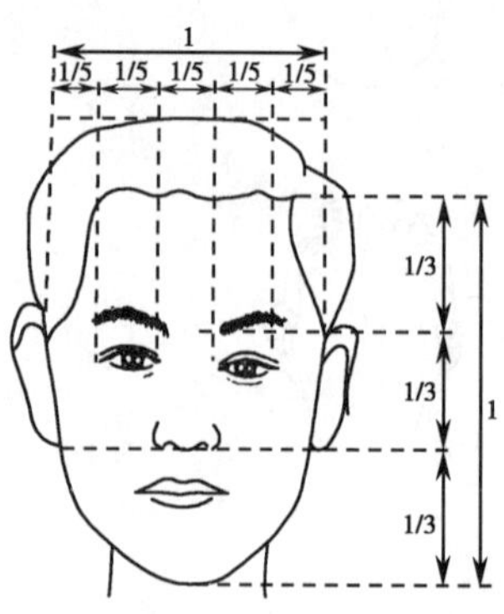

图 10-2-4 正面“三停五眼”

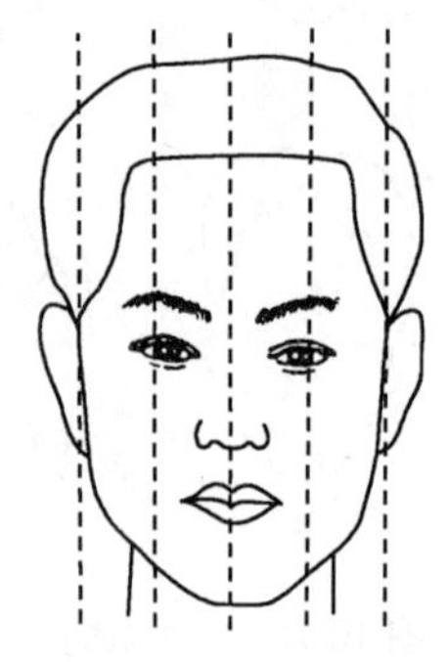

图 10-2-5 正面四等分

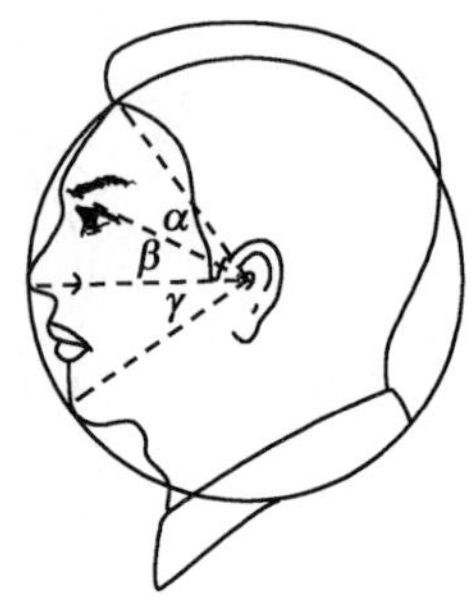

图 10-2-6 侧面三停

2. Frankfort 平面 是由外耳道最上点（Po）和眶下缘最低点（Or）构成的平面，于 1884 年在德国召开的人类学国际会议上命名。该平面平分以 Po 点为圆心、Po 点至发缘点至颏前点的圆心角（图 10-2-7）。

（三）审美平面

审美平面又称美容线。面部侧面轮廓中，鼻、唇、颏三者的协调匀称，在容貌美学中占有

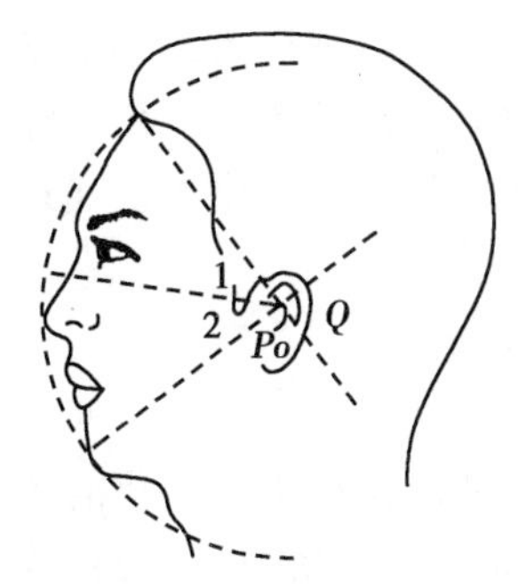

图 10-2-7 Frankfort 平面

重要地位，历来受到医学界和美学界的重视。面下 1/3 形态最富有变化，最能体现个性，与容貌美的关系最为密切。一些学者设计了各种方法，通过鼻、唇、颏软组织相互关系来评价人的侧貌，其中有代表性的是瑞氏（Ricketts）审美平面和斯氏（Steiner）审美平面。

瑞氏（Ricketts）审美平面：从鼻尖点至软组织颏前点线的审美平面（也称 E 线）。其要求上唇距此线比下唇距此线略远一点，一般认为上唇约距 4.0mm，下唇约距 2.0mm。但西方人上下唇后退于该平面较远，东方人相对较近。Ricketts 认为面型良好的白种人上下唇均位于平面后方，上唇更靠后些；黄种人上下唇恰与平面相切；黑种人上下唇向前突出于平面。

斯氏（Steiner）审美平面：鼻尖至人中呈 S 形曲线，该曲线的中点与软组织颏前点的联想平面。许多学者认为，美的容貌应是上下唇突点与该平面接触，若超前或后退过多，则视为异常或不美。

中国美貌人群中，鼻唇颏突度之间男女均存在明显的正相关关系，即鼻突度增大，唇、颏突度也相应增大，三者之间均有显示数量关系的直线回归方程。鼻唇颏关系的协调在中国人表现为：双唇位置均处于审美平面之后；上唇与下唇比，下唇相对靠前，上唇相对靠后；深度适当的颏唇沟显示出轮廓清晰的颏形态。

（四）黄金分割律

凡是美的容貌处处都体现出黄金比律的存在。诸如黄金分割点、黄金线段、黄金三角、黄金矩形等。面部宽长比例即以眼水平线的面宽为宽，发缘至颏点间距为长，其比例为 0.618∶1。

（五）$\sqrt{2}$ 规律

首先将$\sqrt{2}$规律引入容貌美学研究的是日本口腔医学界的学者。面部的水平方向和垂直方向结构均存在着$\sqrt{2}$递增规律。日本人与中国人同属黄种人，$\sqrt{2}$规律对研究我国美貌人群的颅面结构特征具有一定的参考价值。

（六）面部其他比例关系

美貌人群具有协调一致的、稳定的比例关系，全面高（指眉间点至颏下点之间的距离）与全面宽（指左右颧突间距离）；形态面高（指鼻根点至颏下点之间的距离）与全面宽；形态面高与全面高；下面高（指鼻根点至颏下点之间的距离）与形态面高均有明显的正相关关系。

以左右颧突间距代表面中宽度；左右下颌角间距代表面下部宽度，两者之比男女均接近 1.3∶1（男 149.41∶113.86，女 138.81∶105.00）。

左右髁突颏点间距与髁突下颌角间距（即升支高度）男女左右四组比值均为 1.7∶1。

由双侧髁突上点与颏点组成的三角形，男性三条边之比分别为 1.05∶1.01∶0.94；女性分别为 1.07∶1.00∶0.93。男女三条边之比均接近 1∶1，即该三角形近似等边三角形。

在颧颊结构中，颧突点均位于外眦后下方（后：男女分别为 9mm 和 7mm，下：男女分别为 27mm 和 26mm）。颧部形态为一斜向后上方的椭圆形。在颧突度、颊突度、下颌下缘突度以及口角、鼻翼突度之间也存在明显的相关关系。

从以上比例来看，如果面部各部分的相互关系达到或接近这些标准，则视为比例上是和谐的，看上去显得容貌美丽端庄，匀称协调。如果和这些比例相距较大，就会显得在整体上或某一部分存在缺陷。当面型不够理想时，可以通过发型来弥补面型的缺陷，也可以通过截骨或植骨术来彻底改变面型。

六、面型美的多样性特征

美的面型的结构共性并不排斥多样性，相反，面型美的规律正是包含在千变万化的个性之中。美的面型是客观存在，美的面型的差异同样是客观存在。面型在年龄、性别及种族方面都存在着差异。（图 10-2-8）

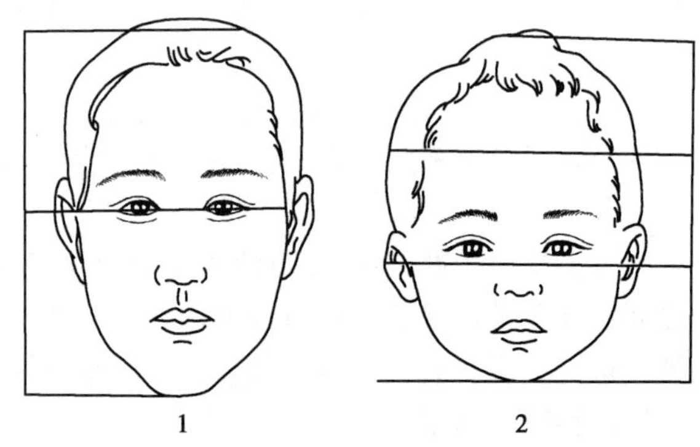

图 10-2-8 面形的年龄差异

1. 成年；2. 儿童

人的面型在一生中不是一成不变的，儿童时期，由于颅骨较面骨发育早完成，在 6 岁以前，面部的五官基本集中于面的下半部，额部相对显得大，表现出一种幼稚面型。随着年龄的增长，面骨发育趋于完成，五官逐步上移展开，面型逐渐显现成熟感。以眼的位置为例，儿童时期，眼位于面中下 1/3 交界处，成人则移至面中 1/2 处。在美容外科医生实施面型改型手术时要注意这一特点，以免造成年轻人老年化，而人到中年发胖后，腮部、颌下、颏下的皮下脂肪增加，皮肤弹性下降，表现为面颊隆突，面部下半部宽大，脖子显短，呈“坠腮”形脸型，在面型改造时，去掉多余的脂肪和皮肤就可恢复年轻的容貌。

中国美貌人群的 X 线头影测量表明，男性与女性的面骨形态存在差异。男性颜面在水平方向和垂直方向上的骨发育均大于女性。男性下颌骨发育较大，颏唇沟较深，女性的面高相对大于男性。男性面中上部较女性凹陷，面下突度大于女性。颧突度女性大于男性，而颧颊平面的垂直高度男性大于女性，男性在下颌角部位的颜面侧方宽度大于女性，所以男性以长方形、方形脸体现刚毅健壮之美，女性则以椭圆形、圆形脸表现出温柔恬静之美。

在种族上，面型的侧部轮廓形态存在着较大的差别。将人的侧面轮廓归纳为四种面型：在眉间点至颏前点之间假想一条直线，以此线为基准分型。①鼻下点恰在此线上为“直面型”；②鼻下点位于直线后方的为“凹面型”；③鼻下点稍位于直线前方的为“微凸型”；④鼻下点位于距此直线前方较远的为“凸面型”。黑种人以凸面型为主；黄种人大多为微凸型，少数直面型；白种人多为直面型，少数凹面型。（图 10-2-9）

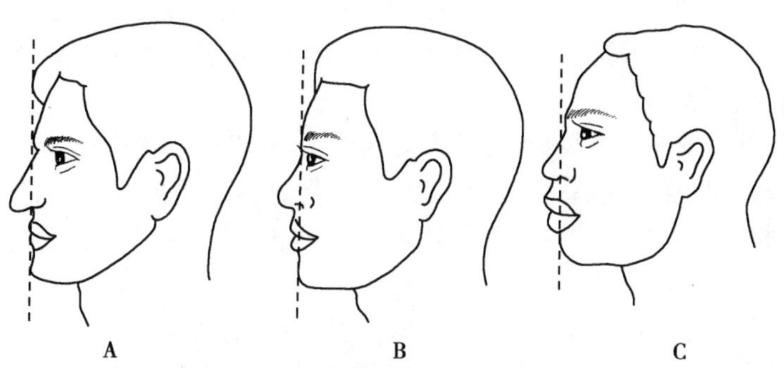

图 10-2-9 面型（侧貌）的种族差异
A. 直面型；B. 微凸型；C. 凸面型

第三节 面部五官美

通常认为，容貌美标准为是“五官端正”，即形态正常的眉、眼、鼻、唇、颏；富有立体感的面型；健康、润泽的颜面皮肤；自然闭合的双唇，微笑时不露牙龈，侧貌鼻、唇、颏突度适宜；面部双侧对称，颧颊及腮腺咬肌区无异常肥大或凹陷；牙列整齐，牙齿洁白，咬合关系正常等。因此，本章分别剖析容貌各部位的美。

一、眉与容貌美

眉，在眼的上方，横位于上睑与额部交界处，是容貌的重要结构之一。在人的面部，除了灵动的双眸外，最能传神，表现人的内心和性格特征的就数双眉了。左右对称、浓淡相宜、粗细适中的双眉，对协调、平衡面部各结构之间的关系，显示情感个性、烘托容貌美均具有重要作用和意义，故有“面之有眉，犹屋之有宇”的说法。

（一）眉的美学功能和意义

眉在颜面五官中起着重要的协调作用。英国美学家夏夫兹博里说过：“凡是美的都是和谐的、比例适度的。”眉是眼睛的框架，两者关系好似画框与画面的关系，好的画需要相宜的框架来衬托才会熠熠生辉。同样粗细适中浓淡相宜、线条优美的双眉对于顾盼神飞的双眸来说就像绿叶配牡丹，衬托得双眸更加明媚迷人，使整个面部轮廓显得明晰而和谐，使容貌增添风采。相反，参差不齐的眉毛则会使美丽的“心灵之窗”光辉顿减。因此双眉的存在对于人的容貌美起着“烘云托月”的作用。

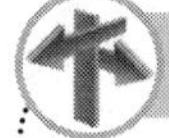 **知识链接**

《红楼梦》中的罥烟眉

“两弯似蹙非蹙罥烟眉，一双似喜非喜含情目”《红楼梦》中的林黛玉给人的印象是弱柳扶风、眉尖若蹙，她的罥烟眉将她多愁善感的性格表露无遗。

（二）眉的美学观察和分型

1. 眉的外表形态标志和美学位置

（1）眉的外表形态标志：眉横卧于眼眶上缘眉脊处，介于上睑与额部之间，稍稍隆起而富于立体性。起自眼眶的内上角,沿眶上缘向外略呈弧形,表面生有硬质短毛称眉毛,左右各一,相互对称。两眉之间称眉间,与鼻根部关系密切。双眉外侧为颞部,眉的上方为额部,下方则与上睑相续。

眉毛是眉的外表形态的主要标志,其内端称眉头,近于直线状;外侧端稍细称眉梢;眉头与眉梢之间为眉身(眉腰),略呈弧线状,弧线的最高点称之为眉峰。双眉的位置、形态、长短、眉毛色泽应相互对称并与颜面各部位协调一致。若以“三停”为准,双眉应位于“上停”与“中停”交界处。

(2) 眉的美学位置:眉的位置因人而略有差异,标准眉的美学位置应该是:

眉头:位于内眦角正上方或略偏内侧,在鼻翼边缘与内眦角连线的延长线上。两眉头间距约等于一个眼裂长度。

眉梢:稍倾斜向下,其尾端与眉头大致应在同一水平线上,眉梢的尾端在同侧鼻翼与外眦角连线的延长线上。

眉峰:位置应在自眉梢起的眉长中外 1/3 交界处,或在两眼平视前方时鼻翼外侧与瞳孔外侧缘连线的延长线上。

(3) 眉毛的长势与排列:眉毛属硬质短毛,其自然生长规律是一根根短毛,分上、中、下三层交织相互重叠而成。

眉头部分较宽,眉毛斜向外上方;眉梢部分基本一致斜向外下方生长;眉腰部眉毛较密,大体上是上列眉毛向下斜行,中列眉毛向后倾斜,下列眉毛向上倾斜生长。由于眉毛上述长势和排列,使眉头部颜色重于眉梢,而眉腰部色最深,其上下较淡。因此整体观察眉的颜色浓淡相宜,层次有序,富于立体美感。

(4) 眉毛的密度、色泽:眉毛的密度、长短、粗细、色泽与种族、性别、年龄等多种因素有关。其密度为 50 ~ 130 根/cm^2,眉毛密度可分三级:①稀少:眉毛不能完全盖住皮肤;②中等:眉毛几乎完全盖住皮肤,但眉间无毛;③浓密:眉毛完全盖住皮肤,眉间有毛,甚至连成一片。通常两眉之间是平滑无毛的,若眉间有毛把两眉连接起来,此种眉称“连心眉”。

一般说儿童的眉毛短,细而稀,成人的眉毛较长,较密而色黑;男性眉毛较粗宽而密,女性眉毛则窄而弯曲。眉毛色黑,在老年男性眉毛可增长变白,俗称“寿星眉”,而女性老年人眉毛则易脱落变稀疏。

眉毛的色泽深浅与全身色素代谢有关,其中尤以与丙氨酸酪氨酸经过代谢形成的黑色素关系密切。因此平时多食用蔬菜、豆类制品可增加眉毛的黑度。在病理状态下如白化病、白癜风、斑秃、原田病甚至交感性眼炎等疾病,可使眉毛部分或全部变白。

2. 常见眉型分类 眉型的分类,依眉的位置、形态变化,可有多种分类;国人常见眉型大致有以下八种。

(1) 标准型:给人以舒展、大方、优美的感觉。

(2) 下斜型(八字型):眉梢低于眉头,双侧观看似八字,容易给人留下滑稽、悲伤的印象。

(3) 向心型:两眉头距离过近,超过内眼角位置较多。显得紧张、压抑、过于严肃。

(4) 粗短型:给人以刚毅、强悍印象,但不温柔。

(5) 连心型:两眉头连成一体,虽有刚毅之气,但往往易给人造成“凶相”之感觉。

(6) 散乱型:眉毛分布散而无序,显得迟钝、精神不振、无俊秀之气。

(7) 离心型:两眉头距离过宽,显得五官布局松散,而不协调,甚至有痴呆的感觉。

(8) 残缺型:因眉毛缺乏整体感而有碍美观。(图 10-3-1)

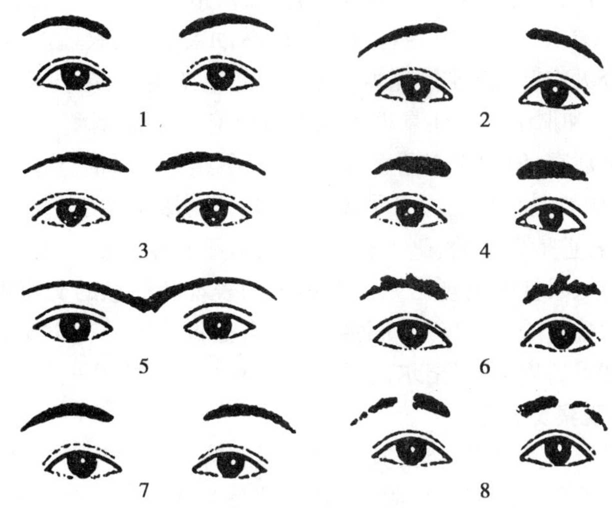

图 10-3-1 常见眉型

1. 标准型 2. 下斜型 3. 向心型 4. 粗短型 5. 连心型
6. 散乱型 7. 离心型 8. 残缺型

实际生活中,眉型多种多姿,上述分型只是较普遍存在的种类。

3. 理想的眉型 理想的标准眉型应该是眉头在眼睛内眦角上方,稍稍偏里些,眉梢位于眼睛外眦角与鼻翼外侧的连线的延长线上,若将眉长分成三等分,眉峰的位置应在自眉梢起的外、中 1/3 的交点处。

眉的浓淡相宜,富有立体感,其弯度、粗细、长短、稀疏均得体适中且与其脸型、眼型比例适度和谐方能显出美感。

各种族都具有各自的眉部形态特征,何种眉型为美?由于受民族、文化、风俗等各种因素的影响,各种族甚至种族之内审美概念和标准也不尽相同,而且随时代变迁看法也有所改变,因此没有固定明确的标准。

一般认为在具有理想标准眉型基础上,双侧对称并与脸型、眼型协调、眉峰高度适中、眉梢略向外上的柳叶眉,是东方女性眉型美的特征,给人以漂亮、秀气、温柔、自然天成的美感。

二、眼与容貌美

眼居五官之首,是人体最重要、最精巧、最完善的感觉器官,主视觉功能,是大脑的延伸部分,通常情况下人类从外界获得信息约 90% 来自双眼。视觉在人类认识客观世界中占有极其重要的地位,故眼睛有"脑之天窗"之称。

(一) 眼的美学功能和意义

眼是表情器官,在人类情感思想交流中具有特殊的重要作用,是人内心世界的显示器。能反映出一个人的喜、怒、哀、乐等各种内心活动和情绪,所以又被称为"心灵的窗口"。

眼睛还是容貌的中心,是容貌美的重点和主要标志。人们对容貌的审视,首先从眼睛开始。一双清澈明亮、妩媚动人的眼睛,不但能增添容貌美使之更具魅力和风采,而且能遮去或掩饰面部其他器官的不足和缺憾。"画龙点睛"这句成语,体现了眼睛的美学重要性。眼睛的形态、结构比例如何,对人类容貌美丑具有重要的影响,因此美学家称人的双眼是"美之窗”。

眼睛美有两层含义:一是眼部形态结构之美;二是指“眼神”所表达传递情感信息之美。“眼神美”是一种动态之美。正常眼神者应是眼球转动灵活,眨眼适度,视物清晰,眼球光彩清莹/明亮,眼白部分无支翳,瞳孔黑亮炯炯有神,可随光线、情绪变化而变化,具有传神之感。只有“形”与“神”和谐统一才能真正表现出眼睛美的全部内涵。

眼是重要的视觉器官,但从审美角度分析,眼睛还具有传递信息、表达情感的重要功能,俗话说“眼能传神”,眼神是无形的通讯手段,默默传情的眼神能表达心灵深处极为复杂、丰富、细腻、隐秘的情感,它是真实的、毫无掩饰的,极富于感染力。一个人的爱憎、喜怒哀乐,甚至性格、气质,都会从眼神中表现出来。在情感的表现和信息的交流中,眼神的表达能力是语言和手势所不能替代的。无怪乎“眼神美”一直是古今中外哲学家、美学家、文学家、诗人们所共同关注和赞美的焦点,黑格尔甚至说:“灵魂集中在眼睛里。”

(二) 眼的美学观察及分型

人的双眼包括眼球及其附属器官,其各局部形态特征及相互间和谐关系构成了眼部美的形态结构基础。眼的美学观察包括眼与眉、鼻的关系,眼睑、睑裂形态,睫毛、眼球、瞳孔、眼型等。

1. 眼与眉、鼻的相互关系

(1) 双眼分别位于双眉之下,鼻根两侧。内眦角位于眉头正下方,大多数人两眉间距离与两眼内眦角距离相近。

(2) 从鼻翼经外眦角向上引延长线,则相交于眉梢处。

(3) 两眼平视前方,从鼻翼经瞳孔外缘连线的延长线与眉交点,恰为眉峰位置,即眉型弧度的最高点。

(4) 两侧鼻翼宽度与内眦间距、睑裂宽度大致相同,从美学角度讲鼻翼过宽对眼形美也有一定影响。

(5) 鼻梁高低对内眦间距及内眦赘皮形成有明显影响,鼻梁高者,内眦间距显窄,内眦赘皮多不显;反之鼻梁低,内眦间距显宽,多伴内眦赘皮形成,影响眼的美学外形。

2. 内眦间距、鼻眶窝及其美学意义　内眦间距系指两眼内眦角之间距离,平均宽度为30~32mm,与睑裂、鼻翼间宽度大致相等。其在面横比例中符合“五眼”,内眦间距宽窄对眼形及容貌有一定影响,过宽则使两眼过于分开,显面部横径加宽,失去比例协调美,过窄则使两眼接近,显得面部收拢变窄。

通常,内眦间距过宽者往往伴有鼻根部低平塌陷和明显的内眦赘皮而影响容貌美。

鼻眶窝,也称内眦窝,为眼内眦部与鼻梁根部之间形成的凹陷,左右各一个。此窝的存在使鼻根部具有起伏协调之曲线美感,因此又称“黄金窝”。若此窝消失或变平则对眼形及容貌美影响极大。

鼻眶窝形态与鼻梁、内眦部有密切关系,鼻梁低平此窝多变低平或不显,而且内眦多有赘皮形成。故临床上在行塌鼻矫正或内眦赘皮等矫正时注意此窝的形态。

3. 眼睑及其美学意义　眼睑上睑宽大,形态及活动幅度变化明显,在相当程度上决定眼睑外形的整个特点,对眼型与容貌美影响很大。

上睑皮肤表面常有两条横弧形沟纹。上方者称眶睑沟,闭眼时变浅或不显;睁眼时变深、明显。黄种人较浅,白种人较深而明显,这与欧美白种人眼窝深、鼻骨与眶骨的高度有关。下方沟纹距睑缘5~6mm,称上睑沟,有此沟者上睑表现为重睑形态,无此沟者表现为单睑形态。

上睑形态根据有否皱襞和皱襞形态特点可分单睑型、重睑型、内双型和多皱襞形四类。单睑又可根据上睑皮肤紧张松弛程度及皮下脂肪多少分为正力型、无力型(皮肤松弛型)和超力型(俗称肿眼泡)。一般认为具有重睑的上睑外形使人眼神明媚动人,面容显得爽朗优美。

上睑因有提上睑肌故可以上下灵活运动,其活动幅度约为 10mm 左右。正常人睁眼平视时上睑缘恰位于角膜上缘下 2mm 处。闭眼时,上睑遮盖全部睑裂所暴露的部分。角膜隐蔽于上睑之后,不外露。若提上睑肌功能障碍则引起上睑下垂、影响眼型美。

下睑形态及活动幅度变化小,其皮肤表面有下睑沟、下睑颧沟、下睑鼻颧沟。正常者睁眼平视时,下睑缘恰位于角膜下缘处;闭眼时下睑只稍稍向上。若下睑缘处轮匝肌肥厚增生则形成“肌性睑袋”;若皮肤、眼轮匝肌、眶隔膜变性松弛,眶脂肪前膨出脱垂则形成下睑眼袋而影响美观。

4. 睑裂及其美学意义

(1) 睑裂高度:睑裂高度指眼睛平视正前方时,上下睑缘间距离,平均为 7 ~ 12mm。一般分为三型:

1)细窄型:细窄的睑裂多见于亚洲黄种人;

2)中等型:多见于欧洲白种人;

3)高宽型:是黑种人的特点。(图 10-3-2)

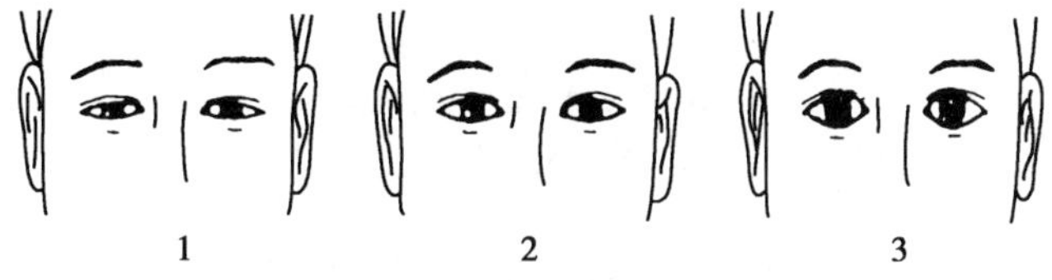

图 10-3-2 睑裂高度分型

1. 细窄型 2. 中等型 3. 高宽型

(2) 睑裂宽度:指睑裂内外眦水平间距离,平均为 25 ~ 30mm,其宽度与面宽比例符合“五眼”者为美。

(3) 睑裂倾斜度:指内外眦角位置的高低程度,一般分为三种类型:

1) 水平型:内外眦角在同一水平线上;

2) 外倾型:内眦角高于外眦角(也称内高外低型);

3) 内倾型:内眦角低于外眦角(也称内低外高型)。(图 10-3-3)

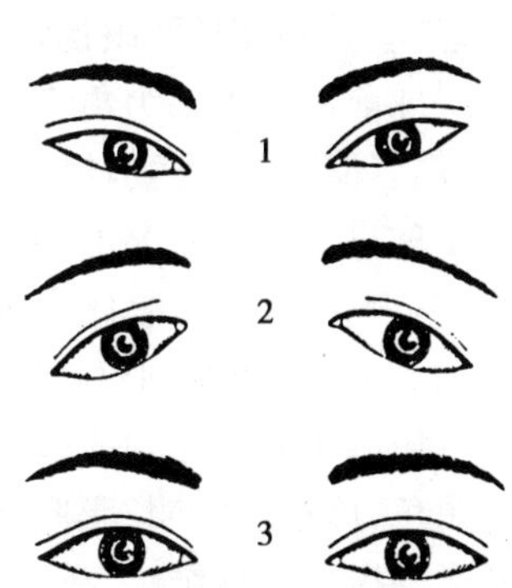

图 10-3-3 睑裂倾斜度

1. 内倾型 2. 外倾型 3. 水平型

睑裂倾斜以外眦略高于内眦 2 ~ 3mm,内外眦连线与水平线夹角在 10°左右为美。此形态外眦角稍向上翘,呈“丹凤眼”,无论男女均是美眼的形态之一。

睑裂倾斜度有明显的种族差异。白种人外眦角较内侧角稍高,而蒙古人外眦角多明显高于内眦角,这与蒙古人多具有内眦赘皮有关。据统计国人睑裂以水平位居多,占

82.06%，内倾位次之占13.23%，外倾位最少，只占4.71%。

睑裂高度、宽度、倾斜度直接影响眼型和容貌美。

睑裂的高度、宽度影响眼球和角膜露出的程度。正常者在睑裂区可见到角膜（及其内部虹膜和瞳孔），角膜内外三角形的巩膜，结膜半月皱襞和泪阜。睑裂高宽者眼球暴露多，显大；反之显小。角膜露出率约为50%～80%。

一般以睑裂中等高度、睑裂宽度与面宽比例符合“五眼”、外眦角水平于或略高于内眦角、内眦角稍钝圆形、外眦角呈锐角之睑裂形态显美。

5. 睫毛 上下睑缘生有睫毛，排列成2～3行。似排排卫士，排列在睑裂边缘，协同眼睑对角膜、眼球有保护作用，故被称作眼的哨兵。

上睑的睫毛多而长，通常约有100～150根，长度平均为8～12mm，稍向前上方弯曲生长，睁眼时倾斜度为101°～130°，闭眼时为140°～160°。上睑睫毛较长、较粗、颜色较浓，与眼型美关系密切。下睑的睫毛短而少，约50～80根，长度约为6～8mm，稍向前下方弯曲。睁眼平视时倾斜度为90°～120°。上下睑中央部睫毛较长，内眦部较短。睫毛的倾斜度因人而异与眼型美有密切关系。（图10-3-4）

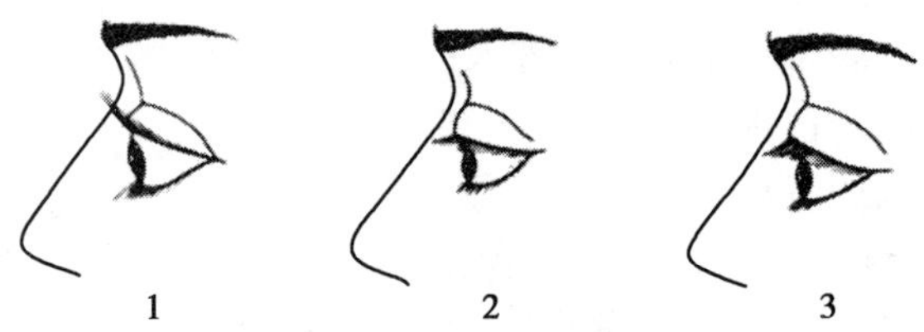

图10-3-4 睫毛的形态

1. 上翘的睫毛 2. 普通高度的睫毛 3. 向下垂的睫毛

细长、弯曲、乌黑、灵动而富有活力的睫毛对眼型美以至整个容貌美也具有重要的辅助作用。因此睫毛，特别是上睑睫毛已成为人类尤其是女性眼部重要修饰部位之一。

6. 眼球及其美学意义

（1）眼球：眼球是视觉器官的主体部分，位于眼眶窝的前部，借眶筋膜与眶壁联系，周围有眶脂肪垫衬保护。眼球近似球体，前后径平均为24mm，垂直径为23mm，水平径为23.5mm。眼球四周有上、下、内、外直肌和上、下斜肌附着，以保证眼球向各方灵活转动。正常眼球向前平视时，两眼视轴平行，无偏斜，突出于外侧眶缘约12～14mm。

眼球前部正中部为角膜，略呈圆形，占眼球壁前1/6。眼球壁后5/6为瓷白色的不透明巩膜，两者交界处为角膜缘。除角膜外，眼球前部巩膜被薄而透明的球结膜覆盖。

眼球过大、过小、突出、内陷，位置有否偏斜，运动是否灵活，幅度是否正常、有否震颤等，都直接影响眼部甚至整体容貌美。

（2）角膜、巩膜：眼球的前面有上下眼睑保护，其睑裂的范围正是眼球前方暴露的区域。在此区域内主要能见到的结构是角膜，角膜是无色透明的，它因后面的虹膜色素和瞳孔衬托而呈黑色，所以通常叫“黑眼珠”。其次是巩膜的前部分，巩膜为不透明的瓷白色，表面覆盖有透明的极薄的球结膜，故呈白色，通常所讲的“眼白”即指此而言。角膜和巩膜露出范围大小及其形态、颜色、透明程度与眼型美有密切关系。

角膜位于眼球前方，如同照相机的镜头，因此外界五彩缤纷的美好景物的自然光线才能不受干扰地进入眼内，传递到视中枢，形成视觉。倘若角膜透明性丧失或两眼“黑眼珠”失去对称美,其结果不但影响视觉,而且有碍美容。

7. 虹膜、瞳孔及其美学意义　虹膜又称虹彩,是眼球壁中间色素膜层的最前部分,位于角膜之后、眼球内晶状体之前,为圆盘形而略呈平面状含有色素的薄膜,其中央有一直径约为2.5~4mm的圆孔,即为瞳孔,中医学称瞳神或瞳仁。虹膜和瞳孔通过透明的角膜和房水是可以从外界观察到的。虹膜表面有高低不平的隐窝和辐射状的隆起皱襞,形成了清晰的虹膜纹理。距瞳孔缘约1.5mm处,有一环状隆起,称虹膜卷缩轮,虹膜内有环行的瞳孔括约肌和瞳孔开大肌,能调节瞳孔的大小。虹膜的颜色主要与虹膜实质中所含黑色素多少及分布情况有关。虹膜颜色有明显的种族差异。

白种人,虹膜色素少,由于光线的衍射作用,则多呈蓝色或碧绿色。黑种人和棕色人种由于虹膜致密,含有较多黑色素,则呈棕黑色。黄种人则介于上述两者之间,多表现为棕色虹膜。

在同一人种中,虹膜颜色也存在差异,一般女性虹膜色泽略深于男性。虹膜的结构、颜色、纹理、隐窝形态;瞳孔形态大小、位置、收缩情况以及瞳孔区状态,都与眼型美,尤其与“眼神”、情感的传递有密切的关系。

眼睛之所以能惟妙惟肖地传递信息和表达情感,体现出传神之美,是由其精细的形态结构和完善的功能所决定的。而其中尤其与角膜、虹膜、瞳孔,特别是瞳孔的收缩开大变化密切相关。

据研究瞳孔的扩大与缩小变化,不仅能调节进入眼内的光线多少,以保证形成清晰的物像,而且与情绪心理变化,兴趣,好恶,追求,欲望以及欣赏、聆听悦耳的乐曲,品尝适口的食物、饮料,和环境变化等有密切的关系。

8. 眼型分类　眼睛之美是眼的形态与眼神的和谐、健全的统一,其美贵在“神”,而基础在“形”。如果“形”有畸变异常,“神”便会失去光彩,将极大地影响眼睛美的展现。

对于眼型的研究和分类,以往虽有不少,但都难以将千姿百态的眼型容纳包括。依据眼睛位置大小、眼睑、睑裂的形态变化,眼型美学的分类方法有多种,国人常见的眼型有以下几种。

(1) 标准眼:又称杏眼,眼睛位于标准位置上,男性多见,特点是睑裂宽度比例适当,较丹风眼宽,眦角软钝圆,黑眼珠及眼白露出较多,显英俊俏丽。

(2) 丹风眼:属美眼一种,外眦角大于内眦角,外眦略高于内眦,睑裂细长呈内窄外宽,呈弧形展开。黑眼珠与眼白露出适中,眼睑皮肤较薄富有东方情调,形态清秀可爱。无论男女均为美形眼标准之一。

(3) 细长眼:又称长眼,睑裂细小,睑缘弧度小,黑眼珠及眼白露出相对较少。给人以缺乏眼神感,往往显得没有精神。

(4) 圆眼:也称荔枝眼、大眼。睑裂较高宽,睑缘呈圆弧形,黑眼珠、眼白露出多,使眼睛显示圆大。给人以目光明亮、机灵有神之感,但相对缺乏秀气。

(5) 眯缝眼:睑裂小而狭短,内外眦角均小,黑眼珠、眼白大部分被遮挡,眼球显小。显得温和,但有畏光之感。缺乏眼睛的神采和应有的魅力。

(6) 吊眼:也称上斜眼。外眦角高于内眦角,眼轴线向外上倾斜度过高,外眦角呈上挑状。双侧观看呈反“八字”形。显得灵活机智,目光锐利,但有冷淡、严厉之感。

(7) 垂眼:也称下斜眼。外形特征与吊眼相反,外眦角低于内眦角、眼轴线向下倾斜,形成了外眼角下斜的眼型。双侧观看呈“八字”形。显得天真可爱,但给人以阴郁的感觉,过度显老态。

(8) 三角眼:一般眦角多正常,主要由于上睑皮肤中外侧松弛下垂,外眦角被遮盖显小,使眼裂变成近似三角形,中老年人多见,也有先天性三角眼者,但少见。

(9) 深窝眼:主要特征是上睑凹陷不丰满,西方人多见。眼形显得整洁、舒展,年轻时具有成熟感,中老年给人以疲劳感,过度显得憔悴。

(10) 肿泡眼:也称金鱼眼,眼睑皮肤显肥厚,皮下脂肪臃肿,鼓突,使眉弓、鼻梁、眼窝之间的立体感减弱,外形不美观。给人以不灵活、迟钝、神态不佳感觉。

(11) 远心眼:主要特征是内眦间距过宽,两眼分开过远,使面部显宽,失去比例美,过度显得呆板。

(12) 近心眼:主要特征是内眦间距过窄,两眼过于靠近,五官呈收拢态,立体感增强,显严肃紧张,过度有忧郁感。

(13) 突眼:睑裂过于宽大,眼球大,向前方突出,黑眼珠全暴露,眼白暴露范围也多,若黑珠四周均有眼白暴露则俗称“四白眼”,过度是一种病态表现。

(14) 小圆眼:主要特征是睑裂高度与宽度短小,但本身比例尚适度。睑缘呈小圆弧形、眼角稍钝、黑眼珠、眼白露出少,眼球显小。整个眼型呈小圆形态,影响与整体脸型的协调,给人以机灵、执著印象,但缺乏神采和魅力。(图 10-3-5)

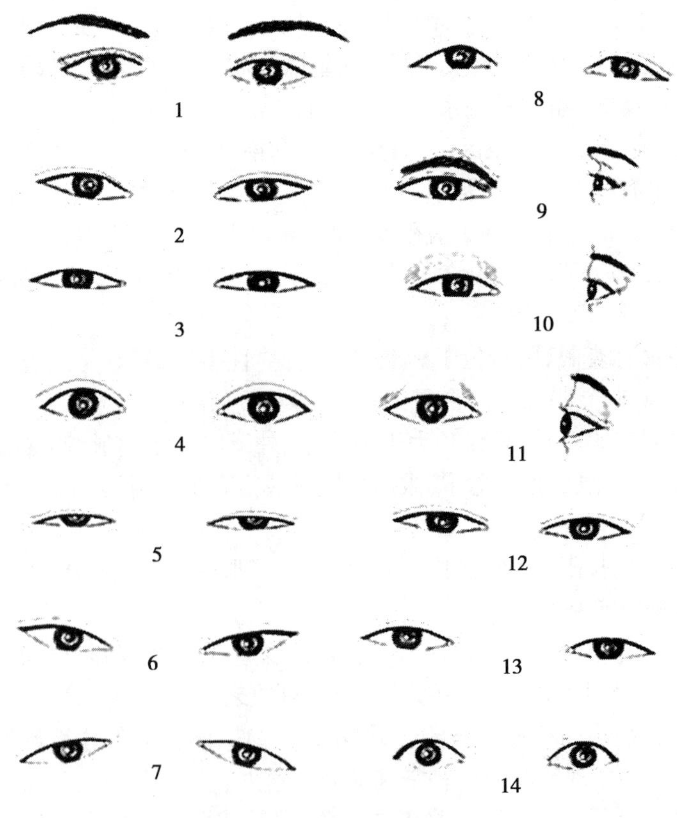

图 10-3-5 各种眼型

1. 标准眼;2. 丹凤眼;3. 细长眼;4. 圆眼;5. 眯缝眼;6. 吊眼;7. 垂眼;8. 三角眼;9. 深窝眼;10. 肿泡眼;11. 突眼;12. 远心眼;13. 近心眼;14. 小圆眼

三、鼻与容貌美

鼻位于面中1/3。上界与额部相连，下界与嘴相邻，鼻根部左右为双眼，鼻中部两侧与颧部、面颊部相毗邻。在化妆术中，额部与鼻背皮肤常称为“T”字带，是面部化妆的重点部位之一。素有“颜面之王”的美称。

（一）鼻的美学功能及意义

鼻作为呼吸道的门户，在吸入空气的同时，还具有过滤、清洁、加湿、加热空气的作用，同时，通过呼吸作用，参与调节人体体温和调控体内水分的过程。

鼻还具有灵敏的嗅觉，可以感知各种不同的气味，当空气中含有麝香 0.00004mg/L 时，人鼻即可嗅出。人嗅出硫化氢（臭鸡蛋味）的浓度是 0.00047mg/L。

鼻具有丰富的表情功能，通过鼻肌和面部表情肌的作用，可以做出耸鼻、皱眉、鼻翼扇动、鼻孔开大等表情动作。“嗤之以鼻”即是人们最熟悉的一种表示蔑视的神情。

鼻腔作为声道的一部分，参与某些声音（如爆破音）的发生，并通过共鸣作用使声音得以修饰，并将某种频率的声音放大。因此使语音或抑扬顿挫、或婉转悦耳。

所谓“五官端正”，鼻子起着主要作用，外鼻为一底朝下的三棱锥体，位于面中 1/3，它突出于面部的前端，具有严格的轴对称性，稍有一点不对称，则看上去会很显眼，其位置决定着整个面部的均衡性。外鼻的种族差异尤其明显，一般地说，白种人鼻型以细高型多，黑种人以阔扁性多，黄种人居二者之间。即使是同一种族中，外鼻形态在群体、个体之间的差异也较面部其他器官为大。因此人类学家把外鼻形态作为种族分类的重要依据。

额鼻形成的纵垂线，与鼻根至耳孔的横平线相交成直角，是人类鼻子在面部结构中的基本规定，如果违反这个规定，人的面部轮廓乃至整个容貌就会遭到破坏。这两条潜在的、纵横交错的直线是 18 世纪著名荷兰生物学家 Canboy 称谓的“面孔上美的线条”，在这个美的线条里，鼻子是中心，上端有眉、眼，下端通过人中与口唇相连，左右与颧颊毗邻，鼻翼由鼻唇维系，因此说鼻在面部起着承上启下，联系左右的作用。此外，鼻子的解剖位置尤其突出和醒目，与相对凹下的眼睛相互烘托，从而增强颜面部的立体层次感。

（二）鼻的美学观察与分型

鼻的美学观察包括鼻根高度、鼻背形态、鼻根凹度、鼻翼突出度、鼻孔形状、鼻尖和鼻基底方向等。

1. 鼻根高度　指鼻根在两眼内眦角连线上的垂直高度，一般分三种类型：

（1）低平：鼻根稍高于两眼内眦角连线，在 7mm 以内；

（2）中等：鼻根高度为 7 ~ 11mm；

（3）较高：鼻根高度为 11mm 以上。

2. 鼻的长度　一般为 6 ~ 7.5cm。

3. 鼻梁侧面形态　鼻梁的侧面形态大体分为三类，即凹形鼻梁，直形鼻梁和凸形鼻梁，每一类又分许多型：

（1）凹形鼻梁：A. 鼻梁短，鼻根低平，鼻尖向上，鼻基底部向前上方；B. 鼻梁短，鼻根高度中等，鼻尖向上，鼻基底部略向前上方；C. 鼻梁短，鼻根高度中等，鼻尖向前，鼻基部呈水平位；D. 鼻梁中等长，鼻根高度中等，鼻尖向前，鼻基底部朝向前上方；E. 鼻梁中等长，鼻根高，鼻尖向前，鼻基底部呈水平位。

（2）直形鼻梁：A. 鼻梁短，鼻根低平，鼻尖向上，鼻基底部向前上方；B. 鼻梁中等长，鼻根高，鼻尖向前，鼻基底部朝向前上方；C. 鼻梁中等长，鼻根高度中等，鼻尖向前，鼻基底部略向前上方；D. 鼻梁长，鼻根甚高，鼻尖向前，鼻基底部呈水平位；E. 鼻梁中等长，鼻根高度中等，鼻尖向下，鼻基底部朝向前下方。

（3）凸形鼻梁：A. 鼻梁短，鼻根低平，鼻尖向上，鼻基底部向前下方；B. 鼻梁中等长，鼻根高度中等，鼻尖向前，鼻基底部朝向前上方；C. 鼻梁长，鼻根高度中等，鼻尖向下，鼻基底部朝向前下方；D. 鼻梁长，鼻根高度中等，鼻尖向下，鼻基底部略向前下方；E. 鼻梁长，鼻根高度中等，鼻尖向前，鼻基底部呈水平位。（图 10-3-6）

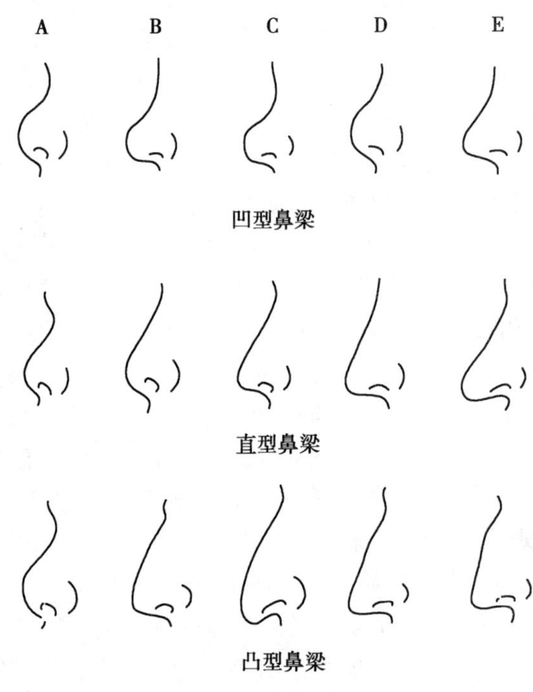

图 10-3-6 鼻梁的侧面观

4. 鼻尖 根据形状分为三种类型：①尖小型（鼻尖尖而小）；②中间型（鼻尖大小中等，圆尖适度）；③钝圆型（鼻尖肥大钝圆）。（图 10-3-7）

5. 鼻基底 主要指鼻小柱和两鼻孔的外侧缘的位置，一般分为三种类型：上翘型，水平型，下垂型。（图 10-3-8）

6. 鼻孔 传统的方法将鼻孔形状分为六类三型，即：圆形或近方形、三角形或卵圆形、椭圆形及长椭圆形。鼻孔最大径的方向也分为三种类型，即：横向、斜向、纵向。

20 世纪 70 年代，加拿大学者 Farkas 等提出并证实了人类有七种鼻孔类型，他巧妙而简捷地引用两条辅助线来揭示各种鼻孔类型在鼻底三角中的位置关系，从数量上描述了各型鼻孔的变异范围和鼻孔类型在人种中的分布情况。

7. 鼻根点凹陷 从侧面观察可分为四级：

0 级：鼻根点无凹陷，几成直线连续；

Ⅰ级：鼻根点略有凹陷；

Ⅱ级：鼻根点凹陷明显；

Ⅲ级：鼻根点凹陷甚深，额骨与鼻骨相接处有明显成角转折。

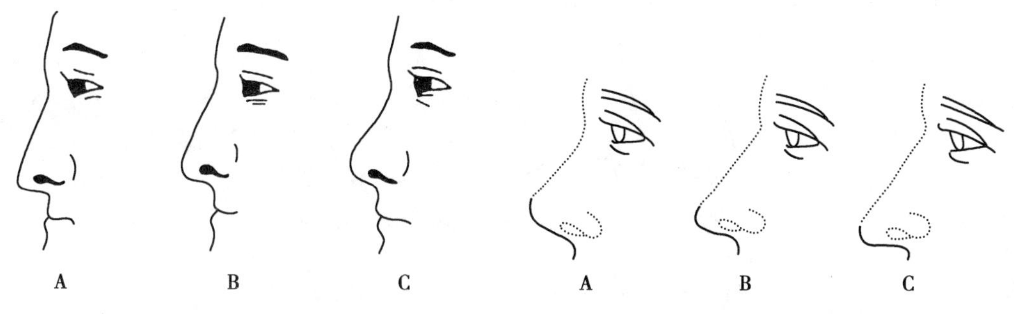

图 10-3-7 鼻尖形状

A. 尖小型;B. 中间型;C. 钝圆型

图 10-3-8 鼻基底类型

A. 上翘型;B. 水平型;C. 下垂型

8. 鼻翼高度 是从鼻翼下缘到鼻翼沟的最大垂直距离,可分三种类型:

(1) 低鼻翼,高约占鼻高的 1/5;

(2) 中等鼻翼,高约占鼻高的 1/4;

(3) 高鼻翼,高约占鼻高的 1/3。

9. 鼻翼宽度 指鼻翼的最大宽度(即鼻宽)与两眼内眦角间距的关系,可分为三种类型:

(1) 狭窄鼻翼:鼻翼宽度小于两眼内眦间距;

(2) 中等鼻翼:鼻翼宽度几乎等长于内眦间距;

(3) 宽阔鼻翼:鼻翼宽度大于两眼内眦间距。

鼻翼沟发育程度:可分为下三种类型:不明显;中等;显著。鼻翼沟与鼻唇沟的关系:两者不汇合;两者微汇合和两者完全连成一线。

10. 鼻翼的突度 可分为三种类型:

(1) 不突:鼻翼与鼻侧壁平面几乎在同一水平;

(2) 微突:略有突出;

(3) 甚突:鼻翼呈膨胀型,比鼻侧壁平面显著突向前方。

11. 鼻的分型 鼻的分型方法有多种,现主要介绍两种:

(1) 根据不同人种特点及外鼻的大体形态和轮廓分为八类:A. 希腊鼻-维纳斯鼻(美鼻);B. 马鼻-钩鼻;C. 波状鼻;D. 狮鼻-非洲鼻;E. 鞍鼻-日本鼻;F. 蒜头鼻-球鼻;G. 犹太鼻-鹫鼻;H. 朝天鼻。

(2) 仅对东方人而言,结合其常见外鼻的特点将其鼻型分为九类:

1) 理想鼻型:鼻梁挺立、鼻尖圆阔、鼻翼大小适度,鼻型与脸型、眼型、口型等比例协调和谐;

2) 鹰钩鼻:鼻根高,鼻梁上端窄而突起,鼻尖部向前下方弯曲成钩状,鼻中柱后缩;

3) 蒜型鼻:鼻尖和鼻翼圆大,鼻翼与鼻尖的形态不明显;

4) 朝天鼻:鼻尖位于鼻翼之后,鼻孔可见度大;

5) 小翘鼻:鼻根、鼻梁与鼻尖相比略显低,鼻尖向上翘起;

6) 小尖鼻:鼻型瘦长、鼻尖单薄、鼻翼紧附鼻尖,展开度不大;

7) 狮子鼻:鼻梁过宽、鼻翼及鼻尖大而开阔;

8) 鞍鼻:鼻梁塌陷,缺乏立体感,给人以愚笨、木讷之感;

9）波状鼻：鼻梁凹凸不平，缺乏线条美。（图 10-3-9）

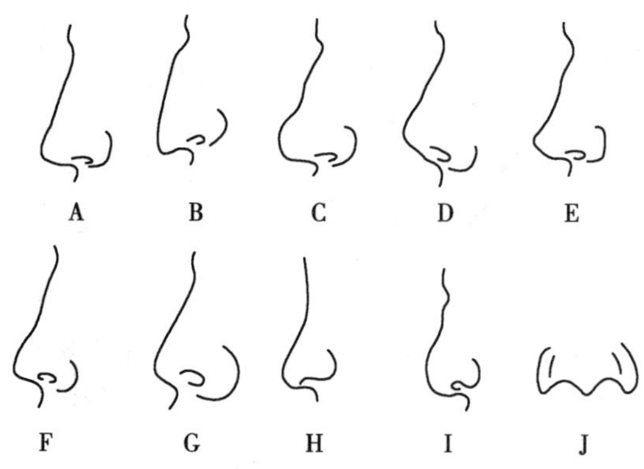

图 10-3-9 各类鼻型

A. 理想鼻型 B. 鹰钩鼻 C. 蒜型鼻 D. 朝天鼻
E. 小翘鼻 F. 小尖鼻 G. 狮子鼻 H. 波状鼻
I. 鞍鼻 J. 狮子鼻正面观

什么样的鼻型好看，具有美感？主要看鼻型与整个面型是否相称与协调，而且还要看是否符合本民族的特点和审美标准。一般地说，圆脸型的鼻子不宜太高；而长脸者的鼻型高些、长些较协调、好看。方脸的鼻型相应宽粗些，才更匹配。欧美人以高鼻梁为美，而中国人颜面多纤巧，额骨鼻突一般低平，因此，鼻梁以小巧细窄为美；男性鼻梁以近似直线为好，女性则以轻微的凹线型，鼻端微翘、曲线柔和为美。

一般说来，理想的外鼻长度，为面部长度的 1/3；理想的外鼻宽度（两个鼻孔外侧缘的距离），为一眼的宽度。这也就是我国古代画家所谓的"横三"、"竖五"。外鼻长于这个理想的长度为过长；短于这个长度为过短；宽于这个宽度为过宽；窄于这个宽度为过窄。（图 10-3-10）

鼻面角，是前额至门齿的垂直线与前额至鼻尖的倾斜线所形成的角度。此角度在高鼻的高加索人种为 30°～40°，在我国则为 25°～30°。鼻唇角，是鼻中柱与上唇人中之间的夹角，在大多数的正常人都为 90°。

由鼻背至额部的角度为鼻额角。此角在欧美人为 120°，在我国人应该更大一些。由鼻背经鼻尖至颏突的角度为鼻颏角，在欧美人为 130°，在我国人应该稍小一些。（图 10-3-11）

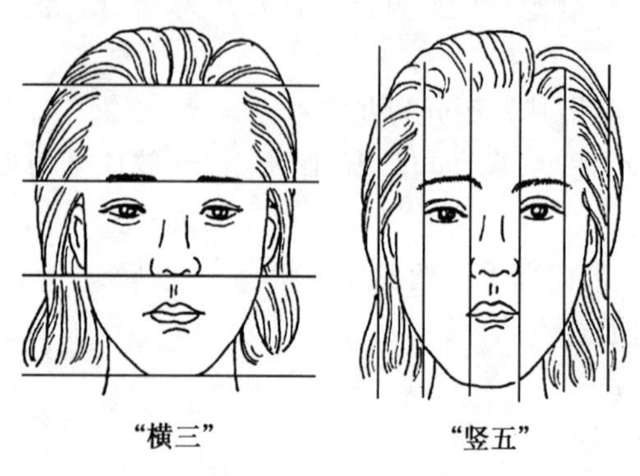

图 10-3-10 理想的鼻型

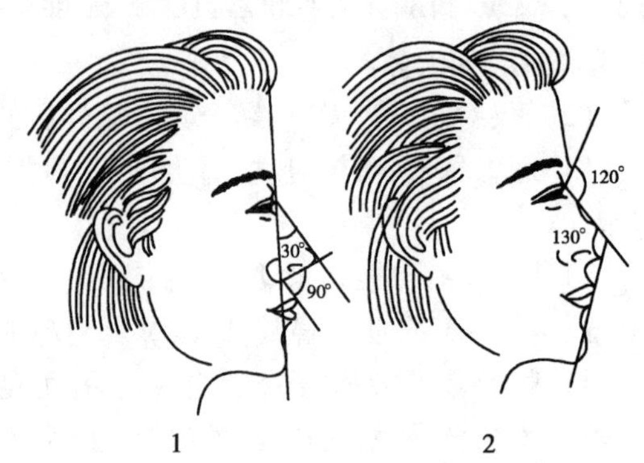

图 10-3-11 理想外鼻

1. 鼻面角为 30°，鼻唇角为 90° 2. 鼻额角为 120°，鼻颏角为 130°

鼻底为一等边三角形。鼻中柱的长度应为三角形高度的1/3,并等于鼻尖的长度。鼻中柱的宽度应与鼻孔的宽度相同,鼻孔呈卵圆形。

四、耳与容貌美

耳位于头颅两侧,左右各一。虽然是缺乏表情和动感的器官,但又是头面部不可缺少的器官。它的存在及形态的完美与否对容貌有至关重要的影响。耳的位置和形态完美可以使面部容貌更趋和谐、完美。

耳常称为位听器,包括外耳、中耳和内耳三部分。外耳包括耳郭、外耳道和鼓膜,影响容貌的主要结构是耳郭。耳郭位于头部两侧,对称排列。耳郭上缘与眉等高,耳垂附着点(下界)与鼻底等高。

(一) 耳的美学功能及意义

除眼和鼻之外,耳也是人们较多关注的器官。除了其自身具有的位置觉感知、收采传导声波、听力感知的生理功能外,外耳还有美化容貌的重要功能。一般人所说的五官端正,也包括外耳的端正、漂亮在内。人们用佩戴耳饰、装饰性眼镜等方法来衬托外耳及容貌之美,并用耳郭来衬托各式短款发型。

人类学家用耳郭作为鉴别人种的方法之一,心理学家利用耳郭鉴别人的个性精神疾患,法学家把它像指纹一样用来鉴别罪犯;我国古老的中医学将耳郭作为视诊和经络针灸的部位之一,医学哲学家又把它视为人体全息率的体现依据之一。

有关耳郭的美学认识,随时间和地区在不断变化,在早期文化的艺术品中,耳郭形态常被歪曲或者风俗化。如佛的画像总是大耳,东方民族认为大耳是幸福和富贵的象征,西方民族却忌讳大耳。耳轮结节为多数中国人具有,然而很少有人注意它的存在,西方人则曾一度将过分突出的耳轮结节视为天生罪犯的标志。

(二) 耳的美学观察和形态

耳的美学观察包括耳郭外展程度、耳郭形态和耳垂的形态三个方面:

1. 耳郭外展程度　耳郭的外展程度依据其与颞部所形成的角度分为三种类型:

(1) 紧贴型:耳郭横轴与颞部所形成的角度不超过30°;

(2) 中等型:耳郭横轴与颞部所形成的角度在30°~60°之间;

(3) 外展型:耳郭横轴与颞部所形成的角度在60°以上。

2. 耳郭的形态　根据耳轮、对耳轮及耳轮结节的形态,耳郭可分为六个类型,即猕猴型、长尾猴型、尖耳尖型、圆耳尖型、耳尖微显型、缺耳尖型。(图10-3-12)

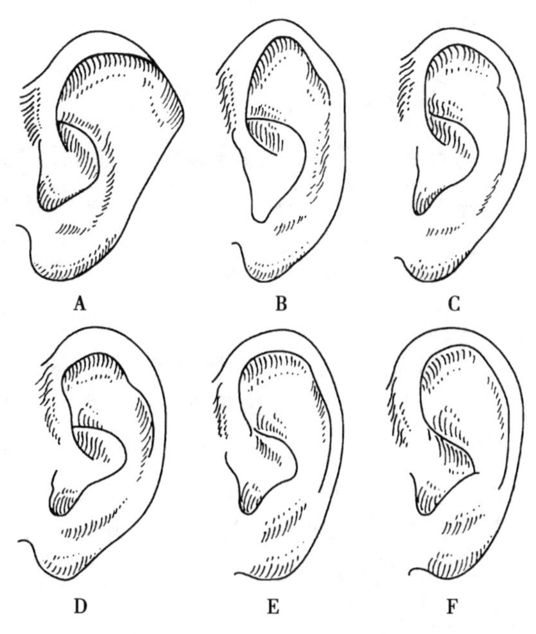

图 10-3-12　耳郭的类型

A. 弥猴型;B. 长尾猴型;C. 尖耳尖型;D. 圆耳尖型;E. 耳尖微显型;F. 缺耳尖型

3. 耳垂的形态　耳垂的形态变异很

大，其大小位置也不尽相同。在有的种族几乎没有耳垂，而在高加索人种中，耳垂的大小则随年龄的增长而加长。根据耳垂形态的不同可分为六种类型：圆形、小圆型、方形、短方形、三角形及尖三角形，基本形态为圆形、方形和三角形和附连三角形。

（1）圆形：耳垂向下悬垂呈圆形；

（2）方形：耳垂与颈部皮肤相连接几乎成一直线；

（3）三角型：耳垂下部边缘向上吊起，大部分或完全与颈部皮肤相连；

（4）附连三角形：耳垂的内侧完全与颈部皮肤相连，但整个耳垂仍呈三角形。

根据耳垂与颊部皮肤相连接的方式不同又分为完全游离型、完全粘连型和部分粘连型。

（三）外耳的分型

根据外耳的基本形态，一般分为以下五种类型：

1. 标准耳（海螺耳） 耳郭均等、无耳尖，给人以秀美之感；
2. 不等轮耳 耳轮上下不均等，虽然文雅，但显软弱；
3. 连垂耳 耳垂与颊部皮肤完全相连，几乎看不到耳垂，给人以胆小的印象；
4. 游垂耳 耳垂大而圆且下垂感强，完全游离于颊部皮肤，国人认为此耳是高贵的象征；
5. 招风耳 外耳与颅侧壁的角度增大，超过30°，耳郭上部呈扁平状态，给人以笨拙之感。

耳的形态因种族、地区、年龄、个体、性别及遗传因素等影响而呈现出不同特征。耳的审美观念也受上述诸多因素以及社会文化、宗教习俗等观念的影响。什么样的耳型最美？这似乎并无一特别的定论。所以，理想的耳型可以理解为：耳郭在头颅侧面的位置、倾斜角度合适，耳的宽度、长度与头面部的宽度、长度比例相协调，耳郭外形圆滑、无耳尖，耳部轮廓及解剖结构清晰，耳郭本身各组成部分之间比例关系协调，耳垂长度占全耳长度的1/5左右。中国人认为海螺耳为最美。

五、唇与容貌美

唇是一个多功能的混合性器官，也是最具色彩、表情和动感、最引人瞩目的器官，是构成人的容貌美的重要部位之一。唇在面部的作用并不亚于眼睛，嘴唇的形态、色泽、结构的完美与否对容貌美影响很大。

（一）唇的美学功能和意义

唇是面部器官中活动能力最大的软组织结构，由于它与面部表情肌密切相连的特点，使唇不仅具有说话、进食、吐出、吸气、吹气、亲吻和辅助吞咽等功能，而且具有高度特化的表情功能。唇在容貌美学中的优势首先是色彩美。由于唇的移行部-红唇皮肤极薄，没有角质层和色素，所以能透过血管中血液的颜色，加之该处血运丰富，表现为唇色红润、敏感而醒目。娇艳柔美的朱唇尤其是女性风采的特征之一。

唇在容貌美学中的重要性仅次于眼睛，有时胜于眼睛。达·芬奇的著名肖像画《蒙娜丽莎的微笑》，其重点就在唇。由于唇是人的感情冲突的焦点，因此有人称它为“面容魅力点”和“爱情之门”。

人中，是人类特有的结构。指鼻孔下至上唇，即上唇皮肤与唇红交界处。人的个体差异不同，其长短不同。中国人认为人中长是长寿的象征。上唇皮肤与唇红交界处形成了所谓的“爱神之弓”。

（二）唇的美学观察和分型

唇部系指上下唇与口裂周围的面部组织，位于面下1/3。唇的上界为鼻底线，下界达颏唇沟，两侧以唇面沟为界与颊部相邻。唇分上唇、下唇，两唇之间的横行裂称为口裂（俗称口），口裂的两端为口角。

唇的美学观察包括唇高度、唇突度、唇厚度、口裂宽度及唇型等。

1. 上唇的表面结构及形态标志　人类上唇的形态变化大，形态标志明显，对唇形美影响大。上唇的表面有人中、唇缘弓、唇珠三个重要结构。

（1）人中和人中嵴：上唇皮肤部表面正中为人中，这是人类特有的结构。人中部中央纵行的凹陷为人中凹。人中凹上接鼻小柱，下续唇谷，高度约为13～18mm。两侧隆起的边缘为人中嵴，也称人中柱，其下方正是唇峰的最高点。人中嵴两侧为侧唇区，以唇面沟与面颊部毗邻。

（2）唇缘弓：也称唇红线，是唇皮肤部和唇红部交界处呈现出的弓形曲线。上唇唇缘弓的曲线起伏弧度变化大，形成了上唇的唇峰（唇弓峰）和唇谷（唇弓凹）。唇谷，位于唇缘弓的中央最低凹处。此谷上续人中凹，下与唇珠相毗邻。唇谷中央凹处形似钝角形，称为中央角，国人一般约为150°～160°。中央角两边呈弧形曲线，向两侧外上方走行续于唇峰内侧边。唇峰，是唇谷两侧的两个高高凸起部，位于唇缘弓与人中嵴交界处，构成唇缘弓的最高部。唇峰中央最高凸起部也形似钝角形，称左右外侧角，国人一般约为210°～240°。两侧唇峰的外侧缘向外延续于口角，内侧缘即为唇谷两边，两侧唇峰的最高点比唇谷最低点高出约3～5mm。

（3）唇珠：上唇唇缘弓与中央唇谷下前方有一结节状突起，在婴幼儿更为明显，称唇珠。唇珠两侧的红唇欠丰满，而成唇珠旁沟，此沟的存在，衬托得唇珠更显突出，突而欲滴的唇珠，使唇形更增添魅力。

2. 下唇的表面结构形态和标志　下唇形态变化较小，形态结构也较上唇简单。下唇唇缘弓（唇红线）微隆起呈弧形，红唇部较上唇稍厚，突度比上唇稍小，高度比上唇略短，与上唇对应协调。下唇与颏部之间形成一沟，名曰唇颏沟，此沟存在与否、过浅或过深对容貌美有直接影响。

3. 唇的形态观察　唇的形态特征因种族、年龄、性别等因素而有差异，通常多以唇高度、唇突度（侧面观）、唇的厚度、口裂宽度等来衡量唇的形态美学特征。

（1）唇的正面观：当上下唇轻轻闭拢，正面观看唇形轮廓时可分为三型（图10-3-13）：A. 方唇；B. 扁平唇；C. 圆唇。

（2）上唇高度：指上唇皮肤的高度（即鼻小柱根部至唇峰的距离），不包括红唇部，我国成年人上唇平均高度为13～20mm。分为三类：A. 低上唇：上唇高度不超过12mm；B. 中等上唇高度：上唇高度在12～19mm；C. 高上唇：上唇高度超过19mm。

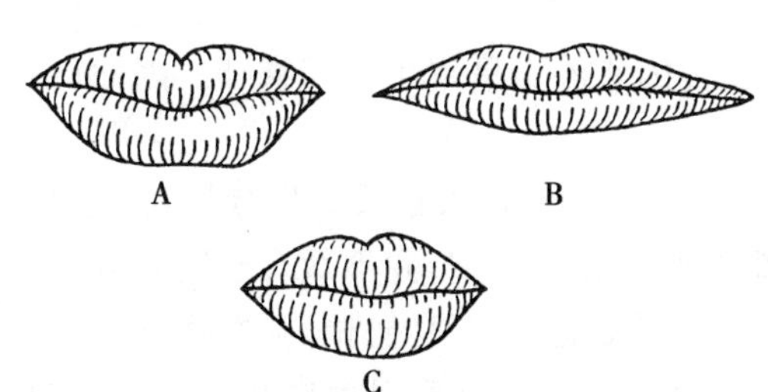

图10-3-13　唇的正面观形态
A. 方唇；B. 扁平唇；C. 圆唇

（3）唇厚度：指口唇轻闭时，上下红唇中央部的厚度，分四型：A. 薄唇：厚度在4mm以下；B. 中厚唇：厚度在5～8mm之间；C. 厚度：厚度在9～12mm以上；D. 厚凸唇：厚度在12mm以上。

上下唇厚度常不一致，因此在测量中常把上下唇分别记录。黑种人厚唇多，白种人薄唇多，而黄种人居中。国人上唇厚度平均为5～8mm，下唇厚度为10～13mm。下唇一般比上唇厚，男性比女性厚约2～3mm。

（4）唇部侧面观

上唇侧面观：指上唇皮肤部的侧面观察的形态，根据此部位前突程度，可分为三种类型：A. 突唇型：上唇皮肤部明显前突，其中突出凹型占45.5%，突出直形占24.8%，突出凸形占9.5%；B. 笔直型：上唇皮肤部大体呈笔直形态，占19.3%；C. 后缩型：上唇皮肤部后缩，占1.0%。

下唇侧面观：分三种类型：A. 凹型：占59.0%；B. 直型：占29.0%；C. 凸型：占12.0%。

唇的侧面形态并不完全取决于面部骨骼的结构和牙齿的生长状态，而且还有明显的种族差别。白种人多为直唇型，而黑种人多为凸型唇，黄种人则多为轻度凸型唇。某些黄种人唇凸很明显，但却无突颌和门齿前突征象。凸唇的比例随年龄增长而减少。

（5）口裂宽度：指上下唇轻度闭时，两侧口角间距离，可分为三型：

1）窄小型：宽度在30～35mm之间；

2）中等型：宽度在36～45mm之间；

3）宽大型：宽度在46～55mm之间。

理想的口裂宽度（即口角间距）大约相当于两眼平视时两瞳孔的中央线之间的距离。

4. 唇的分型　唇的形态可依据其高度、厚度、前突度、口裂宽度等有不同分类方法，一般常见的唇型大致有以下七种：

（1）理想唇型：口唇轮廓线清晰，下唇略厚于上唇，大小与鼻型、眼型、脸型相适宜，唇结节明显，口角微翘，整个口唇有立体雕塑感；

（2）厚唇型：口轮匝肌与疏松结缔组织发达，使上下唇肥厚，上唇的唇峰高，如唇厚超过一定的厚度，口唇即有外翻倾向；

（3）薄唇型：口唇的唇红部单薄；

（4）口角上翘型：由上下唇的两端会合而形成的口角向上翘，可以产生微笑的感觉；

（5）口角下垂型：突出特征是由上下唇会合形成的口裂两端呈弧线向下垂，给人以愁苦、忧郁的感觉；

（6）尖突型：薄而尖突的口唇，特征是唇峰高，唇珠小而前突，唇轮廓线不圆滑，尖突的口唇往往伴有狭小的鼻子，而影响整个脸型；

（7）瘪上唇：正常情况下，上牙床位于下牙床之前，如上牙床位于下牙床之后时（即俗称的“地包天”，就会形成上唇后退、下唇突出的形态，此种唇型一般都是上唇薄而下唇厚。（图10-3-14）

唇的形态因种族、地区、个体、年龄、性别及遗传因素等而呈现出不同特征。因此口唇的审美观念也与上述诸多因素密切相关。

唇外形有种族差异，如白种人的唇较薄，黄种人稍厚，黑种人最厚。即使同种族中也有群体或个体之间的差异，一个大小厚薄都很理想的所谓标准唇型，并不适合于所有的人。唇型的美与丑，不能脱离每个人的具体特征，只有与脸型相配，与五官协调，与性格气质相符的唇型，才能产生动人的美感和魅力。而且随着时代变迁，人们审美观念也在改变。例如，我国古代女性以“樱桃小口”为美，而现代女性则认为嘴大一些才漂亮而具有时尚美感。

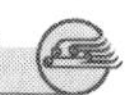

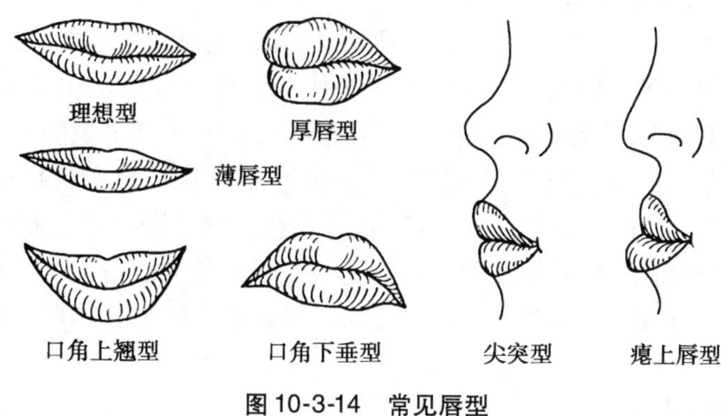

图 10-3-14 常见唇型

六、牙齿与容貌美

牙齿是口腔的门户，牙齿呈弓形，整齐地排列于口腔之中，组成完整的牙列，行使咀嚼、语言等各种功能。俗话说"牙齐三分美"。我国最早的文学作品《诗经》中，就以"齿若瓠犀"来赞美女子的牙齿洁白整齐。

人的一生有两副牙齿，即乳牙和恒牙，乳牙的萌出时间是半岁，至两岁出齐，乳牙共有 20 颗，上下各 10 颗。6 岁至 13 岁为替牙期，在此期间，恒牙依一定顺序萌出，替掉相应的乳牙。恒牙有 32 颗，上下各 16 颗。

（一）牙齿的美学功能

1. 咀嚼　食物进入口腔后，由牙进行切割、撕裂、捣碎和磨细等一系列机械加工过程，并与唾液混合，唾液中的酶对食物起部分消化作用。咀嚼力通过牙根传至颌骨，可刺激颌骨的正常发育。咀嚼的生理性刺激，还可增进牙周组织的健康。

2. 保持面部的协调美观　由于牙及牙槽骨对面部组织的支持，并有正常的牙弓及咬合关系的配合，而使唇颊部丰满，肌肉张力协调，面部表情自然，形态正常；若缺牙较多，则唇颊部因失去支持而显塌陷，致面容衰老。牙弓及咬合关系异常者，面形也受到一定影响。

3. 发音和语言　牙、唇和舌参与发音和言语，三者的关系密切。牙的位置限定了发音时舌的活动范围，以及舌与唇、牙之间的位置关系，对发音的准确性与言语的清晰程度有着重要的影响。特别是前牙的位置异常，直接影响发音的准确程度；若前牙缺失，则对牙齿音、唇齿音和舌齿音影响很大。

（二）牙齿的美学意义

牙齿的美学意义在于其形态美、色泽美及由此产生的对容貌美的增色和烘托效应。牙齿的审美有以下几个方面：

1. 牙列的完整　牙列对维护面部外形起主要作用，如果前牙缺失，特别是上前牙缺失，面部外形就受到影响。如果牙列缺损较多，周围软组织凹陷，使上下颌间距变低，面下部随之变短，唇颊部也因失去硬组织的支持而向内凹陷，面部皱褶增多，使面容显得苍老。

2. 牙齿的排列　一口排列整齐的牙齿，不仅具有良好的咬合关系和咀嚼功能，而且使人发音准确、语言清晰。整齐的牙列维持了良好的牙弓形态和面颊唇部的对称和丰满。先天性缺牙或过小牙畸形可造成牙列稀疏，而多生牙或牙齿过大，则可造成牙齿排列拥挤。牙列拥挤又可导致错颌畸形的发生，形成诸如"虎牙"、"开唇露齿"、"地包天"等面容，破坏了颜面部正常的比例关系及和谐对称的美学规律，给容貌带来缺憾。

3. 牙齿的形态 从美学角度讲，牙齿的形态可以表现出一个人的个性。牙齿的形态与面形协调，二者相得益彰。如果一个高大威猛的壮汉，却有一口细小的"糯米牙"，或者一位窈窕淑女满口"大板牙"，一定会使人感到滑稽可笑。另外，牙体组织的缺损如牙折、前牙切缘"v"缺损、切角缺损、牙齿过度磨损等破坏了牙齿形态的完整性，同样也影响容貌美。

4. 牙齿的颜色 自古以来，人们常用"明眸皓齿"、"牙似排玉"等来赞美牙齿的美。晶莹洁白、富有光泽的牙齿配以健康红润、充满活力的红唇，给人以自然的美感，使容貌更加完美，具有烘云托月的作用，故有"唇红齿白"之说。如果漂亮的容貌却配上满口黄牙或黑牙，就令人遗憾了。

（三）牙及牙列的分型

牙齿的形态与牙列形态、脸型有一致的协调关系，如长脸型的人，牙齿也偏长；而圆脸型者，牙齿形态也较短小、圆润。

人的容貌在一定程度上取决于脸型，而脸型又与颌骨发育密切相关，上颌骨发育对面部匀称与否关系尤大。不同的颌骨形态、牙弓形态构成不同的脸型，一般可将脸型、牙弓形、牙型分为三种基本类型：方形、圆型和三角形。若颌骨较宽，其牙弓发育必定是宽的，面部形态可能是方形；若颌骨较窄，其牙弓必然是窄的，面部形态可能是卵圆形或三角形。

颌骨的大小不仅影响整个颜面的形象，而且直接影响到牙列的形态及其排列。因为较宽的牙弓适宜于较宽的牙齿排列，较窄的牙弓适宜于较窄的牙齿排列，而牙弓的形态取决于颌骨发育的形态，所以牙体、牙弓与整个颜面部形态有一定的相关性。

根据六个前牙的排列形态，可将牙列分为三种基本类型，即：

1. 方圆型 四个牙齿的切缘连线略直，从尖牙的远中才弯曲向后，下颌前牙也具有相同特征。

2. 尖圆型 自上颌侧切牙的切缘即明显弯曲向后，使前牙段的弓形呈尖圆型排列。

3. 椭圆型 界于方圆型与尖圆型之间、自上颌侧切牙的远中逐渐弯曲向后，使前牙段的弓形较圆。

传统观念认为，个体的牙型、牙列型一般与面部外形是协调的。面形宽大者其牙及牙列形态多呈方圆型；面形尖削者其牙及牙列形态多为尖圆型；面形较圆者其牙形及牙列形态则为椭圆形。但实际上，这三者之间不协调也并非少数。根据国内对维吾尔族、哈萨克族、锡伯族及汉族的调查资料，牙形与牙列型一般的为 18. 90%，牙形与牙列型一致者为 30. 31%，牙型、牙列型、面型一致者仅占 5. 15%，而牙型、牙列型、面型不一致者却占 45. 28%。因此，牙型、牙列型、面型之间有一定的相关性。

（四）理想的牙齿

1. 牙列完整，无先天性或后天性的缺牙，无多生牙。

2. 牙齿排列整齐，不拥挤，不稀疏，牙齿无扭转、移位、异位等，牙量与骨量相符。

3. 咬合关系良好，上下前牙覆合关系正常，后牙为中性牙𬌗（即正中咬合时上颌第一磨牙的近颊尖与下颌第一磨牙的颊沟相对），无任何咬合畸形，如反𬌗、开𬌗、深覆𬌗等。

4. 牙齿形态完美，结构清晰，牙齿形态与面型协调，无畸形牙（如过小牙、锥形牙、融合牙等），牙体组织完整无缺损，无牙折、龋齿及牙体组织过度磨损等。

5. 牙齿颜色晶莹洁白或微黄，富有光泽，无变色牙、着色牙及牙结石等，牙周组织健康无炎症，牙龈及嘴唇色泽红润。

课堂讨论

讨论容貌美的特征、容貌的审美功能，容貌美的动、静美的特点。如何是面部形态轮廓美的特征，面型美的比例关系，五官眉眼鼻耳唇美的结构。怎样在现实社会中让容貌变得更美，成为人体容貌健康美。

（武燕　沙恒玉）

复习思考题

1. 容貌的审美功能表现在哪些方面?
2. 何谓容貌美？其具有哪些基本特征?
3. 面部形态轮廓美的构成要素有哪些？简述各个要素的美学特征?
4. 容貌的动态美感特征有哪些?
5. 面型美的比例关系有哪些？试述各个比例关系的具体内容?
6. 试述面部五官的美学特征是什么?
7. 谈谈容貌美的标准是什么?

第十一章　躯干与四肢美

学习要点

人体躯干和四肢的审美意义；人体颈项部、肩部的美学特征；人体背部、胸部的美学特征；女性乳房的美学具体特征；人体腰部、腹与脐部的美学特征；人体骨盆部的美学具体特征；人体四肢部的美学具体特征。

人体躯干和四肢的美是健康的美，充满生命活力的美。躯体和四肢所能提供的美感是和它们的正常形态及生理功能分不开的。男性骨骼粗大，骨架暴露，四肢肌肉鼓胀，富有弹性，显示出男性刚健有力的阳刚之美；女性皮肤细腻，脂肪丰富，形体丰满而圆润，曲线玲珑而富有变化，和男性线条粗犷的体形相反，呈现出一种浑然的状态。男性和女性的躯体和四肢展现的美都是生机勃勃的生命活力美。

第一节　颈 项 部 美

颈部是人体的外露部分，其形态美通常与容貌美相联系，在人体美中占有比较重要的地位。颈部上界是下颌缘和枕骨粗隆，下界是锁骨和第七颈椎棘突。颈部基本形从正面和后面看是圆柱体，从侧面看是上下面平行倾斜(从后上至前下)的圆柱体。男子颈部比较粗短，喉结大而且较低，可见到气管上段隐形。两侧胸锁乳突肌粗圆，锁骨上窝和胸骨上窝明显。颈部从侧面看有上粗下细感。女子颈稍细长，平滑细腻，喉结小而且位置高，颈下部甲状腺较男子发达，所以颈部从侧面看上细下粗。女子胸锁乳突肌外显不如男性，锁骨上窝浅。颈部有两、三条横纹，称为维纳斯的项圈，这是女性颈部特有的美学表征。

根据其形态特征，可分为正常颈、细长颈、粗短颈、探颈、仰颈、斜颈和缩颈等。

正常颈：颈部前凸适宜，前弯距在 3～5cm 之内，颈的粗细与头部大小和肩宽相和谐，头和颈的长度约等于身高的 1/6。

细长颈：见于瘦长体型人。此类人颈椎长度较大，皮下脂肪少，颈肌不发达，致头和颈的长度大于身高的 1/6，细长颈可以通过颈部健美训练和增加饮食使颈肌和皮下脂肪的容积增加，从而使细长颈的形态美得到改善。

短粗颈：多见于超力体型和肥胖体型。此类人颈肌发达，皮下脂肪较厚，颈椎的长度较短，使头颈胸之间的节奏感减弱，减肥治疗有益于短粗颈的形态改变。

探颈：是比较常见的不良形态，多见于先天性驼背体型人，也可见于颈椎外伤后，颈椎异常发育和感染性疾病，以及颈部肌肉神经病变。颈部骨骼和肌肉的异常发育或病理性改变使颈部向前探出，儿童及青年人的先天性驼背畸形引起的探颈可以通过体姿训练得以矫正。有的因后天性原因引起的探颈，可通过去除病因得以恢复正常。

仰颈：先天性仰颈少见，多见于颈椎和颈后软组织疾病患者，该类患者颈部呈后仰状，同时有胸部前挺。

斜颈：在临床上非常常见，原因有先天性斜视，脊椎发育畸形，单侧颈肋畸形，继发性或急性斜颈（冷风侵袭、感染、创伤、皮肤瘢痕）、肌性斜颈、痉挛性斜颈、精神性斜肌。这些不同形式的斜颈主要是单侧因素引起的，以肌性斜颈最为多见。

肌性斜颈现在认为是后天性的，与产伤所致单侧胸锁乳突肌损伤关系最为密切。患者出生后多有颈部单侧皮下包块或疼痛病史，发病率在2‰～5‰之间。基本病理改变为一侧胸锁乳突肌腱样挛缩，继发性改变有患侧肩部高耸、锁骨粗长、胸锁关节肥大、乳突肥大、下颌角肥大、面部软组织及骨骼发育不良。对整体发育的影响有胸椎向患侧侧突、颈椎向健侧侧突、颅面正中线以眶下缘水平线为界呈"<"型弯曲，"<"的夹角指向健侧，颅骨中部横断面上的矢状线从颅后偏向患侧。健侧眼、耳位置下移，畸形矫正后患侧眼、耳位置升高，斜颈对运动的影响有头后仰及向患侧旋转受限。

其他类型的斜颈如果从小儿开始持续存在，除原始病因及基本病理改变与肌性斜颈不同外，其对人体发育的不良影响是基本相似的。斜颈对人体发育的不良影响是非常严重的，针对病因争取尽早治疗可以避免或减轻对身体发育的影响。

缩颈：常见于短颈和习惯性耸肩，表现为颈部不舒展。挺胸、抬头、降肩训练可以改善缩颈。

蹼颈：为多见于女性的颈部双侧皮肤蹼状畸形，患者可为单纯性蹼颈，也见于 Turner 综合征、Lierich-Noonan 综合征。可以通过美容外科手术获得正常颈部外形。（图 11-1-1）

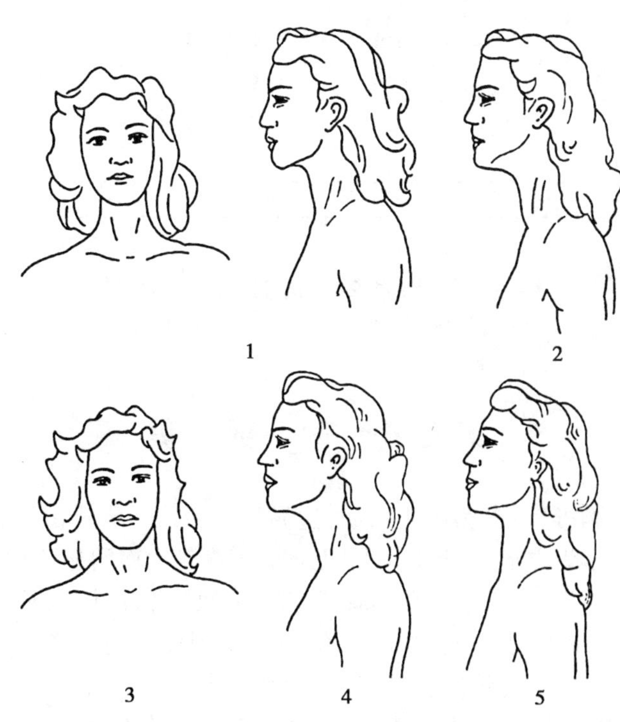

图 11-1-1 颈部形态

1. 正常颈；2. 细长颈；3. 短粗颈；4. 探颈；5. 仰颈

第二节 肩 部 美

肩部是颈、胸、背和上臂相互连续的部位，其范围是三角肌的覆盖区，与颈、胸、背和上臂分界清楚，基本形为三角形，中央圆滑隆起。三角肌的穹隆形结构决定了肩部的轮廓，无论从哪个角度看它都是肩部圆形的重要特征。男子三角肌发达厚大，三角肌起点宽厚，锁骨长而弯曲度大，故男子肩平宽，肩峰高，厚壮结实，给人以阳刚壮美之感。女子肩部肌肉不发达，三角肌起点处薄弱，而中部厚而宽，且锁骨略短而直，故女子肩平薄窄，肩峰低，有娇小柔弱感。

肩部的形态可分为正常肩、溜肩、平肩、耸肩和不对称肩等。

正常肩：肩部上缘与颈部连续处高于肩峰，此连续处和肩峰间的假设连线与水平的夹角小于45°。

溜肩：平常称为塌肩。判断标准是上述夹角大于45°。因女性正常此夹角较大，故其判断标准要适当加大。

平肩：上述夹角明显减少，使肩部上缘与颈部连续处基本上同肩峰等高，则为平肩。

耸肩：肩峰高于肩部上缘与颈部连续处。

不对称肩：肩部的左、右两侧不对称，表现为一平一耸、或一平一溜及一耸一溜等。另外还有一些很少见的肩部畸形，肩胛骨短而小，并向上移向颈部，称为“翼状肩”。（图11-2-1）

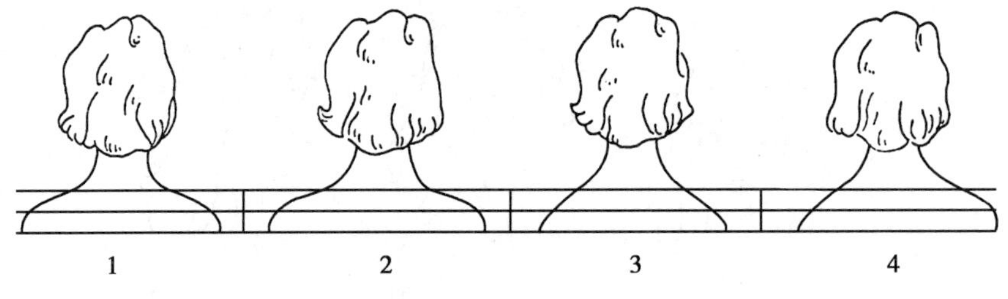

图11-2-1 肩部形态

1. 正常肩；2. 平肩；3. 溜肩；4. 不对称肩

第三节 背 部 美

背部上界为第一胸椎，下界为第十二肋，边界为腋后线。男子由于斜方肌和背阔肌发达、十二肋粗长，基本形为方形；背部肌肉凸凹分明，肩胛骨大而明显；胸椎后突弧度小，背部宽阔厚实挺拔，有“虎背”之说。女子背部肩胛骨较小，肌肉不发达，凸凹变化不显著；胸椎后突弧度稍大，与颈椎前突共同构成流畅的S型曲线；又因皮下脂肪较厚，故显得背部光滑圆浑。女性倒梯形胸背与宽阔的骨盆进一步衬托出细腰特征。

背部形态：根据脊柱的生理弯曲情况，可将背部的形态分为正常背、圆背、平背和鞍背等。

正常背：头颈正直地落于肩上，脊柱各弯曲在正常范围内（即脊柱颈曲、腰曲的弯距在3～5cm之内，胸曲的弯距在2.5～4.0cm之内）。

圆背：为常称的驼背，一般是以其程度严重者而言，圆背表现为脊柱胸曲过分后凸，呈圆

弧状,头颈落于标准姿势线的前方。

平背:即直背。表现为脊柱胸曲和腰曲弯度均过小。

鞍背:脊柱胸曲下段和腰曲过分前凸,致腹部前突,头颈和上部躯干落于标准姿势线后方。(图 11-3-1)

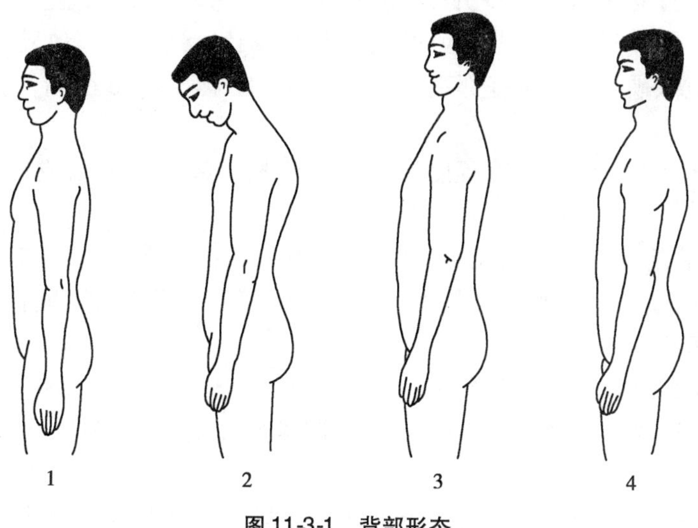

图 11-3-1　背部形态

1. 正常背;2. 圆背;3. 平背;4. 鞍背

第四节　胸　部　美

胸部上界为锁骨,下界为肋弓,两边界为腋中线。胸由肋骨、胸骨和胸椎构成的胸廓支撑。从正面观看,胸廓是上小下大的桶状形,但由于肩部、胸大肌、背阔肌等结构的支持,胸部下面观是上大下小的倒梯形。从侧面看胸部是一个向前下倾斜的卵圆形。男子胸肌发达形成四方形隆起,胸廓大,厚而宽,与腹部相比,胸长小于腹长。女子胸肌扁平,乳腺发达形成乳房,胸廓窄而圆,下部内收明显,与腹部相比,胸长与腹长相等,故显得下腹长、腰际位置高。

胸部形态:胸部的形态可分为正常胸、扁平胸、桶状胸、鸡胸、漏斗胸和不对称胸等。

正常胸:胸廓前后径与横径之比为 3∶4,胸骨较平,胸肌结实而丰满。

扁平胸:胸廓前后径与横径之比明显小于 3∶4,胸部平坦,两肩高耸,锁骨突出。

桶状胸:胸廓前后异常扩大,甚至等于或超过胸廓横径,形如圆桶。

鸡胸:胸廓侧壁向内凹陷,胸骨向前突起,形如鸡的胸廓。

漏斗胸:胸骨下端向内凹陷,形如漏斗。

第五节　乳 房 部 美

乳房美是胸部整体形态美的重要组成部分,是区别男女胸部的整体形态美的主要部位。

男子乳头小,乳晕直径约 3.0cm。男性乳房无生理功能,但它是男性胸部一个重要的体表学标志。而男子出现乳腺发育则属病理现象并影响胸部整体美观。

女子的胸大肌薄弱，乳腺发达形成乳房。乳房是女性胸部曲线美的重要组成部分。丰满而健美的乳房是成熟女性的标志。发育良好的女性乳房，乳头大，表面略呈桑葚状外观。乳头位置在锁骨中线第五肋骨至第五肋间范围。乳头连线是锁骨平面至双腹肌沟中点平面的黄金分割线。乳头距胸骨切迹 20～40cm。距胸骨中线 10～12cm，距乳房下皱襞 5.0～7.5cm，直立时与上臂中齐平，乳头间距 20～40cm。乳晕直径 4～5cm，呈棕红色，少数为艳丽的玫瑰红色或粉红色，生育后呈棕褐色。性刺激可致乳头乳晕平滑肌收缩，乳晕变小，乳头硬挺。乳房基部直径约为 12cm，位于第 2～6 肋间，内界为胸骨旁线，外界为腋前线。

女性乳房的大小、形态与前突程度因人而异，根据生理发育情况，成年未育女性乳房可分为六型：

幼稚型：乳腺基本未发育，可见到微微隆起的轮廓或在乳晕区及周围有发育形成的小乳房，乳头乳晕形态基本正常，胸围环差小于 10cm（环差等于过乳头胸围减乳房下皱襞胸围）。青年女性小乳房约占 10%。

圆盘型：乳房前突 2～3cm，乳头在圆盘中央，乳体初步发育，胸围环差约 12cm，属比较平坦的乳房。着衣时难见乳房形。女性圆盘型乳房约占 15%，多见青春发育初期女青年。

半球型：乳房前突约 4～5cm，乳头仍在中央位，乳体隆起明显，具备半球体特征，乳房体积约 200ml 左右，胸围环差约 14cm，属比较美观的乳房，着衣时可见到乳房形。青年女性半球型乳房约占 50%。

丰满型：此型既不像半球体也不像圆锥体。乳房前突约 5～6cm，约等于乳房底盘半径。乳腺发育良好，乳房体积约 300ml，胸围环差约 16cm。这种乳房形态饱满挺拔，乳体富有弹性和柔韧感。由于重力作用，乳头和乳体稍向外下方移位，乳峰前突且微微上翘。乳房上部皮肤成斜坡形，下部皮肤为弧线形，胸肌线上形成明显的乳沟。乳房皮肤有良好的张力。乳房下无重叠皱襞形成，运动状态可出现细弱颤动，着任何衣服都能显示胸部的丰腴感，这种乳房不仅造型美，而且最具性感魅力。青年女性丰满型乳房约占 20%。

悬垂型：乳房纵轴长度等于或大于乳房基部直径，乳房体积超过 300ml，受重力作用而下垂，明显向外下倾斜，乳房尾部明显隆起，乳房下部皮肤最低点低于乳房下缘，可有乳房下皱襞形成。乳沟宽而浅，皮肤较松弛，弹性较差。因腺体过度发育所致的下垂呈水滴型，其乳头仍为前突；而皮肤、腺体松弛所致的下垂其乳头向外下方倾斜，乳体有桶状感，美学特征不良。青年女性悬垂型乳房约占 4%。

肥大型：成人未育女性肥大乳房主要由乳腺过度发育引起，少数由脂肪堆积和乳腺肥大共同引起。体积超过 400ml，受重力影响严重下垂，组织弹性差，平卧位有流动性，站立时呈葫芦状，乳房形态失去正常美学特征。（图 11-5-1）

一般而言，圆盘型、丰满型都是美的乳房形态，其中丰满型最美，其次为半球形。

已婚已育妇女的乳房常见的形态有：松垂型、萎缩型、肥大型、混合型。

松垂型：乳房轻度萎缩，组织松软下垂，乳头指向外下方。

萎缩型：乳房重度萎缩，乳房中央部分乳腺组织部分存留，皮下脂肪少，乳头指向前方。

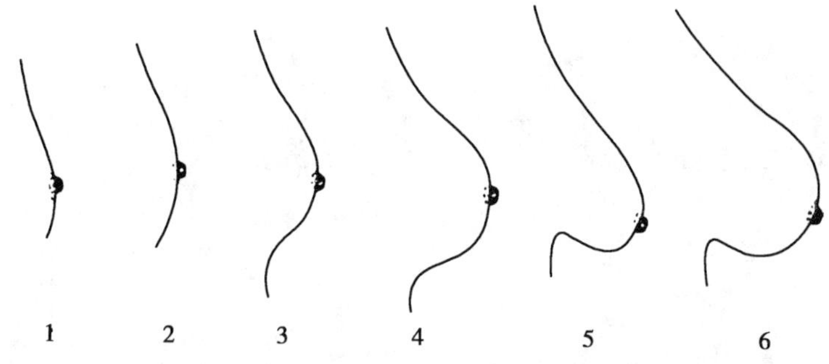

图 11-5-1　乳房的形态

1. 幼稚型；2. 圆盘型；3. 半球型；4. 丰满型；5. 悬垂型；6. 肥大型

肥大型：见于肥胖体型和青春期乳房肥大者，乳房体积进一步增加，组织松软并伴有下垂，呈面袋状。

混合型：上述三型乳房可混合存在，表现为不对称型，如一侧肥大，另一侧松垂，或一侧萎缩，另一侧松垂。

知识链接

乳房的发育和健美

乳房的发育受垂体前叶、肾上腺皮质和卵巢内分泌激素影响。垂体前叶可产生促乳房激素而直接影响乳房发育，卵巢可产生雌激素、孕激素，从而可促进乳房发育。此外生长激素、胰岛素等也是乳房发育不可缺少的成分。所以，女性内分泌的稳定健康是乳房健美的前提。

此外，乳房的健美还与遗传、饮食、运动、疾病等相关。所以为了维护乳房的健美还应做到营养均衡、合理运动、心情舒畅、佩戴适合的胸衣以及关注乳房健康，避免各类乳房的疾病的发生。

第六节　腰　部　美

腰部在解剖学上在第 1～5 腰椎范围，但在形体美学上在肋弓最低点至髂后上棘之间，范围狭小。腰部基本形从后面看是长方形，从侧面看是正方形。

男子腰部骶棘肌、腰大肌、腹外斜肌发达，表现为腰部粗圆。腰椎前突不明显，两侧肌肉隆起，腰椎脊突有下陷感。由于腹外斜肌和腹内斜肌发达，从侧面看，肋弓最低点至髂后上棘间可有轻微凹陷，整个腰部粗圆，以“熊腰”著称，表现出强大的腰部力量。

女子腰椎前突明显，与骶椎的后突共同构成 S 型曲线。由于腰际长而高，且肌肉不发达，所以腰两侧内收形成腰线。腰线也称为腰身，在解剖学上实际是指侧腹部形成的曲线。因此，此线也可称为侧腹线。左右腰线呈对应的弧形。该对曲线的弧度在男女之间有较明显差异，并决定腰部的美学特征。（图 11-6-1）

腰围是反映腰腹部形态的重要指标。女性理想腰围约 60cm。腰围在正常范围内，形态圆滑而细者为正常腰，见于匀称体形。大于或者小于正常腰围者则称为粗腰或细腰。粗腰见于较胖体型和生育后的女性。细腰见于消瘦体型和瘦长体型人。

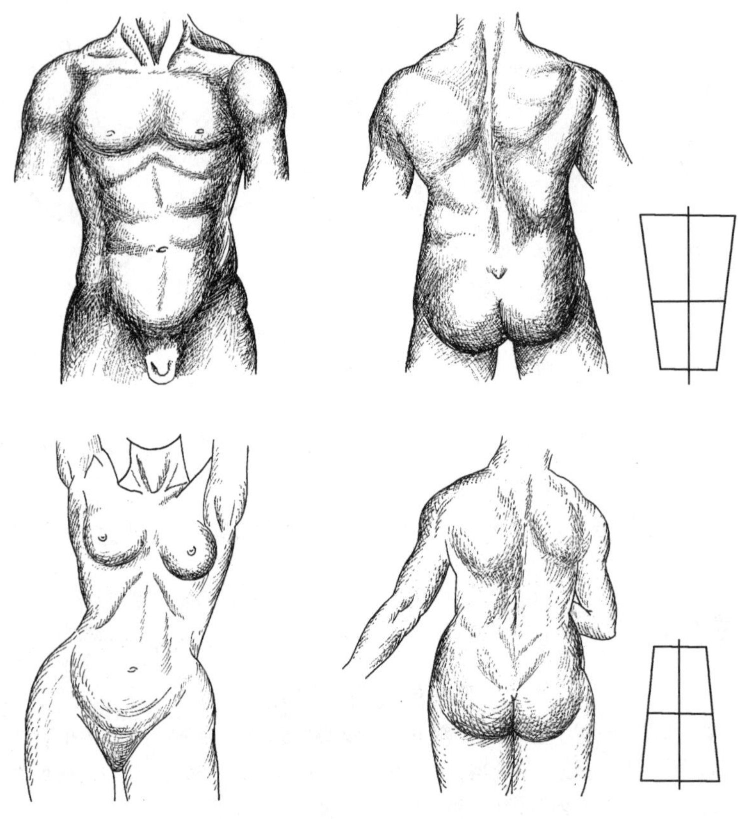

图 11-6-1　男性与女性躯干外形的比较

第七节　腹与脐部美

在解剖学和形体美学上，腹部的范围在肋弓与腹股沟之间，两侧为腋中线，是一个无骨骼支撑的区域。由于解剖学上的原因就确定了腹部的基本形为上小下大的蛋圆形。腹部的表面特征受腹肌和皮下脂肪的影响。

男子腹直肌在脐上有两排六块突起，脐下有两排四块突起，一般男子腹部可见到两排六块由腱划分割形成的腹肌突起，而男性健美运动员腹部两侧可见到八块肌肉突起。由于男子腹部腹肌发达、皮下脂肪少，故凸凹分明的平板腹较常见。

女子腹部皮下脂肪厚、肌肉不发达，一般见不到腹直肌肌型。上腹部窄小平滑，下腹与骨盆相协调，外形圆隆。由于女性腹肌下部最薄弱以及生育的影响，所以肥胖体型者下腹部外突最明显。

脐又称脐孔，是人体的一个重要解剖体表标志，并且蕴藏着重要的审美价值。它是人出生时脐带脱落愈合的皮肤瘢痕与脐直肌鞘紧密相连而成，被皮肤和皮下脂肪围绕的陷窝状结构。脐位于腹部正中线，高度相当于第 3 ~ 4 腰椎之间。在人体头高比例上，脐是人体从上至下的第三个头高分界线。在人体美学的数学法则上，脐是分割人体全长（头顶—脐—足跟）的黄金点。在人体造型艺术上，无论躯干和肢体如何运动，脐在人体轴线上的位置是相对不动的，而肩峰、乳头、髂前上棘、股骨大粗隆等标志点都是可以移动的。脐有多种形态，

女性皮下脂肪厚,脐部呈深陷的喇叭形,圆浑富有魅力。肥胖的女性和男性,脐多为水平舟状,而消瘦体型的脐呈垂直舟状型。

第八节　骨盆部美

骨盆由髂骨、坐骨、耻骨和骶骨构成。骨盆的特点和附属的肌肉决定了人骨盆外形并具有性别特征。男性骨盆的基本形为短方形,活体后面观为正方形,盆腔前后径小于左右径。女性的骨盆为较长的方形,骨盆侧翼外展低平,髂嵴间距在人体比例上大于男性,在骨骼构架上,是女性唯一大于男性的骨性部分,而其他部分均小于男性。女性盆腔前后径与左右径相等,前倾角大,这就造成了女性骶部和耻骨部有超出男性的明显外突。更为显著的表现是臀部硕大且后翘。女性的耻骨前突和阴阜部皮下较厚的脂肪垫,使耻骨部呈膨隆形,加之女性阴毛的倒三角分布,构成了女性的性别特征。女性骶骨的明显后突和腰椎的明显前突,使腰骶生理曲线格外鲜明。女性的骨盆充分显示了人类的生殖力和造型美。(图 11-8-1)

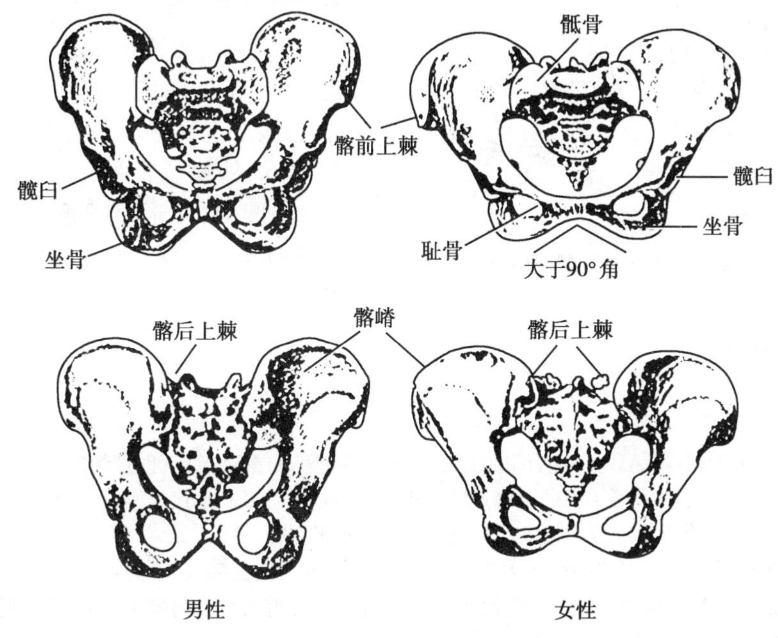

图 11-8-1　男性和女性骨盆的比较

臀大肌、臀中肌与骨盆构成了臀部的外形特征。从后侧观察人体躯干,臀部作为一块较大的体积和腰部形成了显著的凸凹关系,在人体动态上与腰椎运动紧密相依。在侧面,臀部又和大腿融为一体,成为下肢造型的一个重要组成部分。臀部的界线是非常分明的,它有臀间沟、臀下褶、髂嵴、髂前上棘和髂后上棘。女性臀部皮下脂肪垫肥厚,外表光洁、丰满、圆润,呈球型后突,从造型上看,完整、优美、神奇。即使在着装的人体上,臀部的体块也能通过衣服的褶纹显现出来,尤其在行走时,随着臀部的摆动,衣纹往往有规律地交错出现,同样充分显示出这部分体积的基本形态。臀部在质感和量感上明显地区别于身体其他部位,女性臀部以及乳房赋予人体最佳曲线。胸部和臀部往往交错倾斜运动,形成了既矛盾又统一和谐的整体韵律。男性臀部由于骨盆高、皮下脂肪少以及臀肌的肌腹厚壮,外形较窄,基本外形为肾形;髂骨外侧平坦,髂嵴和股骨大转子骨性标志清晰可见,具备阳刚的特征。(图 11-8-2)

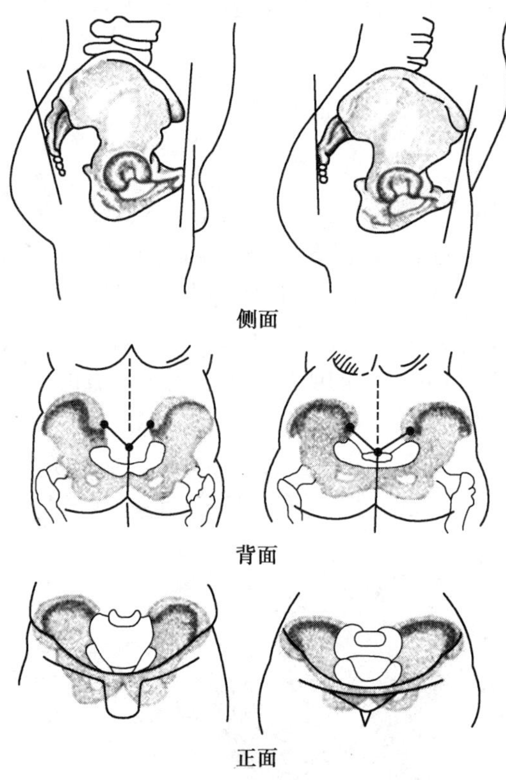

图 11-8-2　男性与女性臀部的比较

臀部形态：臀部浑圆后凸，上接躯干下部、下连大腿，是形成人体曲线美的重要部分。臀部的形态常见的有正常臀、扁臀、窄臀和小围臀、肥大臀等。

正常臀：臀部发育良好，皮下脂肪较厚，臀大肌发达，圆滑膨隆，臀围在正常范围内。在双腿伸直、脚跟并拢站立时，从腰部至臀部顶点的距离（即臀位）在 18cm 之内，外观挺翘。

扁臀：臀肌发育不良，致臀部膨隆不明显，缺乏曲线美和弹性。

窄臀：骨盆横向发育不良，致臀部扁窄，外形倾向于男性骨盆，臀下皱襞低平缺乏曲线美和弹性。

肥大臀：臀部肥大丰腴，臀围明显超过正常范围，在双腿伸直、脚跟并拢站立时，从腰部至臀部顶点的距离（即臀位）大于 18cm，外观呈下垂状。

小圆臀：外形呈球形后突，皮下脂肪和臀肌丰厚，臀下皱襞呈圆弧形，臀沟清晰。

 知识链接

腰臀比

腰臀比（简称 WHR），是腰围和臀围的比值，是人体体型美的重要指标，也是判定健康的重要指标。腰围是取被测者髂前上嵴和第十二肋下缘连线中点，水平位绕腹一周，皮尺应紧贴软组织，但不压迫，测量值精确到 0.1cm。臀围为经臀部最隆起部位测得身体水平周径。

当男性 WHR 大于 0.9，女性 WHR 大于 0.8，可诊断为中心性肥胖。这不但会导致体型失去健美的曲线，同时还意味着健康风险的加大。现代研究表明，中心性肥胖者更容易罹患高血压、心脏病、糖尿病和高脂血症等疾病。

理想的腰臀比例最小值应该是多少，目前还没有定论。但是，理想的腰臀比例最大值是多少，已经得到了众多专家的确认。如果是女性，理想的腰臀比例大约在 0.67～0.80 之间。玛丽莲·梦露、奥黛丽·赫本等拥有完美体型的女性大都保持着 0.7 的完美腰臀比值。如果是男性，完美的腰臀比值应为 0.9。

第九节　四　肢　美

四肢集中了人体的大部分运动器-骨骼关节和肌肉，是人体中最活跃的部分。四肢虽然不是区分性别的根据，但在形态美学上仍存在性别差异，主要表现在皮肤的质和形体结构上。男性四肢的骨骼和肌肉在外形上较为显露，关节周围的韧带较紧，故动作较为生硬。而女性四肢比例细小，皮下脂肪层较丰满，外表圆浑，关节运动范围大，韧带较松，活动更为

灵巧。

一、上臂的美

上臂基本形态为长方形,基本体为圆柱体。前臂基本形为梯形,上宽下窄,基本体为扁圆柱。手掌为不规则六边形,并指时全手为长方形,基本体为弧形扁方体。上臂和前臂的连接(肘关节)轻度外翻,外翻的角度叫提携角,女性为5°~17°,男性小于10°。人体正立,双上肢自然下垂时,肘部与肋弓下缘等高,腕部与耻骨等高,掌骨小头与臀下皱襞等高。双上肢外展时,两侧中指尖间距等于人体全长。上肢是进行各种劳作的肢体,还起着平衡身体和传达人的情感的作用,是全身最灵活多变的部分。

男子上肢粗长,肩部三角肌、肱二头肌和前臂屈肌发达,肌肉界线明显;肘部、腕部骨性标志和肌腱明显。女性上肢细短,上臂围约为前臂围的1.2倍,肘、腕、掌、指各部关节活动范围大,肘外展角(提携角)大,上肢从肩至手的形体过渡和缓,故女性上肢在运动状态时具有柔软的漂动感。(图11-9-1)

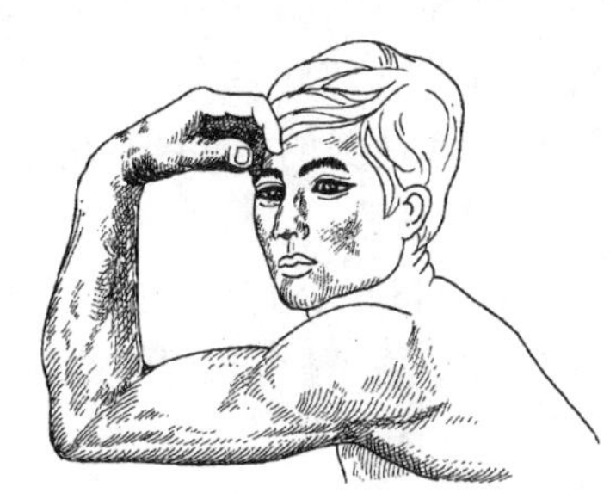

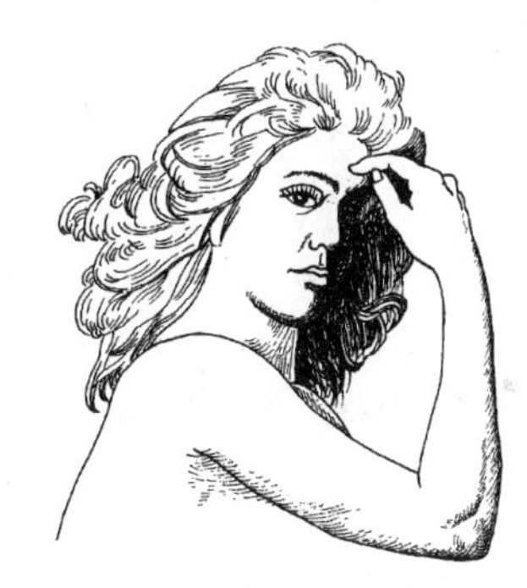

图11-9-1　男性与女性上肢外形的比较

上臂的形态,可用上臂紧张围和放松围的大小来衡量,两个围度之差较大者肌肉发达。前臂的形态也可以通过前臂围的大小来衡量。大于正常值者,前臂较粗壮,反之则较苗条。

上臂部伸展类型:根据臂部(上臂和前臂)伸展时的形态特征,可分为欠伸、直伸和过伸三种类型。

欠伸(伸展不足):当两臂(掌侧向上)用力向左右水平伸展时,上臂与前臂不在一条直线上,前臂稍向上曲。

直伸:两臂(掌侧向上)用力向左右水平伸展时,上臂与前臂在同一直线上。

过伸(伸展过度):两臂(掌侧向上)用力向左右水平伸展时,上臂与前臂不在同一直线上,前臂稍向下曲。

二、手部的美

手是人类上肢末端高度分化的结果,并且是区别于动物的重要表征。人类所从事的各种劳动,都离不开手的参与,人的手几乎是无所不能的。手的形态并不大,却蕴含了人的许多秘密。它可以显出性别,女性的手远比男性的手绵软、柔和;它可以显出人的年龄,少女的手要比老妇的手温润、丰满;它可以显出人的身体状况,健康的女性的手定然比病态的女性的手鲜嫩、亮泽。同时,手的动势变化和姿态,也间接地反映出人的不同思想情感,是人类的第二表情。

手可分为手掌、手背、手指三部分。手指除拇指为两节之外,其余均为三节。手掌的近侧部为腕前区,远侧部的中央呈三角形凹陷处为掌心,其两侧呈鱼腹状隆起,外侧者叫做大鱼际,而内侧者叫做小鱼际。手掌、手背同体而异面,两只手合起来天衣无缝,十指灵动多姿,纹线错综纷繁、奥妙无穷。

手部形态：正常的手部从掌侧面进行观察，并拢时长宽之比为4∶3，手指充分展开时长度与宽度相等，手掌长度与中指长度之比也等于4∶3，手掌阔度与中指长度相等。从背面进行观察，五指长短不一，中指最长。拇指与小指长度基本相同。小指在伸直时，小指尖等于或超过无名指末节指横纹。手掌呈六边形结构。

据国家权威机构的调查结果，中国女性的手长一般为17.1cm，而美的手的长度要稍微高出这个数据，大约在18cm左右。修长是手之美最直观的体现，从而也是手美决定性的因素。因此，手长为18cm的手是最美的，这个标准当然也是相对于整个身体状况而言的，是相对的。比如一个身高146cm的女孩儿，有着一双长达18cm的手，无论如何不能算是美的，这并不是指这双手不美，而是指相对于女孩儿的身高而言，它是不合适的、不美的。

手的形态是否美，还决定于两个比例是否恰当，即手掌的宽度与整个手长度的比例、手指的长度与手的整个长度的比例。

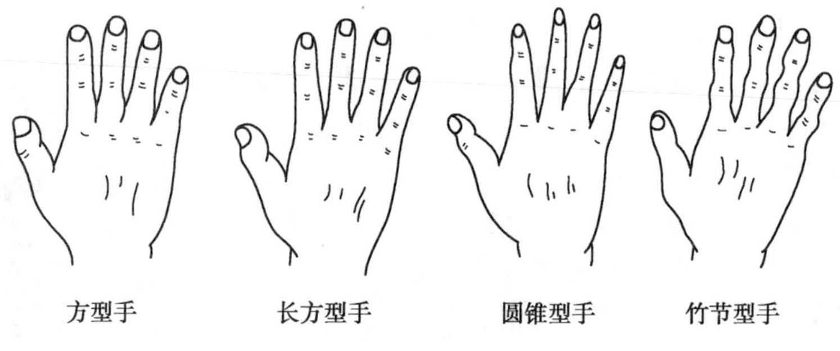

图11-9-2　手的形态

手的形态随种族及区域差异较大，也受个体差异的影响，故形态各异。通常手的形态分为以下几类：

方形手：整体呈方形，手指根部与尖端几乎等粗；

长方形手：整体呈长方形，手掌狭长，手指亦较长，手指粗细一致，外观光滑。此种形态的手以女性多见，手部轮廓优雅漂亮；

圆锥形手：整体呈圆锥形，各部位结构自手掌向远侧逐渐变窄，关节不明显；

竹节型手：整体修长，各指关节粗大突出，呈竹节状。（图11-9-2）

手外形的性别差异明显：男性手粗壮，掌宽厚，指圆而方；由于皮下脂肪少，手背静脉和肌腱轮廓清晰。女性手娇小，指修长，指头尖，关节灵活，皮下脂肪厚，外形丰满。美的手应是皮肤光滑、细腻，色泽红润、无斑点，富有弹性，手的大小中等偏上，手指纤细，手指尖削，指甲大而薄圆、干净整齐，并且线条圆滑，动作灵巧，能传达丰富的内心情感。（图11-9-3）

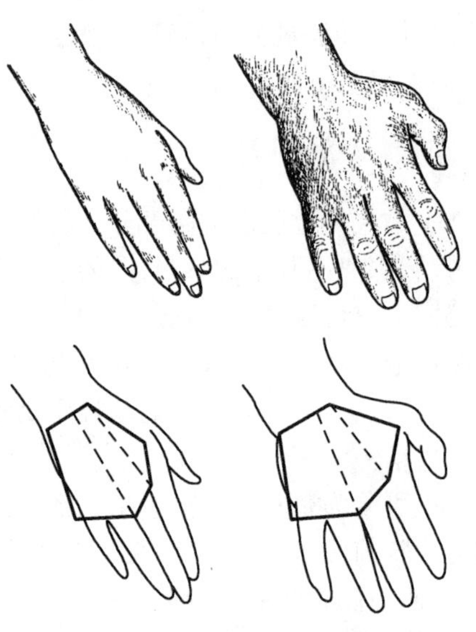

图11-9-3　男性与女性手外形比较

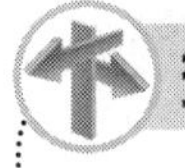

手是女人的第二张脸

手是女性的"第二张脸"。美丽的手指具有表现力。得体漂亮的手势，是语言的有力补充。一位法国专家曾说："手是身份的证明。"我看这种证明大多只能证明脑力和体力工作者之分，恐怕很难证明更多的身份。其实，这种说法之所以能够流行，还在于手对他人的暗示作用。

手是人与人交往最为醒目和受到关注的肢体部位，否则人们不会形容"手是女人的第二张脸"，比如，握手，拿东西，打字，书写，用餐等，当人体状态静止的时候，手的形态也会给他人较强的视觉感应。也许白净的脸被糟糕的手搅和了，并不动人的五官却让修长文雅的一双手弥补了几分风韵。手于女性美的作用，如同容貌对女性美的重要。所以，对手的护养和美化不能忽略。

三、指与指甲美

1. 手指的类型及手指形态缺陷

（1）手指的类型：手指根据其长度及宽度、厚度可分为以下三个类型：

短指型：从指根到指端，短且粗。多见于矮胖体形的人；

圆锥型：指根粗，越向指尖越细，指尖圆润，有灵敏和纤细之美感；

玉笋型：长短比例适中，指根稍粗，越向指尖越细，尖端圆滑纤细且有弹性。此为美型手指。

（2）手指的形态缺陷

垂状指：手指末节不能伸直而下垂。此系手伸指总腱末端断裂所致。

杵状指：手指末节粗短，呈方形。多见于肺气肿患者。

竹节指：手指各小关节增生隆起，呈竹节形。多见于类风湿患者。

巨形指：它是先天性手指发育畸形。某一指体积巨大，与其他手指不成比例。

2. 指甲的类型　指甲是手指末端甲床的衍生物，起保护指端的作用。由于指甲比较硬，可以加强指腹的抓、捏、压动作的力量和准确性。手指甲每周生长 0.5～1.2mm，其生长速度比脚趾甲快 4 倍。

正常指甲：甲面光滑、透明、色泽红润，无瘢痕，其弧度与指端一致。甲下呈粉红色，半月线内呈润白色，与甲面色有明显界限。指甲从形态上可分为方形、长方形、圆形和椭圆形四种类型。（图 11-9-4）

指甲的装饰美化起于唐代。唐代妇女就开始用凤仙花染指甲，这一习俗一直持续至今。但这种方法颜色单调，早已满足不了人们的审美需求。如今，对指甲的装饰方式可谓日益考究，除平涂之外，还可以描绘各种图纹。现代的美甲艺术将材料工艺与艺术创作融为一体，不管你自身的指甲是否有优越的条件，爱美的女性都可以有多种选择。而美甲的艺术体现更是从平面的饰花、贴花、彩色喷花，转向立体彩绘、幻彩指甲等，它既可以从视觉上改变手

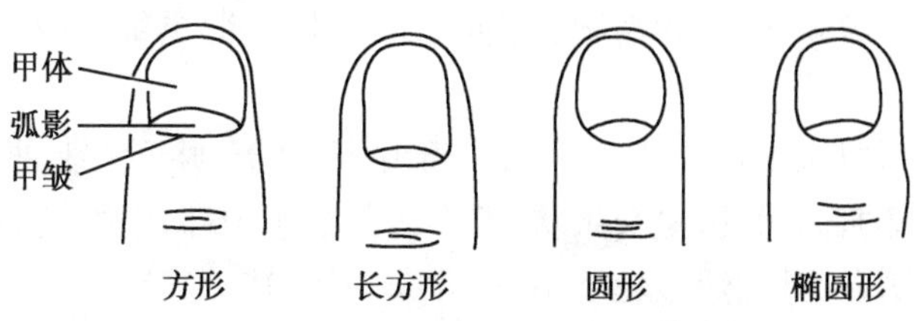

图 11-9-4　正常指甲分型

的形状，使其丰满、白皙、润滑、并使自然甲加长、加固，又能彩绘出色彩斑斓的艺术世界。

四、腿部美

下肢是人体中除了躯干部分之外占最大重量和最大体积的部分，支撑着人体重量。在空间运动中，髋关节和膝关节的屈曲有降低人体重心的作用。站立时双足有六个负重点，共同构成一个稳定的人体支撑平面。在平衡态，人体重力线必然是落在这个支撑平面之间。

在运动中，通过移动下肢，总是能使人体由失衡态向平衡态转换。人体平衡与失衡的交替体现协调和共济美，这种美得到双足支撑面的保证。膝部显得较狭窄。女子的大腿皮下脂肪发达，前后厚度特大，从前面看，两腿并立时大腿内侧上部不见间隙，膝部宽圆，大腿围约为小腿围的 1.5 倍。踝部较圆浑。（图 11-9-5）

大腿形态：根据大腿的形态和与身体的比例关系，可分为正常腿、长腿、短腿、粗腿和细腿。

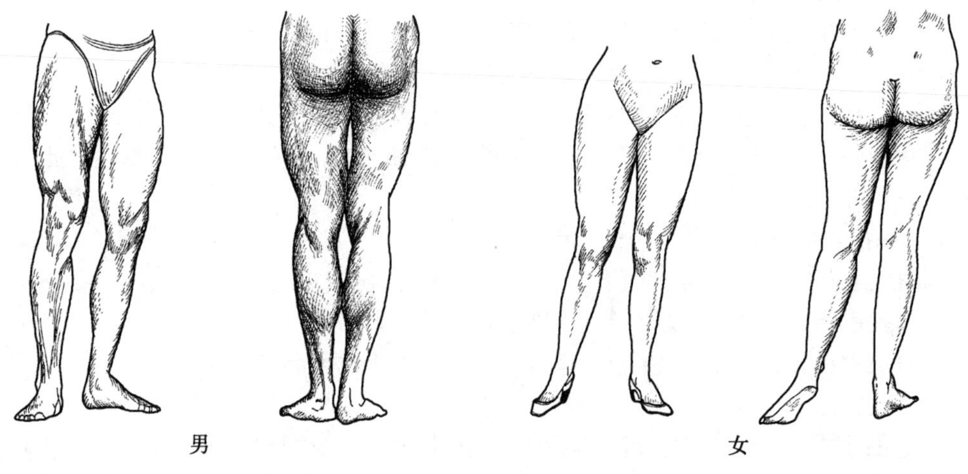

图 11-9-5 男性、女性下肢外形的比较

正常腿：大腿长度为身高的 1/4，且比例匀称，粗细适宜。

长腿：大腿长度超过身高的 1/4，而且身材越高，其大腿与身高比例越大。

短腿：大腿长度小于身高的 1/4。

粗腿：即腿部增粗，按照中国的标准身高，18 ~ 25 岁成年男女的大腿围是 48.0 ~ 52.4cm。超过 52.4cm 者则为粗腿，但要结合身高和体形进行评估。

细腿：按照中国标准，大腿围小于 48cm 者。

小腿形态：小腿的形态从整体上看，上部细于中部，中下部又逐渐变细，在近踝关节处变为最细小。根据小腿的具体形态，可分为球形、短梭形、长梭形和臃肿形等。

球形：小腿中部丰满膨大，轮廓清晰，上部细于中部，下部更细于中部，而且跟腱较长、形态健壮。

短梭形：小腿中部肌腹呈短弧状，上部略细于中部，下部明显变细，曲线圆滑健美。

长梭形：小腿中部肌肉松弛，呈长条状，上下两部细于中部，跟腱较短，给人以乏力感。

臃肿形：整小腿明显肥胖，肌腹轮廓不清，浑圆一体，缺乏美感。

腿部的类型：根据双腿站立时膝关节的形态，可分为三种类型，即直型腿、X 型腿和 O

型腿。

直型腿：站立时，两腿和两膝的内侧面相接触。

X 型腿：站立时，两膝的内侧面相接触，但两腿分开。

O 型腿：站立时，两腿的内侧面相接触，但两膝分开。

五、足部美

足的形态：足部的骨骼多，软组织少。足骨有跗骨、跖骨和趾骨三部分，并形成外侧足弓、内侧足弓和横弓，它们构成了足外形的基础。内侧足弓比外侧足弓高大，是足形体的显著特点，足的轮廓为六边形，足的外形具有性别差异。男性足部宽大而厚壮，足趾粗而方，第一趾关节和第五跖趾关节侧突明显。女性足狭小而薄，足趾细长，趾头略尖，前伸明显。（图 11-9-6）

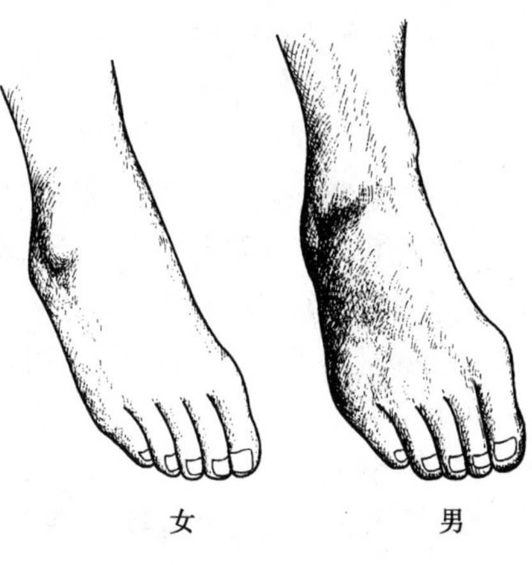

图 11-9-6　男性与女性足的外形

根据其形态特征可分为正常足、扁平足和高弓足。

正常足：足的形态正常，足弓的高度在正常范围内，一般以正常范围的高值为美。检查足印可见足印最窄处的宽与相应的足印空白处的宽度之比为 1∶2。

扁平足：足弓高度低于正常范围，足印最窄处的宽度增大，与相应的足印空白处的宽度之比为 1～2∶1或更大比例。

高弓足：足弓高度超过正常范围，足印最窄处的宽度为零。

足的畸形很多，如内旋足、外旋足、内翻足、外翻足、马蹄足、仰趾足、足外翻、足内翻等，它们均为病态异常。

课堂讨论

讨论人体躯干颈项美、肩部美、背部美、胸部美、腰部美、骨盆部美、四肢美的基本理论。怎样运用躯干美和四肢美方法、理论研究人体健康美，使用到人体健康生活实践中。并如何与医学美容等相关学科相联系在一起。

（武燕　沙涛　邱大伟）

复习思考题

1. 人体躯干和四肢对人体美的意义如何？
2. 人体颈项部、肩部的美有哪些特征？
3. 根据女性乳房的大小、形态与前突程度，成年未育女性的乳房可分为哪几种形态？每种形态的特征如何？
4. 人体背部、胸部的美有哪些特征？
5. 已婚已育妇女的乳房常见哪几种形态？每种形态的特征如何？
6. 男性与女性在腰部的形态上有哪些区别？
7. 正常手部的形态具有哪些特征？中国女性手部美的标准如何？

第十二章　皮肤与毛发美学

学习要点

人的皮肤具体的结构与分类；人的皮肤的具体功能；肤色的形成以及色斑对肤色美的影响；影响皮肤健美的因素以及皮肤健美和保养的方法；人的皮肤健美的具体标准；毛发的生理和美学的具体特点。

身体表面包在肌肉外面的组织，即为皮肤。它是人体最大的器官，总重量占体重的5%～15%，总面积为1.5～2m^2，厚度因人或因部位而异，总体来讲女性相较于男性，小儿相较于成人，皮肤薄些，并且柔软，有光泽；年轻人较老年人来讲，皮肤要细腻、柔软、红润、有弹性。眼睑、外阴和乳房等部位皮肤较薄，颈部、背部、手掌以及足底皮肤较厚。皮肤表面有许多交错的皮纹，并且在人体手指端有着因人而异、终生不变的指纹。皮肤覆盖于人体的全身，正是它使体内各种组织和器官免于受到物理性、机械性、化学性和病原微生物性等有害因素的侵袭。

毛发属于皮肤的附属器，一头健康、亮泽的头发，会给人增添无穷魅力。

第一节　皮肤的结构与分类

一、皮肤的结构

皮肤是由表皮、真皮和皮下组织构成的，并含有附属器官（汗腺、皮脂腺、指甲、趾甲）以及血管、淋巴管、神经和肌肉等。

（一）表皮

表皮是皮肤最外面的一层，平均厚度约为0.2mm，根据细胞的不同发展阶段和形态特点，由外向内可分为五层：角质层、透明层、颗粒层、棘细胞层和基底层。

1. 角质层　由数层角化细胞组成，含有角蛋白。具有抵抗摩擦，防止体液外渗和化学物质内侵的作用。角蛋白吸水力较强，一般含水量不低于10%，能够维持皮肤的柔润，如果角蛋白的含水量一旦低于此值，皮肤则会出现干燥、鳞屑或皲裂。由于部位不同，角质层的厚度差异很大，如眼睑、额部、腹部、肘窝等部位较薄，掌、跖部位最厚。

2. 透明层　是由2～3层核已消失的扁平透明细胞组成。其作用是防止水分、电解质和化学物质的透过，故又将之称为屏障带。透明层在掌、跖部位最为明显。

3. 颗粒层　是由2～4层扁平梭形细胞组成，含有大量的嗜碱性透明角质颗粒。颗粒层扁平梭形细胞层数增多时，称为粒层肥厚，常伴有角化过度；颗粒层消失，则常伴有角化不全。

4. 棘细胞层　是由4～8层多角形的棘细胞组成，由下向上逐渐扁平，细胞间借桥粒相互连接，形成细胞间桥。

5. 基底层　是由一层排列呈栅状的圆柱细胞组成。该层细胞不断分裂，大概有3%～5%

的细胞进行分裂,并逐渐向上推移、角化、变形,形成表皮其他各层,最后角化脱落。基底细胞分裂后至脱落的时间,称为更替时间,一般认为是28日,其中从基底细胞分裂后到颗粒层最上层为14日,形成角质层到最后脱落为14日。基底细胞间夹杂一种来源于神经嵴的黑色素细胞,又称树枝状细胞,占基底细胞的4%～10%,能产生黑色素,由此决定皮肤颜色的深浅。

(二) 真皮

来源于中胚叶,是由纤维、基质和细胞构成。接近表皮的真皮乳头称为乳头层,又称真皮浅层;其下称网状层,又称真皮深层,二者之间无严格界限。真皮属于致密的结缔组织。

1. 纤维　有胶原纤维、弹力纤维和网状纤维三种。

(1) 胶原纤维:是真皮的主要构成成分,呈束状分布在乳头层和网状层。在乳头层,纤维束较细,且排列紧密,但走行方向不一,也不互相交织;在网状层,纤维束较粗,排列较疏松,交织成网状,与皮肤表面平行较多。由于纤维束呈螺旋状,所以有一定的伸缩性,使之抗拉力强,韧性大,让皮肤具有了一定的伸展性。

(2) 弹力纤维:在网状层下部分布较多,多在胶原纤维束下以及皮肤附属器官周围呈垂直排列,拉力伸展后可恢复原状,故使皮肤具有了弹性,同时也是皮肤和其附属器的支架。

(3) 网状纤维:被认为是未成熟的胶原纤维,它环绕于皮肤附属器及血管周围。

2. 基质　是一种无定形的、均匀的胶样状物质,存在于纤维束及细胞间,可为皮肤各种成分提供物质支持,同时为物质代谢提供场所。

3. 细胞　主要有以下几种:

(1) 成纤维细胞:产生胶原纤维、弹力纤维和基质。

(2) 组织细胞:是网状内皮系统的组成部分,具有吞噬微生物、代谢废物、色素颗粒和异物的能力,主要起清除作用。

(3) 肥大细胞:存在于真皮和皮下组织中,并以真皮乳头层分布最多。其胞浆内的颗粒,既可贮存又能释放组胺和肝素等。

表皮和真皮区分举例:一般来讲,如果发生皮肤感染,感染是在表皮层,那么就不会留下瘢痕,即使得了一个看起来很厉害的皮肤病,只要它不落疤,就说明它在表皮。如果感染到了真皮层,就一定会落疤。皮肤是一个屏障,你不要破坏这个屏障。

(三) 皮下组织

来源于中胚叶,在真皮的下部,主要是由疏松结缔组织和脂肪小叶组成,也叫浅筋膜。它的厚薄根据年龄、性别、部位及营养状态有所差异。其下紧临肌膜。一般腹部、臀部和乳房的皮下组织较丰富,而眼睑、阴茎、阴唇等处的脂肪分布较少。年轻女性的皮下组织就较为丰富,但这种丰富恰恰显示出了女性的人体美的质感。但如果皮下脂肪分布过多就会造成肥胖,有损美观。

(四) 附属器官

包括汗腺、皮脂、指甲、趾甲。

1. 汗腺　分为大汗腺和小汗腺。大汗腺主要位于腋窝、乳晕、脐窝、肛周和外生殖器等部位,青春期后分泌旺盛,其分泌物经由细菌分解后可产生特殊臭味,是臭汗症的原因之一;小汗腺位于皮下组织的真皮网状层,唇部、龟头、包皮内面和阴蒂除外,以掌、跖、腋窝、腹股沟等处较多,具有分泌汗液,调节体温的功能。

2. 皮脂腺　位于真皮内,靠近毛囊。全身以头皮、面部、胸部、肩胛间和阴阜等处较多,掌、跖无皮脂腺分布。皮脂腺可以分泌皮脂,具有润滑皮肤和毛发,防止皮肤干燥的作用,青春期以后分泌旺盛。

（五）血管、淋巴管、神经和肌肉

1. 血管　动脉进入皮下组织后分支，上行至皮下组织与真皮交界处形成深部血管网。给汗腺、神经和肌肉等处供给营养物质。

2. 淋巴管　起源于真皮乳头层内毛细淋巴管盲端，沿血管走行，在浅部和深部血管网处形成淋巴管网，并逐渐汇合成较粗的淋巴管，流入所属淋巴结。淋巴管是辅助循环系统，具有阻止微生物和异物入侵的作用。

二、皮肤的分类

皮肤分为以下几类：

（一）干性皮肤

这种皮肤水分、油分分布不正常，表现为干燥、粗糙，缺乏弹性，毛孔不明显，脸部皮肤较薄，易敏感，在干燥的季节容易产生皲裂，尤其是在人体弯曲部位和活动频繁的部位皮肤容易出现条纹。面部肌肤没有光泽，易起皮屑、长斑，不易上妆。但外观比较干净，皮丘平坦，皮沟呈直线走向，浅、乱而广。总体来讲，这种皮肤对外界刺激反应迅速，水分消失严重，容易产生皱纹和老化现象。

保养要点：多做按摩护理，促进血液循环。注意补充肌肤的水分与营养成分、调节水油平衡的护理。

护肤品选择：多吃水果、蔬菜，多喝水。选择非泡沫型、碱性度较低的清洁产品、具有保湿效果的化妆水。

（二）中性皮肤

这类皮肤水分、油分适中，皮肤光滑细嫩柔软，富有弹性，有光泽，毛孔细小，皮肤纹路排列整齐，皮沟纵横走向，是最理想的皮肤。但中性皮肤大多出现在小孩当中，通常以 14 岁以下发育前的少女为多，一旦青春期过后仍保持中性皮肤的很少。这种皮肤一般夏季易偏油，冬季易偏干，总体讲对于外界刺激不大敏感，不易出现皱纹等早期老化现象，但在过于干燥环境下可出现衰退现象。

保养要点：注意清洁、爽肤、润肤，注意每日补水、调节水油平衡。

护肤品选择：依皮肤年龄、季节选择合适护肤品，夏天注重补水型，冬天注重滋润型。

（三）油性皮肤

此类肌肤油脂分泌旺盛、尤以头部明显，面部毛孔粗大，常在鼻部、前额、眉及颌部出现黑头、粉刺。肤色较深、外观暗黄，皮质厚硬不光滑、皮纹较深。但由于这类皮肤皮下组织有较多的脂肪细胞，因此肌肤弹性较好，不易引起皱纹，显得比其他皮肤年轻。此外，这类肌肤对外界刺激不敏感，但易吸收紫外线而容易变黑、脱妆、产生粉刺和暗疮，从而影响美观。

保养要点：注意补水及皮肤的深层清洁，少吃糖、咖啡等刺激性食物，控制油分过度分泌，调节皮肤水油平衡。

护肤品选择：选用适合油性皮肤的洁面乳，用温水洗面，保持毛孔的通透和皮肤清洁。选择清爽型护肤品。暗疮处不化妆，不使用油性护肤品，化妆用具经常清洗或更换，同时注意适度的保湿。

（四）混合性皮肤

即一个人既有干性皮肤又有油性皮肤。多见为面孔 T 区部位易出油，即前额、鼻翼和下

颌三个部位油脂分泌比其他部位多,其余部分则干燥,并时有粉刺发生。混合性皮肤多发生于 20 ~ 35 岁之间,男性 80% 都是混合性皮肤。

保养要点:按皮肤类别分别侧重处理,在使用护肤品时,先滋润较干部位,然后再在其他部位用剩余量擦拭。注意适时补充水分和营养成分以调节皮肤的平衡。

护肤品选择:夏天选择针对于油性皮肤的护肤品,冬天选择针对于干性皮肤的护肤品。

(五) 敏感性皮肤

这类皮肤较敏感,皮脂膜薄,皮肤自身保护能力较弱,对于化妆品类型、粉尘、日晒,以及某些食物等都可出现过敏反应。轻者可出现红、肿、刺、痒、痛、皮疹等现象,严重者还可出现心慌、气短、胸闷、大汗等全身症状。

保养要点:洗脸时选择温和的洁面乳。早晨,可选用防晒霜,避免日光伤害;晚上,用营养型化妆水增加皮肤水分。在饮食方面要注意避免易引起过敏的食物。在皮肤出现过敏反应时,立即停止使用任何化妆品,对皮肤进行观察和保养护理。

护肤品选择:先进行皮肤适应性试验,在无反应的情况下方可使用。不要频繁更换化妆品,含香料过多或过酸过碱的护肤品不能用,选择适用于敏感性皮肤的化妆品。

(六) 问题性皮肤

问题性皮肤是现今提出的一种有损美容的皮肤类别,是将患有痤疮、酒糟鼻、黄褐斑、雀斑等在生活中影响美容,但不具备传染性,也不危及生命的皮肤,统称为问题性皮肤。

注:对于问题性皮肤来说,有些情况可以通过医疗方式解决,如痤疮、酒糟鼻;有些情况则只能改善,如遗传性雀斑等。

知识链接

最佳护肤作息时刻表(一)

晚 11 点至凌晨 5 点,这时细胞生长和修复最旺盛,细胞分裂的速度要比平时快 8 倍左右,肌肤对护肤品的吸收力特别强。这时应使用富含营养物质的滋润晚霜,使保养效果发挥至最佳状态。

早上 6 点至 7 点,肾上腺皮质素的分泌自凌晨 4 点开始加强,细胞的再生活动此时降至最低点。

第二节 皮肤的功能

一、皮肤的功能

皮肤主要具备生理和审美两大功能。

(一) 生理功能

1. 保护功能　真皮中含有大量的胶原纤维和弹力纤维,这使得皮肤既坚韧又柔软,具有抗拉性和弹性。当机体受到外力的牵拉或摩擦后,可以保持完整,并在外力消失后恢复原状。其次,皮下组织比较疏松,含有大量脂肪细胞,具有软垫作用,抵抗外来压力。再次,皮肤的角质层是不良导体,可以阻绝电流,有一定的绝缘能力,可防止一定量的电流对人体造成伤害。第四,皮肤的黑色素细胞可以产生黑色素,具有吸收和反射部分紫外线的功能,从而避免了紫外线对人体内造成损害。第五,皮肤表面有一层乳状皮脂膜,是由皮脂腺分泌的皮脂和汗腺分泌的汗液混合而成,它能够保证皮肤的酸碱度为酸性,从而阻止皮肤表面的细菌、真菌侵入,并有抑菌、杀菌作用;同时这层皮脂膜可以滋润角质层,具有护肤和防止体液丢失的作用。

2. 感觉功能　皮肤内含有丰富的感觉神经末梢，它们和麦克尔细胞形成功能不同的感受器，可接受外界的各种刺激，通过相应的神经反射，产生不同的感觉，如触觉、痛觉、压力觉、热觉、冷觉、痒觉和振动觉等多种感觉，同时还具有软硬、干湿、粗糙、平滑等复合感觉。麦克尔细胞是存在于手指无毛处、唇、口腔黏膜和生殖器黏膜等处的一种敏感细胞，因此手指皮肤的感觉非常灵敏，可以完成非常精细的动作。

3. 调节体温　人体的正常体温是在37℃左右，为了保持正常的体温，皮肤起到了重要的调节作用。当外界气温较高时，体内的热量通过皮肤，主要以热辐射、汗水蒸发和空气对流三种形式散发出去。而当气温较低时，皮肤毛细血管网部分就会关闭，使部分血流不流经体表，减少体表血流量，借以减少散热，保持体温。

4. 分泌与排泄　皮肤的汗腺可分泌汗液，皮脂腺可分泌皮脂，二者混合，形成乳化皮脂膜，起到滋润、保护皮肤和毛发的功能。气温升高，排汗增多，可起到降温作用。此外，汗液的成分与尿液相似，因而皮肤能够辅助肾脏工作，通过出汗排泄体内代谢产生的废物，如尿酸、尿素等。

皮脂腺开口于毛囊漏斗部，以面部和背部分布最多，尤以青春期前后分泌最旺盛。皮脂腺分泌的皮脂与表皮细胞的水分和外界的水分形成乳剂，使皮肤柔软、润泽；使毛发润滑，防止毛发枯槁断裂。但如果腺体的开口被堵塞，则会形成皮脂腺囊肿。

5. 吸收功能　皮肤具有通透性，可有选择地吸收外界的营养物质，这种选择主要是对水分及脂溶性物质的吸收。皮肤的吸收功能受到部位、含水量、吸收物质等因素的影响。如皮肤嫩薄的部位比皮肤粗厚的部位吸收好；含水量多的皮肤吸收的效果好；既溶于水又溶于脂肪的物质容易被吸收等。而皮肤直接从外界吸收营养物质的途径有三条：营养物质通过渗透角质层细胞膜，进入角质细胞内；毛孔、汗孔可少量的吸收大分子和水溶性物质；少量营养物质也可通过表面细胞间隙直接渗透到真皮。

6. 新陈代谢　皮肤作为人体的一部分，具有分裂繁殖、更新代谢的能力，参与了整个机体的代谢活动。它主要以葡萄糖或脂肪作为能源物质，通过有氧和无氧分解获得能量，提供给整个机体。同时皮肤本身含有大量的水分和脂肪，使皮肤丰满润泽，并且还可以补充血液中的水分或储存人体多余的水分。

7. 再生功能　皮肤具有很强的再生能力。例如手术切口一般在术后数天可以愈合。又如，仅伤及表皮浅层的皮肤烧伤，可以由伤面附近的正常皮肤或残存在皮肤深面的生发层细胞分裂繁殖，予以修复，不留瘢痕；若伤及真皮层或皮下组织时，则由深部结缔组织进行修复，但会形成瘢痕。

（二）审美功能

皮肤是人体的天然包装。完整光滑细嫩的皮肤会给人带来愉悦的感受。皮肤的汗液和皮脂形成了皮脂膜，不仅增加了皮肤的光泽，还使皮肤具有柔韧感，给人一种感官美。而柔韧的皮肤包裹人体，又使人体显示出了曲线美以及人体各部的和谐美。同时，皮肤不断地进行新陈代谢，使组织细胞更新，清除衰老细胞，保持生命活力，给人以健康的美感。

二、皮肤的特殊性

（一）皮肤调节保湿性

皮肤中含有保湿因子，主要由氨基酸、吡咯烷酮羟酸、乳酸盐、磷酸盐和尿素等成分组成，

约占角质层组成成分的1/3。这些物质具有很强的亲水力，可以保持皮肤的含水量。一旦缺乏保湿因子，皮肤角质层中的水分含量就会减少，皮肤也就会变得脆硬，缺少弹性，易发生皲裂。

（二）皮肤的酸碱度

皮肤的酸碱度与皮肤的类型和性别有关。干性皮肤pH值≥7.0，中性皮肤pH值在4.5～6.5之间，油性皮肤pH值≤4.0。男性皮肤倾向酸性，pH值多在4.5～6之间；女性pH值稍高，在5～6.5之间。而弱酸性的皮肤可以抑制体表部分细菌的生长，有一定的自净作用。

（三）皮肤的缓冲性

皮肤的缓冲性也称为皮肤的中和能力或复原力。这种能力可以使皮肤在经由碱性或中性洗液清洗后再用清水清洗，迅速恢复至原来的酸碱度。

知识链接

最佳护肤作息时刻表（二）

上午8点至12点，这时肌肤的功能处于高峰，组织抵抗力最强，皮脂腺的分泌也最为活跃。可做面部、身体脱毛、祛斑除痣及文眉、文眼线等美容项目。

下午1点至3点，此时血压及荷尔蒙分泌降低，身体逐渐产生倦怠感，皮肤易出现细小皱纹，肌肤对含高效物质的化妆品吸收力特别弱。这时若想使肌肤看来有生气，可额外用些精华素、保湿霜、紧肤面膜等。

晚上8点至11点，此时皮肤最易出现过敏反应，微血管抵抗力衰弱，血压下降，人体易水肿、流血及发炎，故不适宜做美容护理。

第三节　皮肤的色泽

一、肤色的形成

人的皮肤好像一面镜子，反映了人的生命活力和健康状况。人类的肤色分为黑、白、棕、黄、红等颜色，不同的种族，皮肤的色彩会有所不同，而且即使是同一种族的人，皮肤颜色的深浅也会存在着很大差异。这是因为皮肤会受到不同的民族、性别、年龄、地域、光照、温度，以及当地风俗习惯，生物遗传因素，黑色素等因素的影响。一般来说皮肤的色泽与下列因素有关：

（一）皮肤自身的因素

能够影响皮肤色泽的因素有颗粒层的厚薄，角质层的厚薄和透明度，真皮层血管充血程度以及皮肤表面的光洁度。颗粒层厚可以使皮肤对光反射增强，从而显得白皙；角质层厚，则皮肤颜色偏黄；真皮血管充盈，皮肤红润；若皮肤表面不平整并有凹点，则会使皮肤发青。

（二）黑色素

黑色素细胞产生黑色素，其数量和分布会影响皮肤黑色色调的深浅。黑色素是一种不含铁质的褐色颗粒，多半与蛋白质结合，存在于皮肤表皮生发层的细胞内，还有一部分存在于细胞间。当机体黑色素的量较多，并且以颗粒状集中分布在生发层时，皮肤的颜色为黑色。如果黑色素的量多，且其分布延伸到颗粒层，则皮肤为深黑色。相反，如果生发层所含的黑色素量少，并呈分散状态分布，则皮肤为浅颜色。

（三）内分泌

内分泌对黑色素的产生有着很明显的影响。如妇女在妊娠期时，脑垂体中叶会分泌一种激素，即MSH，这种激素会刺激黑色素细胞产生大量的黑色素，引起色素沉着。此外，甲状腺素、雌激素等均可影响黑色素的形成。

（四）营养

人体的各种代谢过程都与营养有关，特别是维生素C。其次，烟酸等也可影响黑色素的生成。另外，皮肤中胡萝卜素的含量可以决定皮肤黄色的程度。

二、人种的肤色

人类学家认为，人类是在非洲和亚洲南部地区进化而来的。那里阳光充沛、紫外线强烈，因此人的皮肤多为黑色，借以抵挡强烈日光的损害。随着古人类的迁移，肤色就从深变浅，或从浅变深。因此出现了不同种肤色：白种人——祖先生活的环境寒冷、阳光稀少，紫外线弱的地区，故皮肤颜色浅；黑种人——祖先生活在日照强烈，气温高的地区，皮肤中的色素颗粒多，所以颜色呈黑色；黄种人生活地区气候温和，皮肤呈现黄色。但随着人类社会的发展，地理环境对人体的作用不断减弱。

同时，不同人种的肤色还与遗传有一定的关系。如，非洲人的皮肤呈黑色，这个特征可以延续在他们的后代中，即使他们移居到其他地区，黑色的皮肤也会仍然存在。

此外，血统的混合，也可以产生新的种族类型，如乌拉尔人就是黄种人与白种人混合而成的。

三、色斑对肤色美的影响

皮肤色斑包括胎记、痣、黄褐斑、雀斑等。它们有些是先天性的，有些是后天的，可无论是哪一种，都可能影响面部的美观，应该祛除。但并非所有的色素痣都对皮肤容貌的色泽有影响，如一些痣反而会增添人的秀美气质，称为美人痣。更值得一提的是，有一些色素的产生可能提示着机体患病的征兆，如重症肝炎患者除了可出现皮肤颜色发黄外，还可在眼眶周围出现色素沉着；一些患有妇科炎症者也会出现皮肤色斑，应该注意。

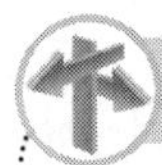 知识链接

皮肤变黑最常见的原因

1. 经常吃富含锌、铜、铁的食物　富含铜、铁、锌等金属元素的食物有此弊端。这些金属元素可直接或间接地增加与黑色素生成有关的酪氨酸、酪氨酸酶等物质的数量与活性。这些食物主要有动物肝、肾、牡蛎、虾、蟹、豆类、核桃、黑芝麻、葡萄干等。

2. 药物亲和黑色素　不少药物也要改变正常肤色。如氯奎对黑色素的亲和力强，加重肤色黑变；服用奎宁者约10%的患者面部出现蓝色色素斑。镇静药对肤色威胁最大，此外，反复使用含汞软膏，也可在病患处留下棕色色素。抗癌药中引起肤色变化的药物更多。

3. 自然环境伤皮肤　罪魁祸首是紫外线，它刺激皮肤中的黑色素，可造成皮肤变黑、老化、产生皮肤皱纹。其实，潮湿的空气、透过车窗照进来的阳光、甚至室内的灯管、电脑，都是令皮肤变黑变暗的元凶。

4. 某些疾病是诱因　不少疾病可以改变正常肤色，使其变黑。其中最常见的有内分泌系统疾病、慢性消耗性疾病、营养不良性疾病等。

第四节　皮肤的衰老

皮肤也是具有新陈代谢过程的，即皮肤细胞不断生成与死亡的过程。表皮细胞从最底层的基底细胞分裂成为新细胞，并逐渐向上移行，经棘层细胞和颗粒细胞，逐渐变成含有不溶性角质蛋白的细胞，形成角化现象，然后衰老脱落。

一、皮肤的衰老对容貌的影响

随着年龄的增长，汗腺和皮脂腺分泌的功能均会有所下降，皮肤中的自然调湿因子也会减少，亲水能力下降。此时，皮肤表面的水质膜就会减少，使皮肤的角质层缺乏韧性，变得干燥粗糙。由于缺水，皮肤的折光度变差，皮肤会失去往日的光泽；并且当皮肤含水量减少时，皮肤内的色素就会相应增加，出现色素沉着，在面部形成黄褐斑或老年斑等；再加上皮肤毛细血管减少，面容也会失去青春时的红润。

此外，年龄的增长使皮肤中胶原纤维合成减少、弹力纤维变性及皮下脂肪减少，使皮肤失去支持而松弛下垂，皱纹增加，在面部形成眼袋、鱼尾纹等面部皱纹。

二、影响皮肤健美的因素

皮肤是人体最外层的组织，因此外界环境对皮肤有着直接的影响，但其作为机体的一部分，同样受到人体内部环境的调控。总体来说，影响皮肤健美的因素主要有内源性和外源性两大类。

（一）外源性因素

1. 生物学因素　人体皮肤可以受到众多生物体的影响，如细菌可引起疖、痈、毛囊炎；杆菌可引起麻风；病毒可引起带状疱疹；有些人与某些动植物接触后可出现荨麻疹。

2. 物理化学因素　皮肤直接与外界接触，最容易受到损害。过冷可导致冻伤，过热可导致烧伤；过度日光照射可导致光毒性皮炎；一些药物、化学原料或化妆品可引起接触性皮炎；按摩不当可引起皱纹等。

3. 光老化因素　日光中的紫外线，尤其是中波紫外线可导致皮肤的老化，称为光老化，表现为皮肤松弛、肥厚和深粗的皱纹，同时局部色素过度沉着，毛细血管扩张。

（二）内源性因素

1. 遗传因素　先天不良会影响皮肤健美，大体有三个方面的原因：①父母的体质不好；②近亲婚配而致后代先天不足；③胚胎发育不良受到影响，比如孕妇用药、饮酒、抽烟、营养失调等造成后代先天发育不好。

2. 年龄因素　随着年龄的增长，人过中年以后逐渐出现皮肤老化现象，而且日渐明显。首先，皮肤内部组织发生变化：皮肤表皮变薄，角质层通透性增大，弹性减弱，弹力纤维变性。其次，皮肤外表发生变化。皮纹加深，皮肤松弛，皮肤干燥。

3. 病理生理因素　当机体出现病理改变时可通过皮肤出现色素、斑疹等形式表现出来。如肾病可出现黄褐斑。

4. 心理因素　心理因素受到中枢神经的控制，可通过影响皮肤的代谢而引起皮肤的改变。人在情绪低落时，皮肤色泽黯淡，色斑出现或影响皮脂代谢引发痤疮。急躁易怒、身心疲惫、过度紧张、性生活不和谐、家庭不和睦、工作不顺心等均可引起皮肤衰老。反之，在良好情绪的刺激下，人体皮肤色素代谢被激活，会使皮肤红润，充满活力。

5. 营养与饮食习惯　暴饮暴食或偏食会造成皮肤的不良反应。如嗜食甜食或肉类食品易使皮肤失去弹性，而过度节食也会令皮肤因失去营养而衰老松弛。

三、皮肤的健美和保健

（一）精神及心理途径

愉快的情绪可以调节人体的血液循环，使之加快，进而促进新陈代谢，有利于身体的健康和健美。反之不良的情绪可使交感神经兴奋，降低新陈代谢的速度，使人面容憔悴。严重者还可导致如皮炎、人为性皮肤病等皮肤疾病。

由此可见，愉快的心情、规律的生活，善于排解压力对于皮肤的保养均有一定的功效。

（二）生理途径

充足的睡眠可以使皮肤的微血管得到充足的血液供应，营养充分使皮肤变得红润而有光泽。另外适度的体育锻炼，也可增强机体和皮肤的新陈代谢，及时排除毒素，提高机体免疫力，使皮肤健美。

（三）皮肤的保养

皮肤保养的基本原则是：①及时祛除堆积在皮肤表面的死亡细胞；②减少毛孔堵塞，保持皮肤呼吸畅通；③促进皮肤的新陈代谢和再生功能；④增强皮肤的抗病能力；⑤避免日光曝晒，注意防晒。具体措施如下：

1. 清洁皮肤　人的表皮约3周左右便会长出一层新的细胞，新生的细胞会促进死亡细胞的脱落，使其堆积在皮肤表面，因此要及时清除。每周至少用海绵擦洗皮肤2次，一方面促进皮肤表面的血液循环，一方面有利于脱落细胞的清洗。

2. 皮肤按摩　按摩可促进局部或全身的血液循环，促进皮肤的新陈代谢和再生功能，保持皮肤鲜嫩、红润、有弹性。按摩还可以刺激皮下弹性纤维组织，减少脂肪堆积的同时，舒解疲劳。

3. 皮肤再水化　即给皮肤补充足够的水分，借以防止皮肤干燥，减少皱纹。其方法是：

（1）饮水：每天饮6～8杯水，基本可满足皮肤所需水分。

（2）外部供水：在早晚洗脸后，涂抹保湿水、保湿乳液或保湿霜，也可定期做补水面膜。

4. 营养霜的使用　完成以上保养过程后，在不同的季节根据肤质选择合适的营养霜，为皮肤补充营养。

5. 皮肤的防晒　尽量减少日光照射，如果要长时间在日光下活动，要选用防晒工具，如遮阳帽、遮阳伞等，并涂抹防晒霜。

（四）营养的供给

多吃碱性食物可以保持体内的偏碱环境，有利于美容，尽量少吃酸性食物，这是近代美容家提出的观点。因为过多食用酸性食物会使人体内环境偏于酸性，新陈代谢减慢，造成人体出现身体倦怠、皮肤粗糙，没有光泽的损美性表现。此外，少吃或尽量不吃油炸食品或辛辣食品，以减少对皮肤的刺激。

知识链接

皮肤更新周期

健康的肌肤每28天就会完成其更新周期。它会不断地脱去死皮，让内层的新生及青春细胞露出表层，使容颜保持健康动人、容光焕发的美态。不过，皮肤的更新周期会因为年龄增长或经常曝露对于皮肤不利的恶劣环境中而大大减缓，而致皮肤留下了过量久未清理的死皮。如此一来，皮肤开始变得粗糙，肤色变得暗淡无光，其他更复杂的皮肤问题也一一出现。

由于这个原因，我们需要经常让皮肤上的老旧角质正常代谢，无论任何性质的皮肤都有这个必要。代谢老旧角质能令皮肤维持健全的更新周期，以便保持最佳状态，展现最动人的一面——更晶莹、透晰、柔滑的肌肤。

第五节　皮肤的健美

皮肤的健美包括皮肤的颜色色泽美和皮肤的质地和弹性美。

一、皮肤的颜色和色泽美

皮肤的颜色和色泽是人们审美的一个重要特征。均匀的肤色，美丽的色泽均会给人的美丽加分。

皮肤的色泽一般会随着性别、年龄、民族和职业等差异而有所不同。例如黄种人的皮肤色泽应该是微红稍黄的，而黑种人则是黝黑透亮的。

二、皮肤的质地和弹性美

皮肤的质地包括皮肤的细腻与滋润两方面，反映了皮肤的生机与质量，体现了皮肤的生理功能和结构特征。细腻、有光泽、滋润、毛孔细小，小而平整的皮丘，给人以美感，是质量好的皮肤，也是皮肤美学特点的重要特征之一。

弹性美是指皮肤柔韧、富有弹性和张力。弹性良好的皮肤表明皮肤的含水量及脂肪含量适中，血液循环良好，新陈代谢旺盛，这种弹力展示了人体美的神韵并传达出无尽的美感信息。

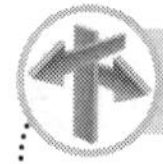
知识链接

不良习惯损害皮肤

1. 爱吃辣惹出一脸痘痘　辛辣食品和海鲜的食用，痛快之后的结果是出现很多的痘痘，原本光鲜的脸庞因为长满了痘痘而变红，皮肤也没有光泽，小痘痘越来越严重。过多的辛辣燥性食物会导致人体脾胃功能的紊乱，从而使体内产生毒素。为了排除体内的毒素，脸上会出小疱，从而达到人体的排毒。

2. 熬夜导致黑眼圈　经常熬夜的人，会出现黑眼圈、眼袋，长期就导致了眼角皱纹。首要的是要养成良好的作息习惯，不熬夜。每天临睡前将眼部化妆品洗净，选择一些有舒缓作用的护眼霜。将鸡蛋煮熟去壳，包在纱布里，趁热按压眼周肌肤，能有效祛除黑眼圈。早上起来，用隔夜茶清洗眼部周围的皮肤，可以有效地祛除黑眼圈。

第六节　毛发形态美

一、毛发的生长和结构

毛囊的存在是保证头发生长更换的前提。毛发的生长要经过生长期、退行期、休止期这三个周期。生长期是毛母细胞分裂的旺盛时期，此时毛囊功能活跃，毛球底部细胞分裂旺盛，分生出大量细胞保持上移，供应给毛发的本体和内根鞘，保证毛发的生长。退行期是毛发生长接近末期时，毛球的细胞停止增生，毛囊开始萎缩，头发停止生长。休止期是毛发重新生长的开始，是毛发脱落至再生的一个阶段。

毛发分为毛干和毛根两部分。

毛干是露在皮肤表面的部分，即毛发的可见部分，是由无核透明的细胞组成，胞质内含有黑色素颗粒,使毛发呈现颜色。黑色素含量的多少与毛发的色泽有关。

毛根是埋在皮肤内的部分,被毛囊所保护,是毛发的根部。毛囊是上皮组织和结缔组织构成的鞘状囊,是由表皮向下生长而形成的囊状构造,外面包覆一层由表皮演化而来的纤维鞘。毛根和毛囊的末端膨大,称毛球。毛球的细胞分裂活跃,是毛发的生长点。毛球的底部凹陷,结缔组织突入其中,形成毛乳头。毛乳头内含有毛细血管及神经末梢,能营养毛球,并有感觉功能。如果毛乳头萎缩或受到破坏,毛发停止生长并逐渐脱落。毛囊的一侧有一束斜行的平滑肌,称为立毛肌。立毛肌一端连于毛囊下部,另一端连于真皮浅层,当立毛肌收缩时,可使毛发竖立。有些小血管会经由真皮分布到毛球里,其作用为供给毛球毛发部分生长的营养。

二、毛发的数量及分布

毛发在人体分布很广,只有掌跖、指趾屈面、指趾末节伸面、唇红区、龟头、包皮内面、小阴唇、大阴唇内侧及阴蒂等处无毛发分布。一个人全身约有 500 多万毛发,其中头发约有 10 万～15 万根,男性胡须约有 1.5 万根。

身体各部位毛发的密度不同,随性别、年龄、个体和种族等而异。一般头部最密,此外,男性由于雄激素水平高,其体毛分布也较为广泛和浓密。

三、毛发的种类及形态

通常毛发可分成硬毛与毳毛两类,硬毛粗硬,具有髓质、颜色较深。

硬毛又可以分两种:长毛和短毛。长毛如头发、胡须、腋毛、阴毛、胸毛等,通常可长至 10mm 以上。短毛较短且硬,如睫毛、眉毛、鼻毛、耳毛等,通常长度小于 10mm。毳毛又称汗毛,细软无髓质,颜色较淡,主要见于面部、四肢和躯干部。

种族不同,毛发形状也不同。亚洲人头发多为直发;黑人头发多短而卷曲;欧美洲人波浪发较多。

四、毛发的成分和颜色

毛发的主要成分是角质蛋白。它是由多种氨基酸组成,其中以胱氨酸的含量最高,可达 15.5%,蛋氨酸和胱氨酸的比例为 1∶15。自然头发中,胱氨酸含量约为 15%～16%,烫发后,胱氨酸含量降低为 2%～3%,同时出现以前没有的半胱氨酸。这说明烫发有损发质。

毛发的颜色取决于毛干内角质细胞所含黑色素量的多少。黑色素颗粒多时呈黑色;黑色素颗粒少时呈棕黑色或棕黄色;黑色素颗粒很少时毛发呈灰色;完全缺乏时呈白色。这就是人在 50 岁左右时,会出现黑白相间的须发的原因。只有眉毛受老化影响较慢。

五、毛发的美学特点

头发是人的天然装饰品,尤其对女性而言,漂亮的一头秀发会给人增添无限魅力。健美的头发应该具备以下几点标准:

1. 头发干净、整洁,无头垢及头屑;
2. 头发有光泽,具有弹性;
3. 头发不分叉、不打结,无缺损;
4. 头发疏密适中,分布均匀;

5. 头发色泽、颜色不混杂；

6. 头发的发型与年龄、个性、职业及外形协调统一。

知识链接

毛发的生长速度

毛发的生长速度是不一致的，主要与下列因素有关：

(1) 部位：头发的生长速度最快，每天生长0.27～0.4mm，腋毛每天生长0.21～0.38mm，按此计算，头发大约1个月长1cm左右，另外颏部毛发每日生长0.21～0.38mm，其他部位约0.2mm。

(2) 性别：生长速度：头发　女>男，腋毛　男>女，眉毛　男=女，全身毛发平均生长速度　男>女。

(3) 年龄：头发于25～40岁，生长最为旺盛，老年头发生长缓慢，两性差异消失。

(4) 季节：夏季生长快于冬季。

(5) 昼夜：白天生长较夜间快。

(6) 与机体健康状况有平行关系。

(7) 与毛囊的粗细成正比例：与毛发生长相比，一年内毛发在正常情况下脱落约360g，而每天脱落的头发一般不超过100根。

毛发的生长和替换也有一定规律，并非连续不断，而是呈周期性。一般可分为三个阶段，即生长期、休止期及脱落期。

此外性激素也会影响头发生长的速度。怀孕期间性激素分泌最旺盛，头发的寿命增加；而生产后，性激素恢复原来的数量，头发又重新恢复正常的生长速度，此时头发会大量掉落。

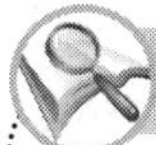

课堂讨论

组织讨论本章皮肤的结构与分类、皮肤的功能、皮肤的色泽、皮肤的衰老以及皮肤的健美。如何了解皮肤的结构为表皮、真皮、皮下组织、附属器官，以及血管、淋巴管、神经和肌肉。掌握不同的皮肤，把皮肤分为干性皮肤，中性皮肤，油性皮肤，混合性皮肤，敏感性皮肤和问题性皮肤六大类皮肤。怎样运用皮肤的生理功能和审美功能健美。如何让皮肤的色泽正常，不衰老来保健。如何掌握毛发的生长结构、数量及分布、种类形态、成分颜色以及美学等方面的理论保养。

(赵旭　沙恒玉　周红娟)

复习思考题

1. 皮肤的结构、分类及功能是什么？
2. 如何选用两种或两种以上方法测定自己的皮肤类型？
3. 肤色的形成以及色斑对肤色美的影响有哪些？
4. 哪些原因影响皮肤的衰老？如何注意？
5. 毛发的生长和结构是什么？
6. 人的皮肤健美的具体标准是什么？
7. 通过本章的内容判断一下你自己的皮肤类是什么？能否根据自己的情况为自己拟订一个美容计划？

第十三章　人的体型与体态美学

学习要点

人的体型具体的分类；人的体型具体的指数；人的体型美具体的标准；影响人的体型美的因素；人的体态的标准和美学特征；人体的具体体态的形式；人的面部具体的表情美。

第一节　体 型 美 学

体型是指人体外轮廓的形状，包括姿势、姿态、弯曲度、左右差等方面，共同构成人体形状类型。虽然每一个人的基本形态结构相同，但受骨骼、肌肉、脂肪等发育水平的影响，造成了个体外部轮廓形态的差异，这就形成了不同的体型。骨骼的生长发育程度、肌肉的发达程度和脂肪累积度是构成体型的主要基础。

皮下脂肪是决定体型的第一要素。皮下脂肪的沉积是分部位存在的，有其选择性，全身脂肪呈均匀分布的情况是没有的。而正是这种不均的分布，局部脂肪的选择性构成了体型魅力的关键性因素。人的体型美是通过观赏者的视觉去感知的，在视觉感知的过程中，产生出质感和量感的概念。

质感是指通过视觉捕捉到的器质性的感觉，它完全不同于触觉感受到的气质判定。因此，体型质感不是用手去触摸判断，而是用视觉判断，所以是一个具有高层次的美的意识。特别是乳房、腹部、大腿的质感有婉曲流丽型、丰满柔软型和清新娴雅型等不同类型，可以用体型的质感来进行判断。

量感是指近于美的价值的外观的感觉，是一种与实际数量无关的主观感觉。真正的量感是对物体本身的大小的感觉，是通过内容的充实性和由内向外作用的指向性来表现的。如位于小而圆的胸廓上的乳房与位于扁平胸廓上的乳房尽管体积和重量相同，但给人的感觉是前者比后者小，这种感觉不是量感的不同，而是视觉反差造成的错觉。

一、体型的分类

古往今来，人们对体型的研究已有两千多年的历史，但对体型的分类方法众说纷纭，至今仍没有一个科学的标准，但目前多数学者主张以下几种分类方法。

（一）一般分类法

这是为多数学者公认的方法，主张将体型分为瘦长型、肥胖型和中间型三型。主要以体型特征，脂肪积累程度和肌肉发育情况作为划分的依据。

1. 瘦长型　其特征如下：

（1）身材瘦长，体重较轻，骨骼细长。

（2）皮下脂肪少而薄，皮肤弹性较差，容易出现皱纹。

（3）肌肉不发达。

（4）头部小，且面部瘦而窄。呈卵圆形。鼻尖细，颈细长。

（5）肩圆、宽度小；胸廓狭长、扁平，胸围小，肋弓下角为锐角。

（6）腹部短、扁平。

（7）四肢细长、手和足狭长。

（8）骨盆扁薄、显露清晰，髂嵴明显。

2. 肥胖型

（1）身体矮胖，体重较重。

（2）骨骼粗壮。

（3）皮下脂肪组织厚，皮肤光滑、润泽。

（4）肌肉发达。

（5）头部较大，面部较阔，颈部粗短。

（6）肩宽度大，胸部短宽而深厚；胸围大，肋弓下角大。

（7）腹部长，丰满膨隆。

（8）四肢粗壮，较短。

（9）骨盆圆滑，髂嵴不明显。

3. 中间体型　其特点是骨骼粗细适中，肌肉发达，皮下脂肪适量，身材匀称，外形各部比例协调。此类体型介于瘦长型和肥胖型之间。

（二）体型指数分类法

体型指数分类法适用于15～60岁的成年人，即根据身高，体重和胸围，采用体型指数进行体型分类。本分类法有以下四种体型指数分数。

1. 皮-弗（Pignet-Vervaeck）指数

$$皮\text{-}弗指数=\frac{体重(\mathrm{kg})+胸围(\mathrm{cm})}{身高(\mathrm{cm})}\times 100$$

2. 罗（Rohrer）氏指数

$$罗氏指数=\frac{体重(\mathrm{g})}{[身高(\mathrm{cm})]^3}\times 100$$

3. 达（Davenport）氏指数

$$达氏指数=\frac{体重(\mathrm{g})}{[身高(\mathrm{cm})]^2}\times 100$$

4. 皮（pignet）氏指数

$$皮氏指数=身高(\mathrm{cm})-[胸围(\mathrm{cm})+体重(\mathrm{kg})]$$

根据以上体型指数公式计算出不同男女体型指数，见表13-1-1。

（三）身高体重系数分类法

可以说，这是目前一种比较科学的分类方法，主要是根据人体身高体重与体型的关系进行分类，公式为：

$$身高体重系数=体重(\mathrm{g})/身高(\mathrm{cm})$$

表 13-1-1 体型指数

指数名称	性别	体型分类		
		瘦长型	中间型	肥胖型
皮-弗指数	男	~81.90	82.00~94.20	94.30~
	女	~81.40	81.50~94.70	94.80~
罗氏指数	男	~1.28	1.29~1.49	1.50~
	女	~1.29	1.30~1.50	1.51~
达氏指数	男、女	~26	25~21	20~
皮氏指数	男、女	~50	51~55	56~

根据其值的大小可以分成正力体型、超力体型和无力体型。

1. 正力体型　其特点是：体格匀称，骨骼粗细中等，胸腹长度中等。身高体重系数，男性约为360，女性约为350。

2. 超力体型　其特点是：身材较矮，四肢较短，颈粗，肩宽，胸廓宽，皮下脂肪多。身高体重系数男性多超过450，女性也在420以上。

3. 无力体型　其特点是：身材细高，四肢修长，颈细，胸廓狭长、扁平。身高体重系数男女均低于300。

（四）女性体型分类法

专门研究女性体型的专家根据女性身高和皮下脂肪的多少又将女性体型分为狭胸型、丰满型、健壮型、虚弱型、肌肉型和肥胖型。

1. 狭胸型　特点是胸部狭长、脂肪少，肌肉不发达。
2. 丰满型　特点是体形匀称协调，肌肉和脂肪丰腴。
3. 健壮型　特点是身材高大，四肢匀称，肩宽，脂肪适中，肌肉发达。
4. 虚弱型　特点是身体与四肢纤细，肌肉和脂肪不发达。
5. 肌肉型　特点是肌肉特别发达。
6. 肥胖型　特点是身材肥胖，四肢粗短、脂肪积累多，腹部凸起。

（五）人体测量学分类法

此法主要根据肌肉发达情况、皮下脂肪蓄积多少、身体的比例、背脊的形态、胸部及腹型状态进行分类。可将体型分为胸型、肌型及腹型。

1. 胸型　特点是脂肪蓄积少，身材细而高，体重较轻，四肢和颈部均细长，胸廓扁平且窄，腹部短且呈凹形，肌肉松弛，背脊形态正常或稍驼。

2. 肌型　特点是肌肉与脂肪适中，身材比例匀称，肌肉发达，背脊直或呈波浪形。

3. 腹型　其特点是脂肪蓄积较多，身材矮小，体重较重。四肢及颈部均粗短，肩宽，胸廓短呈桶形，腹部长呈凸形，肌肉松弛，背脊正常或稍驼。

（六）克雷奇摩尔分类法

德国学者克雷奇摩尔根据体型的肥瘦和骨骼发育情况分类为肥胖体型、瘦长型和运动体型。

1. 肥胖体型　其特点是身体肥胖，头呈圆形，颈部粗短，胸廓宽大，腹部发达，腰围大，四肢粗短。

2. 瘦长型　其特点是身体各部位均较长，头部小，颈细长，四肢亦细长，胸部扁平，肌肉纤弱，皮下脂肪少。

3. 运动体型　其特点是身材中等以上，肌肉隆起，颈长而粗，肩宽，胸部发育好，下腹扁平，腰部较细，四肢粗大，发育匀称。

（七）人体胚胎学分类法

此种分类法是由美国心理学家谢尔顿提出的。他研究发现体型与胚胎的内胚叶、外胚叶和中胚叶发育程度密切相关，因此根据胚胎学的概念将体型分为三类，即内胚叶型、中胚叶型和外胚叶型。

1. 内胚叶型　躯体浑圆，肌肉松弛，胸脯厚实，大腹便便，脸宽，粗颈，大腿和上臂均肥大，而手脚短小，乳房发育过度，皮肤软而光滑。

2. 中胚叶型　身材宽大，肌肉丰满，胸部发达，头大，肩部宽，前臂和小腿粗大，皮肤粗厚而富有弹性。

3. 外胚叶型　身材细长，颈和手指纤细，卵形长脸，皮肤薄、干燥，两肩塌陷，腹部平坦，小腿长。

其中的中胚叶型美学价值较高。

（八）中医分类法

1. 人体阴阳禀赋分类法　此法主要是根据中医人体阴阳禀赋的不同，从而对人体体型进行分类的特有方法。共分为五种，其各自特征如下：

（1）太阴之人：禀赋多阴而无阳。体型表现特点：身材长，身体大，面色阴沉黯黑，膝部常弯曲很少直立。

（2）少阴之人：禀赋多阴而少阳。体型表现特点：瘦高，行动轻盈。站立时常躁动不安，行走时多俯身。

（3）太阳之人：禀赋多阳而无阴。体型表现特点：气度轩昂，常挺胸凸肚，常见躯干向后反张且两膝曲折。

（4）少阳之人：禀赋多阳而少阴。体型表现特点：站立时好头高仰，行步时喜左右摇晃，两臂两肘常反挽在身后。

（5）阴阳平和之人：禀赋阴阳之气和。体型表现特点：从容稳重，随和，目光灵活，举止有度。

2. 五行法分类　在中医五行理论指导下，认为人的形体与肤色变化和人的气质、年龄、健康状况及气血盛衰密切相关。因此将人体体型分为木型人、火型人、土型人、金型人和水型人五种类型。

（1）木型人：皮肤色青，头小，脸长，肩背宽大，身直，小手足。我国东部地区人常见。

（2）火型人：皮肤色红，背脊宽，颜面瘦小，头小，肩、背、腰、腹等处发育匀称，手足小，步履稳重，行走身体摇摆。常见于我国南部地区人。

（3）土型人：皮肤色偏黄，面圆头大，肩背部丰满健美，腹部宽大，下肢股胫结实肥厚，手足不大，全身上下各部肌肉均匀对称。常见于我国中原地区人。

（4）金型人：皮肤色白，方形脸，头小，肩背小，腹皮薄，手足小而坚实，足跟厚而坚，骨骼坚实，行动敏捷。常见于我国西部地区人。

（5）水型人：皮肤色黑，面部凹陷多皱纹，头大，颈部呈梭形，两肩狭小，腹部宽大，臀大，手足好动。常见于我国北部地区人。

（九）生理学分类法

此分类方法是由多利、雷恩洛桑等人倡导的，他们将体型分为脑型、消化型、呼吸型和肌肉型四类。各型具体特征如下：

1. 脑型　身材瘦长，四肢纤细，头大额宽，形体似倒三角。

2. 消化型　身材矮胖，四肢短，骨盆宽大而肩膀狭窄，腹部突出，口大而厚。

3. 呼吸型　胸部发达，呈倒三角形上身，肩部宽广，脸宽而突出，额头及下巴显得较狭窄，鼻部突出。

4. 肌肉型　上身呈方形，四肢肌肉发达。

一般而言，呼吸型较具美感。

（十）根据营养状态分类

营养状态即是指营养不良、营养正常和营养过盛三型。

1. 营养不良型　可理解为消瘦型。表现为营养不良的体态，主要通过体重、三头肌皮皱、上臂周径、上臂肌周等指标体现，按消瘦程度一般还将营养不良分为轻度、中度和重度。

2. 营养正常型　营养状态及发育良好，皮下脂肪量与体重的比值在正常范围，脂肪量（F%）男性大约在15%～25%，女性大约为22%～30%。实际体重与标准体重相比，在正负10%以内。其余三头肌皮皱、上臂周径、上臂肌周等指标见表13-1-2。

表13-1-2　成人营养不良程度估计表

营养标准		标准值	正常	轻度	中度	重度
标准体重%		100	>90	80～90	60～80	<60
三头肌皮皱	男	12.5	>11.3	10.0～11.3	7.5～10.0	<7.5
（mm）	女	16.5	>14.9	13.2～14.9	9.9～13.2	<9.9
上臂周径	男	29.3	>26.4	23.4～26.4	17.6～23.4	<17.6
（mm）	女	25.3	>25.7	22.8～25.7	17.1～22.8	<17.1
上臂肌周	男	25.3	>22.8	20.2～22.8	15.2～20.2	<15.2
（mm）	女	23.2	>20.9	18.6～20.9	13.9～18.6	<13.9

3. 营养过盛型　即肥胖型，指构成身体成分中的脂肪组织量比率超出正常范围，体重同样超出正常范围。

肥胖体型依据标准体重、脂肪百分率和体重身高指数可分为四型：超重、轻度肥胖、中度肥胖和重度肥胖。

标准体重简单计算公式：标准体重（kg）= 身高（cm）-100（男性）或105（女性）

$$脂肪百分率(F\%)=(4570\div 体密度-4.142)\times 100$$

体重身高指数（BMI）= 体重（kg）÷身高的平方（m^2），正常男性BMI值为22kg/m^2，女性为20kg/m^2

正常体重是指实测体重为标准体重±10%以内。

超重：实测体重超过标准体重10%～20%，或BMI值<25kg/m^2。

轻度肥胖：实测体重超过标准体重20%～30%，脂肪百分率（F%）超过30%～35%，或BMI值25～30kg/m^2。

中度肥胖：实测体重超过标准体重30%～50%，脂肪百分率（F%）超过35%～45%，或BMI值30～40kg/m^2。

重度肥胖：实测体重超过标准体重50%，脂肪百分率（F%）超过45%，或BMI值大于40kg/m^2。

二、体型美的标准

体型美是健、力、美三者的有机结合，人体体型美首先要符合人体比例美，即比例恰当。古希腊毕达哥拉斯学派首先提出当人体各部位呈黄金分割比例[8∶5(5∶3)]时是人体的最佳比例。文艺复兴时期，意大利画家达·芬奇又提出了人体各部位的最佳比例关系，之后由于欧美和日本等国家健美运动的迅速发展及普及，使人类对人体体型美的标准才有了一套较系统的学说。

（一）中国传统体型健美的标准

我国传统医学的美学思想中很早就对体型的审美有了深刻的认识。不同时期的审美观念、标准都在改变。如先秦时期的体型美标准是高大、壮实、健硕，且不分男女；春秋战国后期及秦，逐步强调男女差别；汉魏以后，人体美观发展变化迅速，人体美已不再是纯天然化，而是要有服饰之美的辅助，以显耀女子躯体；唐代推崇身体丰满，肥腴；明代是美学观点变化纷繁时期，一方面人们不改变"丰肉微骨"，但一方面又彰显平胸蜂腰；一部分人崇尚"胸乳菽发"，另一部分人又认为应含而不露；清代，除对兴起于南唐之缠足登峰造极之外，还建立起了"蛋形脸，细颈项，瘦削肩，扁平胸，细腰身，尖尖脚"的固定形体美模式。

对于男性来说，人体健美具有下列几个特征：一是传统中国文化多以魁梧雄壮、伟岸有大丈夫气概为美，体现男性为社会中心的骄傲；二是中国传统男性美，形神相比更注重和强调形神兼备，气韵生动，以形貌为基础而居于形貌之上。

（二）现代女子体型健美的标准

女性体型健美离不开女性的特征—丰满而有弹性的乳房，适度的腰围，结实的臀部以及健美的大腿等，这是体现女性特有的曲线美的重要部分。

1. 现代女性形体美常用比例标准

（1）整体比例：以肚脐为界，肚脐到头顶与肚脐到脚跟的比例应是5∶8。女性身体的中点应在耻骨联合处。平身展开双臂，两中指指尖的距离等于身高。

（2）各部分比例：头高应是身长的1/8。乳房与肩胛骨应在同一水平线上；颈围约等于小腿围；肩宽应等于身高的1/4减4cm；胸围约等于身高的1/2；大腿正面的宽度应等于脸宽；腰围约等于胸围减20cm；臀围约等于胸围加4cm；大腿围约等于腰围减10cm；上臂围约等于1/2大腿围；前臂围约等于上臂围减5cm；小腿围约等于大腿围减20cm；足胫围约等于小腿围减10cm；手腕围约等于前臂围减5cm。

2. 现代女性的体型健美标准　综合中外专家、学者的观点，公认的现代女性健美标准有以下10个方面：①站立时，头、躯干、下肢的纵轴在同一垂直线上，并且两膝和两足可自然靠拢；②上、下身比例符合"黄金分割"定律，即以肚脐为界，上下身之比约为5∶8，头、躯干、四肢比例和头颈胸连接适度；③皮肤柔润光泽，皮下脂肪适量，肌肉发达（丰满、匀称）；④脊柱正视垂直，侧视曲度正常，胸廓隆起，正背面略呈"V"字型；⑤双肩对称，男宽女圆；⑥女子乳房丰满，不下垂，侧视曲线挺拔秀美；⑦腹部扁平不突出，下腰细而圆实；⑧臀部圆满适度、腿长、大腿线条柔和，小腿腓肠肌突出且稍高；⑨胸围、腰围、臀围符合3∶2∶3的比例；⑩体重符合或接近标准体重。

（三）现代男子体型健美的标准

对现代男子体型健美的标准，还未达成统一。

从形体健美的角度看，现代男子体型应该体现出身高、体重和体围比例的协调，体现出肌肉的力量美。

一般认为，现代男子体型健美的标准有：

1. 胸围和臀围的比例应该是10∶9。

2. 颈围约是胸围的38%；前臂围约是胸围的30%；上臂围（伸直）约比前臂围大20%；腰围约是胸围的75%；大腿围约是臀围的60%；小腿围约是臀围的40%。

3. 肌肉发达，健壮有力。健美的体型，健壮的体魄和发达的肌肉是密切相关的。肌肉在人体内分布极其广泛，全身肌肉约有五百余块，其重量约占体重的40%，而四肢肌肉约占肌肉总体重量的80%。

发达而富有弹性的肌肉是力量的源泉，是男性形体美的象征。发达的颈肌和胸锁乳突肌，能使人的颈部挺直，强壮有力。发达的肱二头肌和肱三头肌，使人的上肢线条鲜明。粗壮有力。发达的三角肌，使肩膀变的宽阔，再加上发达的背阔肌，就会使人体呈健美的"V"型等。

当然，健美体型的标准只不过是人们在追求美、审视美的过程中理想化了的体型。在现实生活中，不可能十全十美，能够达到实属罕见。因此，从总体来讲，只要人体体型的轮廓清晰，线条流畅，五官和四肢整体和谐，以及人体动作和姿态协调配合，就会给人以无穷的魅力和美感。

三、影响体型的因素

凡是形成人体体型的因素，都能够影响人体体型。如遗传、运动状况、骨骼、肌肉等都是影响体型的因素。

1. 遗传因素　遗传是决定体型的主要因素，尤其是对身高和体重影响最大。调查证明，若双亲肥胖，其子女发生肥胖几率就越高。遗传对身高的影响，男性为75%，女性则高达92%。

2. 性别因素　男女性别差异在体型上表现较明显。就身材来说，男性比女性身材要高大，且四肢均较女性长；男性肩宽而平，女性肩圆而窄；男性髋部窄于肩部，女性则髋部较宽；男性腰臀围小于女性；男性肌肉丰满显得有力，而女性皮下脂肪多于男性，女性脂肪除臀部外，还大量分布于乳房上部、背腰部；男性脂肪集中于腹部、髋部。男性颈较粗，女性颈较细；男性胸部较宽，胸腔亦大；女性胸部较厚，胸腔较男性小；女性臀部较向上翘。

3. 年龄因素　人的体重随年龄变化而发生变化，其中变化最大的是头部、躯干部以及四肢的比例。如，老年人，由于骨质和椎间盘的退行性变，身高会缩短，从30～90岁，男性身高平均可缩短2.25%，女性平均缩短2.5%；颅骨特别是面颅骨亦缩小，加上面部皮下脂肪的减少，五官各部比例会发生明显变化。

4. 营养因素　营养因素是保证人类生存的必要条件，可直接影响人的体型。人们健康发育需要合理的营养，特别是对青少年的发育成长尤为重要。

5. 疾病因素　疾病与体型的关系也十分密切。经医学研究证实，下丘脑或其周围组织的肿瘤细胞变性、炎症、先天性发育不良等均可导致患者食欲亢进，从而引起肥胖。甲状腺

功能亢进的患者，由于代谢旺盛，可导致患者消瘦。佝偻病所致的鸡胸、肺气肿所致的桶状胸等疾患不仅影响正常生理功能，还严重破坏了体型。各种先天或后天因素导致肢体的残疾、肢端肥大症、O 型腿、八字脚等对体型的影响更加明显。

6. 其他因素　包括环境，生活习惯以及是否经常适当锻炼身体对人体体重均有影响。一般来说，人的生长发育是有一定规律性的，身高和体重随年龄的增长而增长。符合年龄性别特征，而且智力和年龄同步发展。否则就属于发育异常，成为“病态体型”，如侏儒症患者的体型、呆小症患者的体型等，均属异常体型，不符合美的规律。

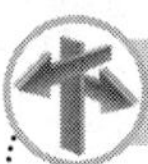

知识链接

体型的研究意义

在 20 世纪 50 年代以前，一般认为体型是基因型，完全由遗传决定。虽然一个人的体格在不同的年龄和不同的状况下可能有所变化，但他的体型据认为是永远不变的。20 世纪 50 年代以后，越来越多的学者认为体型是表现型，是变的。以动态的观点研究体型使它获得了新的活力。也就是说，体型的评定不仅可以发现两个人或两群人之间的差异，以及体型与人体某种机能之间的关系，而且可以研究同一个人在不同时期不同条件下体型变化的方向（即在内、中、外胚层型中哪种因子占优势）和强度，这使得体型研究提高了实用意义。

第二节　体 态 美 学

体姿就是指人体处在某一状态下，身体各部在空间的相对位置，也称体态。这是评价人体生长发育是否正常和是否健美的重要指标，更是人体美的重要组成部分。

一、体态的分类

（一）根据人体所处状态分类

1. 动态体态　是指人体各部分在空间沿着直线或曲线移动时所呈现的动态姿势。如跑、跳、舞蹈、体育运动等动作，均能充分表现出人体的动态之美。

2. 静态体态　是指人体各部分在空间处于相对静止状态时所呈现的姿势，如站、立、卧以及体操和舞蹈中某一瞬间的造型等。

（二）根据个人的性格和心理状态分类

1. 习惯性动作　它能表现个人风格，如有人说话总会做手势等。

2. 刻板性动作　喜欢经常机械地重复一些单调的动作，这种动作的重复往往和个人的性格或情绪有关。如有些人情绪低落时走来走去。

3. 强迫性动作　是一种不由自主的、非意志能控制的动作。如精神分裂症患者等的强迫性动作都属于心理不健康的表现。

4. 模仿性动作　是指模仿他人的动作。如演员模仿领袖人物的角色。

（三）根据要达到的目的分类

1. 自然体姿　是指人们在日常生活中，人体各部处于较自由、较随意的姿势。但有时会受到环境的约束，不能太随便而失礼节。

2. 造型体姿　是指人们为达到某一目的而特意设计的一种或一系列规范性的动作。如竞走运动员的迈步姿势等。

（四）根据动作的内容分类

1. 劳动技术动作　如挖、刨、织、劈等动作。
2. 生活技术动作　如走、跳、投、攀登，以及家务劳作等。
3. 生理性动作　如呼吸、饮食、睡眠等。
4. 交际动作　如敬礼、握手、作揖等。
5. 艺术动作　如吹、拉、弹、唱。
6. 体育动作　如各种田径运动、体操、跳水等。
7. 军事防卫动作　如格斗、刺杀等。

二、体态的标准和美学特征

美感是具备民族性和时代性的。我国是一个历史文化悠久的多民族国家，不同时代不同民族对人的体态有着不同的追求，其中有健康的观点，也有不健康的观点。如我国民间流传的谚语：站如松，坐如钟，卧如弓，行如风。这是一种对健美的欣赏；而南唐以后的缠足之风，使女子走路困难，则是一种病态美。如今人们都追求自然和健康的美。

体态是人体美不可分割的组成部分，人不是静止的物，更有别于动物，人是具有敏锐思维想象能力和语言表达能力的，并且会随着空间活动的变化来形成自己的动作和姿势。人体姿态是持续的动姿，它既能展示体型的优美，还能反映出人的内涵美。一个人的发型、服饰、化妆是外在美中的静态美，而体姿则是人外在美中的动态美。

那么，什么样的体态动作才是美呢？当为达到某一目的或完成某一任务时所必须采取的最佳姿势，便是这种体姿的标准。但是，根据人们所处地域、生活和文化习惯的不同，很难有绝对统一的标准。但一般而言，美的体态应具备下列条件：

（一）基本条件

1. 无损于自身，且能促进机体健康发育。美的体姿要自然、大方，即是要顺应人体正常发育形态，符合人体生理功能。如站立时，需要抬头、直颈、挺胸、收腹、两臂自然下垂、提臀、直腿、并脚，这姿态符合人体脊柱的生理弯曲和关节的功能需要，因此是美的；反之，则显得不符合生理需要。所以凡是符合人的生理需要而又自然潇洒、敏捷矫健的体态就是美的。

2. 动作能给人美的享受，基本上体态越标准，美感也就越强。如人体的动作灵活敏捷、稳健庄重就能达到美感效应，但灵活不等于轻浮，敏捷不等于莽撞，稳健不等于呆板，庄重不等于迟缓。因此，美的体姿应该是灵活中带着稳重。

3. 精神因素对人的体态美也有着一定的影响，它可以反映出一个人的文化素养和审美观念，也能反映出人的思想情操和道德品质，是人的心灵美的表现。像精神空虚、灵魂肮脏的人，表现出的体态动作则会显得粗野轻浮、俗不可耐。

（二）体态的形式

体态是传递信息的载体，人们可以通过“体态语言”交流思想、传达感情。所谓“体态语言”就是指借助于人的面部表情和人体动作来体现内心想法的方式。大家都知道，人的感情是非常丰富的，日常生活中喜、怒、哀、乐等情绪反应单靠语言是很难表达的，还需要体态语言的辅助。如人高兴时的手舞足蹈。人的体态形式多样，以下简单介绍一下站、坐、行、卧的姿态表现。

1. 站立的姿态　站立是人体的静态造型，可充分体现人的精神面貌。优美典雅的站姿，能显示出人的静态美。

根据被测身体的侧面观察，可将人体的自然站立姿势分为以下四种：

（1）A 型站姿：头、颈、躯干和脚在一条垂线上，两臂自然下垂；左脚打开 45°，右脚向前直立，右脚对准左脚中部或比左脚稍前，两脚不要相距太远应以脚掌而不是以脚跟承受重力，胸部挺起，腹部内收或平直，背部弯曲适中，此为标准体态。

（2）B 型站姿：头部与下肢前倾，躯干后倾，胸部稍挺但不如 A 型明显，背部弯曲明显。

（3）C 型站姿：胸部平直，不向前挺起；腹前壁松弛前倾，脊柱弯曲明显，下肢中轴明显前倾。

（4）D 型站姿：头部明显向前伸，腹部松弛前突，脊柱胸曲与腰曲显著突出。

人体的优美站姿是需要自己控制的。日常生活中经常看到有些人的站姿是：①僵直，胸部过分凸起，腰部呈板腰；②弯腰驼背，躯体肌肉紧张度不够；③背部下凹呈垂肩，脊柱前凸，腹部鼓起；④背部下凹及垂肩，脊柱侧凸；⑤垂肩，脊柱后凸。

另外，诸如塌腰、探颈、耸肩、双腿弯曲或不停抖动都属于不良站姿，会给人留下不良印象。人在站立时，正确的站姿应当是：抬头，双目平视前方，唇微闭，面带笑容，下颌稍收；双肩放松，稍向下压；身体重心放在两腿中间，防止重心偏移；挺胸、收腹、立腰；双臂自然下垂于身体两侧，双腿直立，膝和脚后跟靠紧。

但从总体讲，不论男女站立的姿势都应做到挺、直、高。其中“直”，并不是说脊柱要笔直，而是指颈、胸、腰等处要保持正常的生理弯曲，否则会僵硬且不自然。“高”则是指站立时身体重心要尽量提高，给人以舒适、活泼之感。女性可稍低头，以突出女性温柔之美。此外，挺胸可以突出乳房，显得有朝气、青春，也是自信的象征；腹部宜稍收，臀部可放松后突，以增加女性曲线美。平时，人们应当按上述要求做，但又不必太拘谨，做到自然之中保持端庄仪态。

2. 坐姿　坐姿是人体行为举止中的主要内容。无论学习、工作、会客交谈、娱乐休息都离不开坐，但所采取的坐姿大多又存在着不同。最常见的一种坐姿是：将臀部和坐骨结节置于支撑物上，以支撑除下肢以外的身躯的姿势，这种姿势是人在清醒状态下最佳的一种，能从多种角度展示一个人的形体美和心灵美。

因此，入坐时要做到轻、缓、紧、正这四点要求。所谓“轻”是指入坐要轻柔，猛然坐下会显得粗鲁。“缓”是指落座声音柔和，若速度过快，易造成紧张气氛。“紧”是指入坐时腰、腿肌肉紧张，髋和膝屈曲自然。“正”是坐时要收腹挺胸，上体自然挺直。

最佳正规的端坐姿势，要求头正、躯干直立、挺胸、收腹、大腿与躯干之间构成约 90°左右的角度，两脚自然落地并稍有分开。不同工作，坐姿可有所改变，如读、写时，头部和上半身可稍向前倾，眼距视野 30cm；陪同领导或会见客人时，除躯干直立外，两膝、足应合拢，膝部稍偏向于客人，手置于沙发或大腿上。坐姿是否优美，手、腿和脚的恰当摆放极为重要，人们常出现的不良坐姿一定要避免，如手心向上，头仰于沙发上，弯腰、伸腿、脚尖朝天，甚至跷二郎腿，或身体萎缩、双手抖动或腿脚不停抖动，都属于不良坐姿，是不文明，不礼貌的。总之，坐要端庄、大方、自然、舒适。同时坐姿端正有利于青少年的生长发育，可以避免近视和驼背的发生，同时给人以美的印象。

3. 步态　步态是双脚交替移动时身体的姿势。在日常生活中，不同步态给人不同的感觉，从侧面还反映社会风尚和人的道德情操。矫健的步伐给人以充满活力的健康美感。人在走路时举步的动作、方式表现出来的美，是人体的动态美和韵律美。

走路姿势的美感主要取决于个人的步位、步幅、步率和步态。

（1）步位：步位是走路时迈出去的脚落地时的位置。在庄重的场合，除了头颈、躯干都应正直外，起步和落步的脚尖均应正对前方，脚迹呈一条直线。

（2）步幅：步幅是迈出的每一步的长度。一般情况下，标准的步幅是每迈出的一步的长度（前脚跟与后脚尖之间的距离）应是本人脚的长度，且两只脚的步幅应尽量一致，以显协调。

（3）步率：步率，即左、右脚交替迈出的频率。一般情况下，人平均每半秒钟迈出一步。每秒钟内左、右脚各迈出的频率相当，太快会显得匆忙，太慢则缺乏精神。两脚频率应尽量一致。

（4）步态：步态即迈步的姿势。包括走路与跑步。从走路上看，迈步时，脚掌前部蹬地推动身躯前行，伴随上肢自然摆动，同时髋、膝、踝关节自然屈伸并显得有弹性。注意举步宜稳重、轻盈、洒脱，不可过重，也不要拖泥带水。轻盈自然的步态不但可以增强下肢肌肉和韧带的张力和弹性，保持髋关节和膝关节稳定性和灵活性，还有利于髋、膝关节肌群的收缩，及保持脊柱的生理弯曲。步姿应尽可能按上述要求做，这样使人显得文明、高雅、具有活力和迷人的风度。

若跑步时双脚呈内八字或外八字，或臀部扭来扭去，头部向前伸或低头，或跳跃式前进，都是不正确、不雅观的姿势，应尽量避免。因此，跑步时要掌握大腿带动小腿向前上方摆动，髋关节略向前，前足着地要柔和，上身略向前倾的步态。慢跑时上身可接近正直，略含胸，头正，两眼平视，双臂摆动协调自然且幅度不宜过大。

4. 卧姿　良好的卧姿对心血管、呼吸系统在安静状态下的工作起保证作用，并有助于消除肌肉疲劳。所以稍屈腿的右侧卧位最为科学。因为：

（1）心脏偏左，右侧卧位可减少心的压力。

（2）胃幽门、小肠的回盲口均向右侧开放，右侧卧位有利于胃和小肠的排空。

（3）屈侧卧位还显得文明礼貌，又可表现出宁静的曲线美。

三、面部表情美

人的面部动态即为表情。表情可直接反映人的情绪变化，给人留下深刻的印象。人的表情非常复杂，国外有专家统计，人的表情有两万多种。由此可见，表情在人际交往中占有重要地位，甚至可以传递信息、交流感情。如不同国家、种族的人虽然语言不通，但表情可起一定沟通作用。故有人说表情是无声的世界语。下面简单介绍笑容和目光。

1. 笑容　整个面部肌肉、眉、眼、鼻及嘴共同构成了笑容。尽管笑的类型很多，其面部表情也不一样，但它们有着共同的特点，就是眉眼向下弯曲、口角向上翘、鼻翼微张。笑容是表示喜悦心情的，是人们内心真诚善良的表现。人在笑时可有特殊的面部表情、独特的嗓音和相应的身体动作。笑时可伴有笑声，人的嗓音不同发出的笑声亦不同。

笑的种类繁多，如微笑、冷笑、苦笑、傻笑、憨笑、狂笑、嘲笑等。其中微笑是最美的。对陌生人的微笑表示和蔼可亲；产生误解时微笑，表示胸怀大度；窘迫时微笑则能冲淡紧张和尴尬的气氛。由此可见，微笑能展示出人的气度和乐观精神，衬托出人的形象和风度。

笑时可伴有特殊的体态。有人则捧腹弯腰，有人笑得前仰后合，有的人笑时上身抖动等。甚至当一个人大笑时，站在其背后的人都可观察到他的笑态。

常言道"笑一笑十年少，愁一愁白了头。"即是说笑能调节情绪，化解烦恼，消除隔阂。笑是人际关系的润滑剂，亦有利于身体健康。

2. 目光　眼神可自然地传递人的思想感情变化，反映内心的心理活动。因此说“眼睛是心灵的窗口”。目光是人际交往间最传神的非语言交往工具。人的目光是通过眼睛的开张闭合，瞳孔的舒缩，眼球的运动，视线的变化以及眉毛的配合表现出来的。人的目光表情不一，有的目光表示热情友好，有的是严厉苛刻，有的凶狠，有的慈祥，有含情脉脉的，也有表现为蔑视淡漠的，在社会、人际交往中，如何运用目光是有学问的。除了民族、性别等的不同有所区别外，在不同的场合、环境也要注意。如眼神呆滞、惊慌、冷漠无情，会让人讨厌，留下不良的印象。此外目光还可包含丰富的内容，传达多种信息。如传达命令、请求、劝诫和安慰等。

四、头部姿态美

头的姿态是体态的一部分。头部的姿态和动作能增加人体美并有助于表达情感的变化。一般来讲，头姿应自然、放松，上下左右各种运动要与颈部密切配合。头部的姿态也有丰富的含义，如点头表示赞同或同意；摇头表示否定或怀疑；抬头表示感兴趣；垂头则表示厌倦或萎靡不振；交头接耳表示不专心；摇头晃脑表示洋洋得意等。

头部的不同姿态也是人体内涵的一个表现，在不同场合环境要注意运用头部的姿态，以达到头部姿态美，给人以端庄、稳重之感。

五、手势美

手是人的重要器官，可以做出各种各样的动作。特别是灵活的手指，能做出更为精细的动作如抓、捏、拿、撕、弹等。

手势美是一种动态美。它可以表达较复杂的情感、思想，甚至能依靠手来进行独立的思想交流。如聋哑人就是用手势交流的。

手势亦是世界性语言。如表示胜利的“V”形指，是无国界的通用手势。

总之，手势在日常生活中可体现出如下作用：

1. 表达强烈的感情。
2. 代笔描绘形象。
3. 表示指代。
4. 可代替数目。

知识链接

体态语的特征功能

体态语虽然是一种无声语言，但它同有声语言一样也具有明确的含义和表达功能，有时连有声语言也达不到其效果，这就是所谓的“此时无声胜有声”。

体态语具有揭示内在素质的功能。体态语研究结果表明，体态语具有交流思想、传达感情、昭示心理、强调指代。因此，体态语对内在素质的揭示具有确定性。体态语对内在素质的揭示还具有直观性。

手势语(sign language)是体态语的一种。体态语(body language)包括眼神、走路姿势、站立的姿势以及手势等。体态语十分丰富，可以表达各种思想感情，并且不同的文化有着不同的体态语。

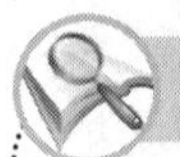

课堂讨论

讨论体型美学，体型美的分类及其分支，体型美的标准与影响体型的因素，体型美，健、力、美三者的有机结合，遗传、运动状况、骨骼、肌肉等影响体型的因素。区分体型的分类按照不同的标准有不同的分类法，分辨一般分类法，体型指数分类法，身高体重系数分类法，女性体型分类法，人体测量学分类法，法克雷奇摩尔分类法，人体胚胎学分类法，中医分类法，生理学分类法以及根据营养状态分类。如何划分体型美的标准，现代女性体型健美的标准和现代男子体型健美的标准。怎样理解体态美学的分类，标准以及美学特征和基本条件、标准和形式，根据人体所处状态，个人的性格和心理状态，如何达到站、坐、卧、行等多方面的体态美和面部表情、头部姿态、手势美的行态。

（赵旭　沙恒玉　沙涛）

复习思考题

1. 简述体型的分类是什么？
2. 影响体形的因素有哪些？
3. 简述体态的分类是什么？
4. 试述体态美的特征是什么？
5. 面部表情美包括哪几方面？
6. 人的体型由遗传、性别、营养等因素导致的，体态也由多种元素构成的，其原因是什么？
7. 如何从体型标准、类型、指数、中医学、生理学等方面分析电影《巴黎圣母院》中女主角的形体和形态美？

第十四章　中医学中的美学

学习要点

中医美学的概念和特点；中医美学的产生、发展、内容；中医学美容的具体特点；我国传统美学的思想特点；我国传统美学在医学美学中的体现及运用；“天人合一”的美学观；修身养性、养生长寿养生之术的方法。

中医学即是我国的传统医学，中医学中的美学则是指由我国传统医学与美学相结合的一门综合性学科。它主要研究的是中医学中的美学内容、美学特点，以及传统医学在医学美学中的体现。美是一种社会实践的产物，在中医学数千年的历史中，必然会存在着美学的内涵，而这种内涵又会深受中国传统美学思想的影响。它具体包括以下几方面。

第一节　中医学中的美学内容

中医美学，是由我国传统医学与美学相结合的一门综合性学科。主要研究的是中医学中的美感，中医的美学特征以及中医美学在中医发展、创造过程中的应用和地位，和中医美学方面的问题。美是社会实践的产物，中医有着数千年的漫长历史，必然会反映出人们在养生防病、治病延年等社会行为中的美学内涵和美学情感。

中医美学的特点主要归纳为以下四个方面：①融美容与健身、治疗为一体；②重视整体联系；③美容方药和方法的运用要因人而异，因证而施；④美容措施简便易行，且安全无害。这些特点和优势，也是中医美容应该遵循的基本原则。

知识链接

《黄帝内经》中的美学思想

《黄帝内经》是我国最早的医学论著，是祖国医学理论知识的宝库，蕴含着丰富的美学思想。《黄帝内经·四气调神大论》以“四时阴阳，万物之根本”为理论根据，论述了“从阴阳则生，逆之则死”的医学道理，提出了“不治已病治未病”的医疗观点，阐发了“和谐为美”的美学思想。《黄帝内经·脉要精微论》以“五脏者，中之守也”、“身之强也”为理论根据，论述了“得守”、“失首”和“得强”的生与死的医学道理，这里揭示了“充实为美”的美学思想。它的阴阳五行学说、“天人合一”的整体观，以及它的养生论、经络学、问答学等，把医学、美学融为一体，集先秦时代祖国医学科学、朴素唯物主义哲学和美学之大成，为医学之经、美学之典，后世医家之圭臬。

一、养生健身美容，防治疾病

中医美容与古今化妆美容有着根本的区别。化妆术是指使用化妆品如粉底、胭脂、眼影、口红、染发剂等对头面部以及其他部位进行修饰，古人称为粉饰或妆面。这种修饰美，主要突出的是人体的外在美，一旦除去化妆品，便会使人显露“原形”，现出“庐山真面目”。而中医美容则不同，它主要是通过对人体的整体调理和局部养治，达到面色红润有光泽，肌肤细腻，双目有神，唇红齿白，须发乌亮，这种美不会因除去化妆品而消失，而且能持久存在，青春常驻，强调的是一种自然美，健康美。

同时，中医美容与现代医学的整形美容也有所不同。第一，中医美容是非手术疗法；第二，它不是根据一定的模型来修整容貌，而是根据每个人的不同情况从根本上进行美化，如生理情况、肤色、形体特点等。

中医美容的主要目的和内容大致有两方面：保健美容和医学美容。

1. 保健美容　是传统的中医自然疗法，可以延缓、减轻，甚至消除衰老特征，恢复青春容貌，以达到保健美容的目的。古人认为，容貌美不仅是人类审美的需要，而且还与人的健康长寿有着密切的关系，如《神农本草经》中就提到了“驻颜”、“轻身耐老”等将美容与长寿相提并论的说法。此外，中医还认为，人体美是建立在人体脏腑经络功能正常，气血津液充足的基础上的，因此中医美容的目的除了从根本上使容貌美化外，还含有健康长寿的意思。

2. 医学美容　是指采用适当的中医方法，治疗常见的损美性疾病，从而达到美化容貌的目的。所谓的损美性疾病，是指发生在头面、五官、四肢、形体等对人体美特别是容貌美有明显影响的疾病，或与人接触时会产生使人不快的气味和感觉的疾病，前者如口臭、狐臭、手足冷等，后者如黄褐斑、白癜风、酒渣鼻、痤疮、瘢痕疙瘩、口眼㖞斜等。这些损美性疾病除了有损容貌之外，还有一个共同点就是：对人体生理功能无明显影响，对其进行治疗的目的主要是在于美容。

总之，中医美容集养生、健身、治疗于一体，既不同于化妆美容，也有别于整形美容。

二、整体和谐

整体观念是中医学的基本理论之一，也是中医美容学的基本特点和指导思想。

整体就是完整性和统一性，不可分割来看。中医学非常重视人体的统一性和完整性原则，认为人体是一个有机的整体；同时也注重人与自然环境之间的相互关系，也是一个密切相关的整体。尤其重点突出人体内部的统一性，构成人体的各个组成部分是不可分割的，在功能上相互协调，在病理上相互影响。中医还特别强调五脏在中医整体中的中心作用，人体所有组织器官都是以五脏为中心，通过经络联系，把五脏、六腑、五官、九窍、四肢百骸等全身组织器官都有机的联系起来，构成一个表里相连、上下沟通、协调共济、井然有序的统一整体，并且通过精、气、血、津液等的作用共同来完成机体统一的活动。根据五脏系统的理论，心主血脉，开窍于舌，其华在面；肝主筋，开窍于目，其华在爪；脾主肌肉、四肢，开窍于口，其华在唇四白；肺外合于皮，开窍于鼻，其华在毛；肾主骨，开窍于耳及前后二阴，其华在发。由此可见，面色红润、皮肤白嫩、须发乌泽、耳聪目明、唇红齿白、爪甲红润、四肢灵活有力、形体健壮，既是人体美的标志，也是脏腑经络功能正常、气血津液充足的表现。其中某一局部出现的损美性疾病，均与相应脏腑经络功能失常有关，如须发早脱、早白，中医认为是肾精不足，保健医疗便应从补肾益精入手等。

此外，中医学的整体观念还体现在把局部组织器官与其相应的脏腑看做为一个有机整体。例如面部，《黄帝内经》在“五脏六腑之气皆上注于面”思想指导下，又将面部与人体相应，《灵枢经·五色》说：“庭者，首面也。阙上者，咽喉也。阙中者，肺也。下极者，心也。直

下者，肝也。肝左者，胆也。下者，脾也。方上者，胃也。中央者，大肠也。挟大肠者，肾也。当肾者，脐也。面王以上者，小肠也。面王以下者，膀胱子处也。颧者，肩也。颧后者，臂也。臂下者，手也。目内眦上者，膺乳也。挟绳而上者，背也。循颊车以下者，股也。中央者，膝也。膝以下者，胫也。当胫以下者，足也。巨分者，股里也。巨屈者，膝膑也。此五脏六腑肢节之部也，各有部分”。此外，如目部的五脏分属，舌部的五脏分属以及诊脉的脏腑分属莫不如此。这些局部与整体相应的理论，现代将之称为全息生物律，它有效地指导了中医诊断、治疗和中医美容。

张仲景在《伤寒论·序》中指出：“崇饰其末，忽弃其本，华其外而悴其内，皮之不存，毛将安附焉！”从中我们得出，如果不从整体出发，只注重外表，是达不到真正美容目的的。因此，中医美容为了强调人体的整体性，融多种疗法于一体，如外用、内服中药、食物、针灸、按摩等，不仅注重外用药的滋养皮肤，预防、治疗损美性疾病，更注重滋补脏腑气血、强身健体的内在作用；不仅强调药物的美容效果，还注重食物、针灸、按摩在美容中的整体调节作用。这种多途径、整体调理、局部养治、综合平衡的美容疗法，充分调动了人体自身的积极因素，保证了美容效果的稳定性和持久性。

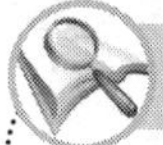
课堂讨论

用孙思邈《大医精诚》中的“精”和“诚”、大医“欲得澄神内视，望之严然，宽裕汪汪，不皎不昧”和文中所论述的大标准，讨论什么是心灵美，什么是语言美，什么是行为美，什么是外在美，才为之大医。

三、辨证施治，因人施美

中医美容的重要特点和原则就是辨证论治。

中医美容的主要内容是治疗损美性疾病。在治疗过程中，中医强调辨病、辨证，即从整体观念出发，找出局部病变与整体脏腑经络、气血津液功能的联系，取得预期的治疗效果。

对于美容保健，中医强调根据不同的年龄、性别、体质以及全部情况，因人施治。如使面容变得红润有光泽，就应对不同情况采取不同疗法，对于面色淡白或萎黄，常有头晕、心悸、健忘等病证者，以补益气血为主；面色较黑或晦黯、房劳过度或生育过多者，则以补益肝肾为主；对食欲较差、强制节食、慢性胃肠病患者，则以健脾益胃为主。其次是食疗美颜，要针对体质偏阴偏阳、偏寒偏热，以及面色和病机的不同，采用不同的药膳食疗方法。

另外，中医的整体观念和辨证论治要因地制宜，因时制宜。比如，因时制宜而采用的食粥疗法就有所不同，形瘦阴虚的人，春季应食芹菜粥；夏季炎热湿重，应食苏子粥；秋季凉燥，宜食藕粥；冬季天寒，宜食脊肉粥、阿胶粥等。古人在这方面的经验积累很丰富，应加以研究。

四、简便易行，安全经济

中医传统的方法，如中药、针灸、按摩、药膳等均属自然疗法，这些疗法具有简便易行、安全可靠、经济实惠等优点。

中药主要来源于天然的植物、动物和矿物，安全剂量范围大，一般对人体无害，而且经数千年实践检验，有着丰富的经验。针灸治疗是通过针刺、艾灸经络、穴位，调整各脏腑组织功能，促进气血循行，抵御外邪入侵而起美容作用的，是一种十分安全的治疗方法。

中医养生之道

在生活中，不少人都将养生之道等同于养生之术，其实不然。中医将养生的理论称为“养生之道”，而将养生的方法称为“养生之术”。

养生之道，基本概括了几千年来医药、饮食、宗教、民俗、武术等文化方面的养生理论，散发着属于中医学独特的魅力与芳香。

其内容不外以下四点：

顺其自然：体现了“天人合一”的思想。强调在养生的过程中，既不可违背自然规律，同时也要重视人与社会的统一协调性。正如《内经》主张：“上知天文，下知地理，中知人事，可以长久”。

形神兼养：在养生过程中既要注重形体养护，更要重视精神心理方面的调摄，正所谓“形神兼养”、“守神全形”和“保形全神”。

动静结合：现代医学主张“生命在于运动”，中医也主张“动则生阳”，但也主张“动中取静”、“不妄作劳”。

审因施养：养生不拘一法、一式，应形、神、动、静、食、药……多种途径、多种方式进行养生活动。此外，也要因人、因地、因时之不同用不同的养生方法，正所谓“审因施养”和“辨证施养”。

第二节　中医学美容的特点和类别

一、中医学美容的特点

（一）历史悠久，经验丰富

中医美容已有两千多年的历史。在这漫漫的时间长河中，中医美容方法被无数人反复运用、筛选，日趋完善。经岁月的检验积淀下来的精华，将为现代中医美容及世界美容提供有效的天然药物及自然疗法。

（二）中药对生活美容的介入

早在春秋战国时期，中医药就已经介入到了生活美容领域，和生活美容结下不解之缘。在历代各类医书中，标明有驻颜、悦色作用的药物多达上百种，且方剂数量更是可观。各种洗手洗面方、增白方、令面悦泽方、去皱方、白牙方、染发方、香身方等，应有尽有，甚至还有美容配方，如胭脂、口红、发蜡的配方。这些方药都具有浓厚的生活美容色彩，即它们主要是修饰人的容颜，使之更加光彩夺目，而并不是以治疗疾病为目的的。这些信息告诉我们，我国古代医家已把对人体美的维护作为医学的任务之一，并介入医学手段，以达到更加符合人体的健康要求。

这种介入扩大了中医美容的内涵，使中医美容在世界美容史上独占鳌头。

（三）有较坚实的理论基础

中医美容附属于中医药学，随着中医药学的发展而发展，故具有较坚实的医学理论基础。《内经》是中医药学理论的源头，也为中医美容学的形成和发展奠定了理论基础。《内经》以后的数千年，中医内、外、妇、儿科渐渐分科发展，从理论到实践日趋完善，手段也日益丰富。新中国成立60多年来，中医更是长足发展，基础和临床学科的发展，为中医美容学的发展奠定了基础，现代中医美容学从各学科吸取经验充实自己，逐步崛起并发扬光大。

除了医学理论基础之外，中国深厚的文化底蕴也为中医美容提供了美学精神，成为中医美容学具备美学理论的基础。当然，美学是一门较年轻的学科，在国外兴起也较晚。而在我国作为一门学科来研究，比国外还要晚得多。目前我国的美学家正在努力地建设有中国特色的美学理论体系。我国的悠久文化，将会使我国构建的美学理论体系极富特色，并对世界美学做出贡献。美学和医学有一个交叉—医学美学，在中国学者的努力下，近十几年已有了较快的发展，同时中医工作者也涉入了美学领域，使中医美学萌生并不断发展，相信随着中医美学的发展，中医美容学体系会更加完善，其美学基础也会更加坚实。

（四）具有整体观和辨证论治的特点

由于中医美容和中医学息息相关，因此它具备中医学的大部分基本特点，其中最主要的就是整体观念和辨证论治。

首先是整体观念的体现。中医认为人是一个有机的整体，任何局部的美，都必须是在机体整体的阴阳平衡、脏腑安定、经络通畅、气血流通的前提下，否则，就如《圣济总录》里所说："驻颜色，当以益血气为先，倘不如此，徒区区于膏面染髯之术，去道远矣。"即如果中医美容不重视整体的调理，美容效果是不会持久、稳定的。

其次是辨证论治思想的体现。对于损美性疾病的治疗和其他临床学科是一样的，都要求审证求因，审因论治。即使是偏重于妆饰的外用保健品，也都体现了辨证论治的特色。如面部色黑、粗糙等，中医认为原因之一是风湿外袭，所以在一些具有润面、增白的化妆品复方中，辅以祛风类药如防风、白芷等，体现出病因辨治的特点。辨证论治，使中医药美容的针对性更强，效果更加突出。

（五）手段多样化、安全

中医美容的手段种类很多，大致可分为中药、针灸、推拿按摩、食疗等几大类，此外还有心理、养生等方法。而每一大类又有若干种具体方法，如药物美容有内服法、外用法。外用法又分洗浴法、敷贴法等，而贴敷、洗浴法又可再细分为患处皮肤贴敷、穴位敷、脐敷、熏洗、擦洗、沐浴、浸浴等，这些方法均属于自然疗法，安全可靠，无副作用，避免了化学药物对人体的危害。

二、中医学美容的类别

（一）按美容性质分类

根据美容性质进行分类，可将中医美容分为保健美容和治疗美容两类。

1. 保健美容　即是指在医学理论、人体科学理论的指导下，以医学的手段或方法，或采用非医学的手段，进行疾病预防、增进健康、延缓机体衰老，从而使人的面容、皮肤和毛发等保持自然的健美；或用妆饰的方法，来掩盖人的生理缺陷，为颜面五官、爪甲须发增添光彩，以达到外形美的目的。

2. 治疗美容　主要是以医学的手段或方法，对能够引发人体损美性表现的疾病进行治疗，以消除疾病所导致的美容缺陷，达到维护形象美的目的。治疗美容完全属于医学范畴。

（二）按美容手段分类

根据美容手段，可将中医美容分为药物美容、膳食美容、针灸美容、推拿按摩美容和其他方法美容五大类。

1. 药物美容　即通过中药内服进行损美性疾病的治疗或通过外用达到养护肌肤为目

的的一种美容方法。这是中医美容中最常用、最重要、经验最丰富的方法之一，是已基本形成系列的一部分。

外用，是直接将药物运用于体表局部，借以达到以治疗美容或保健美容为目的的方法。它主要是利用药的性能，直接作用于病所，见效快速。在操作上，一般采用湿敷、涂擦、熏洗、扑撒、贴敷、浸浴、喷雾、超声波导入、电离子导入等 9 种方法，不同的操作方法，采用不同的剂型，主要有水剂、油剂、膏霜、粉剂、糊剂、涂膜剂等。作为保健美容外用的中药方剂，有一大部分实际上就是当今市场上的药物化妆品，简称药妆。

2. 膳食美容　这是一种辅助疗法，主要是指在食物中直接加入中药，或者利用药物本身的性味制成食品，再通过日常的饮膳达到对损美性疾病的辅助治疗，或强身健体、延缓衰老、驻颜悦色、美丽毛发等以美容保健为目的的一种方法。

美容食膳的品种很多，可以是菜肴、汤、饮、粥、酒、蜜膏等。

3. 针灸美容　就是用针灸的方法，通过刺激经络、穴位以达到治疗或保健美容目的的一种方法，属中医美容的独家特色手段之一。

针灸美容法分为针法、刺法、灸法、拔罐法。不同方法又有诸多具体操作方法，如针刺法有毫针法、三棱针刺血法、水针、火针、电针等，灸法又有艾炷、艾条、温针灸等，拔罐法有火罐法、刺络拔罐法等。

4. 推拿按摩美容　是通过按摩的手法刺激身体的某一穴位或部位，来达到治疗和保健美容目的的一种方法。这种方法一方面可通过刺激经络系统调动机体内部因素，另一方面可通过体表局部的物理效应起到治疗和保健作用。

目前，我国用于美容的推拿按摩法主要是经穴按摩法。现国外也有按摩术，广泛应用于保健和美容，但经穴按摩却是我国所独有的。

5. 其他方法　除以上四大手段外，还有心理、养生、音乐等中医美容方法。还有一些方法正在被逐步挖掘，有待美容工作者的努力。

（三）按临床分类

根据临床分科，可将中医美容分为皮肤美容、眼科美容、耳鼻咽喉科美容、内科美容等方面。

1. 皮肤美容　即通过对皮肤病的治疗或保健，最终达到美化皮肤的目的。皮肤美容是医学美容中极为重要的一科，因为绝大部分损美性疾病都是皮肤病，而各种治疗、保健美容的目的，大多是针对皮肤美的，因此皮肤美容发展较快。而目前中医美容也是以皮肤美容为主的。

2. 眼科美容　通过对眼部疾病的治疗或保健，以达到美容的目的。眼部的治疗，如视力的保持、改善和提高，使双眼既保持形美，又具备“神”美。

3. 耳鼻咽喉科美容　主要通过对耳部、鼻部和咽喉部疾病的治疗，改善提高耳部听力，防止鼻部疾患带来的容貌损害，以及改善声音的嘶哑等对人整体形象美的影响。

4. 内科美容　通过内治的方法，经过治疗或保健的手段，针对损美性疾病，达到人的外形美。中医内科美容与皮肤、眼科、耳鼻咽喉科均有交叉，以上三科美容都离不开内治法。另外减肥、增重等形体美的内容，也都归属于内科美容内容。

第三节　我国传统美学在中医美容学中的体现和应用

一、我国传统美学的思想特点

美学思想是我国文化的一个组成部分，它深受传统文化的影响，特别是医家的审美意识，具有不同于西方美学思想的独特之处，并且今后也将继续指导医学美容实践。其内容广博、丰富，本书仅对与中医美容关系密切的部分特点做一简单介绍。

（一）对自然美的崇尚与追求

在天人合一及阴阳五行学说思想的影响下，中医认为人与自然是一个整体，且密不可分。如《素问·宝命全形论》云："人以天地之气生，四时之法成"；《灵枢·岁露》曰："人与天地相参也，与日月相应也。"这些遵循自然、合于自然的美学思想，反映在医学美学中，也就是在人体美的维护和塑造上，遵循自然规律，尽量求得自然。

（二）阴阳五行学说的运用

可以说阴阳五行学说思想，是中国传统哲学和文化思想的基点和重点，最能代表中国传统哲学思想，这种思想具有其独特性，不同于西方和其他民族。它影响到我国意识形态的一切领域，也长期影响着人的心理结构、审美意识和美学思想的发展。

源于自然的阴阳五行学说，充分体现了"法自然"的思想。这种思想长期以来影响着我国的美学思想，形成了我国独特的美学体系中最基本的一个特色—强调任何美的创造必须符合于自然规律。

"阴阳"二字始于东西周之交以及春秋时代。首先倡导阴阳学说的是道家鼻祖老子，他首先将阴阳看做是构成世界的两个最基本的要素，并在《老子·四十二章》中提出了"万物负阴而抱阳，冲气以为和"的说法，即世间的千万事物在它们内部都蕴含着阴阳二气，并且此二气在相互激荡中得到统一，体现了辩证思想。它是建立在人类对自然界的长期观察和认识基础之上的，是对自然的一种崇拜。

五行学说，最早见于《尚书·洪范》，其云："五行，一曰水，二曰火，三曰木，四曰金，五曰土。"到了春秋战国时代，五行思想开始广泛流行，如在《左传》中便有"天生五才"之说。五行学说的广泛传播，主要是因为古代哲学家把金、木、水、火、土看做是构成世界的五种基本物质元素，并且认为世界上一切事物都是由这五种基本物质之间的运动变化、转化而生成的。

"阴阳"和"五行"学说，是对构成宇宙基本元素的一种认识，是探讨宇宙起源、生成及存在的一种学说。阴阳学说是以构成宇宙的两个相对立的基本要素阴阳和其所生成的"六气"，即阴、阳、风、雨、晦、明来阐释宇宙的系统存在；而五行学说是指世界物质构成的基本要素是金、木、水、火、土，并用其来解释宇宙的生成及系统存在。正如《管子》所说："阴阳者，天地之大理也。"在日后的发展过程中，二者相互补充，逐步成为了一个统一的系统。

从春秋战国时期开始，阴阳五行学说就被广泛运用于医学理论之中，同时在美学上的运用也是极为普遍的。如音乐方面，定十二音律之"六吕"为阴，"六律"为阳。此外还有"天有六气，征为五声"、"五声和，八风平"、"五降"、"五节"等用法；在文章风格方面，《惜抱轩文集》卷四《海愚诗钞序》中提出"文章之原，本乎天地。天地之道，阴阳刚柔而已。"书法美方面,《书概》云:“书要兼备阴阳二气,大凡沉着屈郁,阴也,奇拔豪达,阳也”。

在美学史上最早运用阴阳五行学说的就是音乐。如战国时期医和、伶州鸠、子产等,均用阴阳五行来解释音乐美。汉时的《礼记·乐记》,不仅用阴阳论述音乐的产生,还用五行论述音乐的功能。在这些论述中,都体现出了一种思想,即是美的音乐的创造,必须遵循自然的规律,也就是自然法。这与阴阳五行的基本思想是一致的。

在古代,音乐、自然之风和农事有着直接的关联。自然界阴阳之气存在着偏胜偏衰,也就形成了不同季节的风有所不同的特点。正是因为存在着不同的特点,因此古代的乐太师和月官就根据“听风声”而“知风声”,制作出“效风之音”,即仿效风的声音制造音乐。此外,古人认为“协风”对农事有利。而“协风”即是指“风气和”、“风气和则土气养也”,故古人又用效风之音来协调风之阴阳,使之和,借以保证农事顺达。正如《国语·周语》中的一段描述:立春时举行籍田礼,乐太师和乐官听风声,当听到协风至时便开始籍之的情况。另外,在《吕氏春秋·仲夏纪·古乐》篇中提到帝颛顼“乃令飞龙作效八风之音”;《左传·昭公二十年》也有提到“天子省风以作乐”的记载,并还记录如下一段话:“昔古朱襄氏之治天下也,多风而阳气畜积,万物散解,果实不成,故士达作为五弦瑟,以来阴风,以定群生。”由此可见,古人认为音乐之所以具有如此功能,是因为其按照自然之风制作的音乐是完全法于自然的,因而它才能够充分顺应自然规律的特点,顺理八方之风—“遂八风”,使之“无滞阴,亦无散阳”、“阴阳次序”,风调雨顺,万物欣欣向荣,生生不已。

(三)“天人合一”的美学观

《管子》在用阴阳五行解释宇宙时,提出五行是在阴阳二气的支配之下而根本存在的系列,人们只要遵循宇宙构成的规律,他的行为就会“合于天地之行”(《管子四时》)、“人与天调”(《管子·五行》),这是天人合一思想的最早体现。重点强调了人与自然的和谐统一,彼此互相渗透、互相交融,它曾长期影响我国多领域的思想发展,并且成为中国型思想文化的一个最基本的特点,即中国型美学思想。

早在春秋战国时期,天人合一的美学思想就有表现,如医和、子产等论音乐时用到了阴阳五行,体现出了“人与天调”思想。另外,医和认为,音乐如果违背了“六气”的自然规律,高低不适度,是会损害人的健康的,从而提示人们,音乐创作应该与大自然规律保持和谐一致。

以后“人与天调”、“天人合一”的美学思想在历代都有一定的发展。宋代时期,道学兴起,并且明确提出了此命题,在哲学界普遍流行起有关“天人合一”的思想探讨,这给当时及以后的美学思想以直接的启示和激励。而且,也使美学领域中以艺术沟通天人的思想,得到进一步的肯定和发挥。“合于自然”、“千变万化……合于天造、厌于人意”等见解,在宋人的美学著作中颇为常见。另如《欧阳永叔集·集古录跋尾》卷七,《又唐元结阳华岩铭》中均有提到要在艺术上达到“与造化争巧”,实现“天人之意相与融洽”,就必须首先师法自然,“得之自然”,“必得于自然”,才有可能对美的创造达到最高境界。

到了清代,“与造化争巧”的美学思想,已进一步发展成为“当造乎自然”。即清人认为艺术是以法自然才是标准正确的,但还不够全面,艺术还应该是妙造自然,巧夺天工,虽由人力,却仿如自然天成,所谓“天然去雕饰”,这才是美的创造的最高境界。而如要妙造自然,那就必须在艺术创造上达到一定的功力。正如近代刘熙载在《艺概·书概》中所说:“学术者始由不工求工,继由工求不工。不工者,工之极也”,其中所提的第二个“不工”的境地,就是“天然去雕饰”、“复归于朴”。

需要指出的是,“天人合一”强调人应顺应自然,但并不排斥改造自然。只要不违背自然的规律和本性,改造自然的行为是可行的。只要人类“因其可”、“因其然”地改造自然或社会,就有可能成功,而且是必要的。

总之,天人合一的美学思想同阴阳五行学说一样,强调的是美的创造必须要符合自然规律,崇尚的是自然美。

社会发展至今,自然美逐渐被世人重视。西方率先提出了“返璞归真”和“返回大自然”。在这一思潮的影响下,美容界也开始强调自然美,但究其根本,其实自然美的思想渊源是从中国开始的。

（四）“中和”之美

“中和”起源于“中行”,而“中行”来源于《周易》,“中行”即是指在处理事物上的恰到好处。

中行思想在美学上有着重要的影响,是“中声”、“和”及“中和”之美思想的产生渊源。

“中声”、“和”或“中和”,是指音乐声调的和谐,后来又延伸到生理、心理、道德伦理及社会政治等领域。春秋战国时期,在论述“中和”或“中声”之乐时,这些含义常常是相互融合的。古人认为,使五声保持在既不偏高也不偏低的音调,达到互相协调,不失律度,就叫做“和”,只有中和之声,才能体现事物处于正常状态规律的音律,使人在生理和心理上保持正常状况,并在精神领域中给人以美的享受。

“中声”、“中和”之美,也是法自然的,是我国美学思想中独特的概念。后来被儒家用中庸哲学加以改造,在《礼记·中庸》便将“中”提高为“天下之大本”,将“和”提高为“天下之达道”。意思是指“中和”为处理天下万物的根本。这对以后我国的文化思想乃至美学思想,都发生了深远的影响。

孔子是中庸哲学的首创者。中庸即“中和庸常”之道,这一思想的提出,是对“和”的进一步概括,它反对“过”或“不及”。孔子在《礼记·经解》中提出的“温柔敦厚,诗教也……其为人也,是温柔敦厚而不愚,则深于诗者也”,就是中庸美学思想的一种具体运用,这种美学思想,决定性地影响了我国的艺术风格,使偏于柔美者多,偏于壮美者少。同样在对人的审美上,也是偏于欣赏阴柔之美,这也正是长期以来在我国戏曲舞台,乃至影视上奶油小生占主导地位的原因。虽然在西方文化的影响之下,如今奶油小生已不吃香,但温柔贤淑、敦厚仍是女性美的重要标准。

（五）文与质

“文”即指文采,“质”即指不加文饰的质地。孔子曾说过:“质胜文则野,文胜质则史。文质彬彬,然后君子。”意思是说,如果一个人本质的显露超过外在的文饰时,就会显得较粗野;反之如果外在的文饰超过本质的显露,以至于掩盖了本性的时候,就会变得浮而不实,只有二者相结合才是君子。只有内容与形式相和谐、相统一,才能真正解决文与质的问题。而后世也逐渐将文质当作美学中内容与形式的关系进行普遍运用。

在我国源远的美学思想史上,对文与质的论述比较多。对于二者的关系,主要有如下三种倾向。

第一,重文胜质。即比较重视美的后天的人为性。就是说,即使是天生丽质的人,如果外表不加修饰,也会让人厌恶,但如果在天生丽质的基础上再进行梳妆打扮,就会让人动心,强调了文饰的重要性。

晋代医学家葛洪特别强调对美的人为的加工,在他的著名哲学著作《抱朴子》中,就表达了丰富的美学思想。他提到："虽云色白，匪染弗丽，虽云味甘，非和不美……故质虽在我，而成之由彼也……粉黛至西施以加丽，而宿瘤(古丑女)以藏丑。"意思就是说美的物或人经过文饰后会更美，丑的物或人经文饰后也可隐藏其丑陋显示出美感。也正是由于葛洪重视后天的文饰美，所以我们可以在他的医学名著《肘后方》中见到大量的美饰方，用于矫正人的"面无光润"，"面体黧黑、肤色粗陋，面血浊皮厚，容状丑恶"、"头不光泽"等。

第二，重质胜文。即比较重视美的内容。对于文与质这一对美学概念来讲，我国的美学思想更加倾向于"质"美。质美的内容包括形体质量美和思想品质美两方面。"驻颜"、"丰肌"等追求的是形体肌肉质量美，也是中医美容追求的主要内容。在历代中医医籍中记载了大量的内服美容药方，均是通过对机体内部的调理，以达到令人体脏腑协调，脉络畅通，气血充盈的目的，带给人根本的美——质美。思想品质美即精神美，在我国的美学思想中，真善美是相互渗透的，向人们提出了不仅要形体美，还要精神美的更深要求。

如先秦时期的韩非，就强调质美的重要性。在他的《韩非子·解老》篇中就提到："和氏之璧，不饰以五采；隋侯之珠，不饰以银黄。其质至美，物不足以饰矣。夫物之待饰而后行者，其质不美也。"可以说，韩非子是极端反对文饰美的，在他的哲学思想上，就常把相互为用、相辅相成的两个方面，看做是非此即彼的关系，因此在文和质的关系上，他不能辩证统一，而是重视质排斥文。另外，南北朝时期刘昼的美学思想，也是重质而轻文，他在《新论》卷十《言苑》中说："红黛饰容，欲以为艳，而动目者稀……由于质不美也。质不美，虽崇饰而不华。"但刘昼并不像韩非子那样排斥文饰美。

第三，重质亦重文。即能够辩证统一地看待质和文的关系，既强调质的重要性，又重视后天的文饰。在这方面，如清代美学家刘熙载在《艺概·文概》中就认为"孤质非文"，"质"必须应有"文"来表现；而又同时强调"质能蕴妍"、"文见乎外者，无不以质有其内也。"从而提出"质、文不可偏胜"这种看法，是符合审美创造活动实际的。

需要说明的是，在我国的传统美学思想中，"文"和"质"的内涵是极其丰富的。"文"不单单是指色彩、形状的美化，还包括了如语言、文笔等一切外在形式的美化。"质"又不仅是指本色给予人的感官上的美，最主要的还是指人的精神美，因此在论文质时，常常是几层含义相提并论。

在美学范畴里，作为一名中医美容工作者，应该对文与质有正确的认识，辩证地看待二者关系，借以指导自己的审美创造活动。

(六) 气韵、神韵及神与形

气韵，亦称"神韵"、"风韵"，是用来评价人的风度是否自然、飘逸、高雅；也用于评价人物画，观察画中人物是否生机勃勃，栩栩如生。但不论是评价人还是画中人物，气韵都是对人精神风貌重视的立足点，之所以才又将气韵称为"神韵"。气韵这一美学概念的产生，是我国美学思想中最富民族特色的概念之一，是对我国传统重神轻形思想的丰富和发展。

气韵表示的是人物的内在之美，与外在形式是相对立的。在我国传统哲学中，向来强调的是神为形之主，如《淮南子·原道训》及《淮南子·诠言训》所说："以身为主者，形从而利""神贵乎形也，故神制则形从"。这种思想不仅对美学有重大影响，对中医学同样有深远影响。正如《淮南子·说山训》就艺术创作中的形、神问题曾论述过："画西施之面，美而不可说，规孟贲之目，大而不可畏，君形者亡焉"。"君形"是指荀子曾说的"心者，形之君而神明之主也"，"孟贲"传说是古代的勇士，整句话的意思就是如果绘画失去了"君形者"的"神"，那么，即使西施被画的再美，也不可能引起人的喜悦；而孟贲的眼睛画的即使再大，也不能令人感到畏惧，因此强调了画像上的“神似”。

气韵、神韵等这些术语，本来是用在人物评价上的，但到唐以后，这些术语就被各种艺术形式所接受，成为美的创造中的最高要求。如书、画、文章以至人物都要颇具神韵才算最高境界。

当然，历史上也不乏有人提出既要重“气韵”还应重“形模”，主张气韵与形模相统一，反对偏于一方。

我国传统美学思想对气韵、神韵十分重视，认为气韵是人品的外在表现，得其“人品”，自然就会得其“气韵”，正如《图画见闻志·叙论·论气韵非师》中所谓“人品既已高矣，气韵不得高”。由此可见，气韵、神韵强调的是内在美。

医学美容以人体为主要对象，但不论是医者还是求美者，都容易倾向于对形体美的重视，而忽略精神美的维护、修复和塑造。因此，医学美学应该在给予人外形美的同时，还应对人进行精神美的指导，从而使人达到形美、神美的统一，获得真正意义上的完美状态。

（七）其他有关美学思想

1. 审美与心物的关系　心物关系是我国哲学的一个重要范畴，同时也是我国美学中的一个十分重要并具民族特色的内容。

心物关系最早是作为哲学范畴被提出来的。《荀子·天论》认为：“人的自然器官耳、目、口、鼻是感知物的，并受心的主宰，所谓耳、目、形，各有相接而相能也，夫是为之天官；心居中虚，以治五官，夫是谓之天君”，《荀子·解蔽》：“心者，形之君而神明之主也”。“天官”接物是认识事物的基础，而“心”的感知是“物”通过人的“天官”的反映。荀子认识到了心理状态的不同，对事物就会做出不同的审美判断，如《荀子·正名》所说：“心平愉则色不及（庸）而可以养目，声不及庸而可以养耳……故无万物之美而可以养乐”，就是指在内心忧虑、恐惧的情况下，是体会不到事物的美好的，只有心情愉悦，才能感受到事物的美，而且还有可能对不怎么美的事物也感到很美。这主要是因为心理状态不同而带来的美感差异，后来被《吕氏春秋》及《淮南子》继承和发挥。

对于这种认识——不同心理状态会做出不同审美评价，在《淮南子》中也有提及，如：“心哀而歌不乐，心乐而哭不哀”。

以上的论述，实际上是审美学心理学的内容。可以看出，我国美学早在两千多年前就从心与物的关系出发，提出了审美主、客体关系对审美的影响。

2. 审美评价　对同一审美对象，不同的人会产生不同的审美评价，这除了和人的心理状态有关外，还和人的民族、修养、见识、生活习俗、偏好和时代等的不同有关。

如《吕氏春秋·孝行览·遇合》中所说：“凡能听音者，必达于五声……客有以吹籁见越王者，羽、角、宫、徵、商不缪，越王不善，为野音，而反善之。”意思是讲越王因为音乐修养不高，不知五音，导致对美的音乐不能欣赏，反而喜欢五音不和的“野音”。这就是在人的主观偏见影响下而做出的美丑、好坏之分。

另外，葛洪在《抱朴子·辨问篇》有一段论述：“人情莫不爱红颜艳姿，轻体柔身，而黄帝逑笃丑之嫫母……人口莫不悦甘。”葛洪还提到因为风俗习惯和时代不同，审美的意识也不相同，又如《抱朴子·广譬》所言：“衮藻之粲焕，不能悦裸乡之目”，《抱朴子·循本》所说：“裸乡不觉呈形之丑”，“古今事事醇素，今则不能雕饰，时移世改，理自然也。”指出“裸乡”的人是不觉得裸体为丑的，因此他们不欣赏华丽的服饰，这是由于世俗和时间的不同而造成的结果。

由于审美意识的不同，即使是同一审美对象也常会被做出截然相反的评价。这类论述在古代其他美学著作中也较为常见。南北朝时期的刘勰，在其名著《文心雕龙》中还提出了一个著名的观点，即“凡操千曲而后晓声，观千剑而后识器，故圆照之象，务先博观。”意思是只有具备了广博的见识，才能在正确的比较中看出事物的高下，才能纠正由偏见造成的错误审美评价。

在现代美学中审美判断是一个重要的内容，是中国特色的美学体系中的重要部分。

二、我国传统美学在医学美学中的体现及运用

美学思想是我国传统思想和文化的重要组成部分，曾经指导过我国医学美容的实施，而且今后也将继续指导中医美容的实践，不论是在实际操作方面还是在美容心理咨询方面，我国传统美学思想仍将产生不可低估的影响。

（一）对自然美的崇尚和追求

在阴阳五行学说及天人合一思想影响下，中医认为人与自然是一个统一的整体。如《素问·宝命全形论》所说：“人以天地之气生，四时之法成”，《素问·金匮真言论》里所云：“人之阴阳……以应天之阴阳”和《灵枢经·岁露论》记载：“人与天地相参也，与日月相应也”。人和自然是一个有机的整体，只有人体与自然保持协调统一的关系，才能健康地生长发育。这种合于自然的美学思想，渗透在整个中医学体系中，使得我国医家在对人体美的维护和塑造上，尽量求得自然美、本质美。

1. 养生长寿，健身健心　从我国战国时期起即风行养生之术，方法主要是通过气功、运动、修身养性、调节饮食、起居宜忌、房中术等保健方法，以求得长生、驻颜的目的，使人年七八十仍“面如童子”，“色如少女”，“发白再黑”，“身轻若风”。

2. 补虚益损，抗衰驻颜　《黄帝内经》认为人的五脏气血虚衰，可导致“面焦”或“如黄土”，“如地苍”，“发堕齿槁”，“垢发无泽”，“发鬓颁白”等容颜上的损害。而五脏气血虚衰，又可由先天不足、自然衰老、后天失调或久病所致。所以我国医家采取了补益的方法，或弥补先天、后天之不足，或抗衰延年，以达到内实而外美的目的。而补益之法可以依靠药物，也可以是食物，也有用其他方法的。如选择针灸的补法，还有气功补益法等。

但不论是养生长寿，还是补益驻颜，都是在探求美的根本，力求通过对人体的全身调理，达到外表、局部的美，从而达到不矫饰的、自然的健美。

（二）阴阳五行学说在中医美容学理论中的运用

阴阳五行学说，除了影响中医美容的实施外，还被应用在中医美学的理论中。

1. 阴阳分类　《灵枢经·通天》根据人体阴阳之气以及先天禀赋的不同，将人分为太阴、少阴、太阳、少阳、阴阳平和五大类型。

（1）太阴之人：禀赋多阴而无阳。体形表现特点：身材长、身体大，面色阴沉黯黑，膝部常弯曲很少直立。

（2）少阴之人：禀赋多阴而少阳。体形表现特点：瘦高，行动轻盈。站立时常躁动不安，行走时多俯身。

（3）太阳之人：禀赋多阳而无阴。体形表现特点：气度轩昂，常挺胸凸肚，常见躯干向后反张且两膝曲折。

（4）少阳之人：禀赋多阳而少阴。体形表现特点：站立时好头高仰，行步时喜左右摇晃，两臂两肘常反挽在身后。

（5）阴阳平和之人：禀赋阴阳之气和。体形表现特点：从容稳重，随和，目光灵活，举止有度。

2. 五行分类 《灵枢经·阴阳二十五人》按五行将人分为木、火、土、金、水五类。

(1) 木型人:皮肤色青,头小,脸长,肩背宽大,身直,小手足。我国东部地区人常见。

(2) 火型人:皮肤色红,背脊宽,颜面瘦小,头小,肩、背、腰、腹等处发育匀称,手足小,步履稳重,行走身体摇摆。常见于我国南部地区人。

(3) 土型人:皮肤色偏黄,面圆头大,肩背部丰满健美,腹部宽大,下肢股胫结实肥厚,手足不大,全身上下各部肌肉均匀对称。常见于我国中原地区人。

(4) 金型人:皮肤色白,方形脸,头小,肩背小,腹皮薄,手足小而坚实,足跟厚而坚,骨骼劲实,行动敏捷。常见于我国西部地区人。

(5) 水型人:皮肤色黑,面部凹陷多皱纹,头大,颈部呈梭形,两肩狭小,腹部宽大,臀大,手足好动。常见于我国北部地区人。

以上用阴阳和五行对人的外形进行了分类,但是否切合实际,还有待进一步探讨。

(三) 中医美容重"质"亦重"文"

在文与质这一对美学范畴中,我国美学思想较倾向于"质"美。并且在中医美容中,也较为重视对质美的追求。

质美包括机体的质美和人的品德、品质美。机体的质美是中医美容的主要对象,而品德美属于社会人文学科,在现实社会中,形体美和品质美是不能截然分开的,因此在中医的医学审美中,不能不包括精神美,必须达到既要形体美,还要精神美。

(四) 中医美容学中的审美评价

审美主体包括医者和病者,医学美容的实施是否能够成功,与二者的审美观是密切相关的。这与主体的心理状态,以及修养、见识、习惯、生活习俗和所处年代等都有很大的关系。这也是为什么在古代医籍中会存在相反作用的方药,如《备急千金要方》、《千金翼方》中既有大量的肥白方药,又有"细腰身"之方剂,这就是由于不同人审美观不同而导致的。

总之,中医基础理论与中国传统美学相结合而形成了中医美学的基本理论,既强调整体观念及辨证论治的基本特点,又强调了自然美、神韵美及文质结合等,使中医美学具备了独特的审美观,形成了具有中国特色的中医美学理论。

知识链接

养生之术

养生之术是要求在养生之道的指导下,实施的养生方法。其内容囊括了以下七方面:

神养:包括精神心理调养、情趣爱好调养和道德品质调养等方面。多涉及了中医文化、宗教文化和民俗文化内容。

行为养:包括衣、食、住、行和性生活等生活起居行为调养。

气养:主要为医用健身气功的"内养功"。多涉及了中医文化、宗教文化和武术文化内容。

形养:主要包括形体锻炼及体育健身活动。多融合了医学文化和武术文化内容。

食养:为中医养生之术的主要内容之一,其应用范围较广,适应人群也较多。主要内容为养生食品的选配调制与应用,以及饮食方法与节制等。内容包括了医、药、食、茶、酒以及民俗等文化。

药养:主要内容为养生药剂的选配调制。其制剂多为纯天然食性植物药;其制法也多为粗加工调剂;其剂型也多与食品相融合。因此,中医常有"药膳"之说。

术养:是以上养生之术以外的一种非食非药的养生方法,即利用按摩、推拿、针灸、沐浴、熨烫、磁吸、器物刺激等疗法进行养生。主要涉及医药文化。

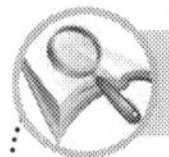

课堂讨论

本章中医学的美学内容、中医学美容的特点和类别、我国传统美学在中医美容学中的体现和应用三个大版块。其中中医学中的美学内容中需要细化为养生健身美容，防病治病、整体和谐、辨证施治，因人施美、简便易行，安全经济四个小节；而中医学美容的特点和类别中则需要掌握特点、内容两块；我国传统美学在中医美容学中的体现和应用包括我国传统美学的思想特点、我国传统美学在医学美学中的体现及运用两部分。讨论怎样用心学习中医学美学，运用中医美学养生，运用中医美容美学，来认真感受其中的美之所在。

（赵旭　沙恒玉　沙涛）

复习思考题

1. 中医美学的概念是什么？
2. 中医学美容的特点是什么？
3. 中医美学的产生、发展、内容是什么？
4. 我国传统美学的思想特点是什么？
5. 什么是“天人合一”的美学观？
6. 试述我国传统美学在医学美学中的体现及运用？
7. 结合已学的中医学课程，谈谈你对课程中所体现的美学的认识？
8. 修身养性、养生长寿、养生之术的方法有哪些？

第十五章　护理美学

学习要点

护理美学的形成和发展；护理实施中的美学特征和审美价值；护理职业形象美的构成；护理职业形象美的要求；护理实施中的审美要求；整体护理中美学的具体要求。

第一节　护理美学的形成和发展

一、中国护理美学的形成和发展

在我国医学史上，最初将护理视为医疗的一部分，是没有系统的、完整的"护理"记载的。而中医学中所讲的"三分治，七分养"中的"七分养"就是我国古代对医学与护理关系做出的高度概括，虽然没有护理这个独立的学科，但大量的护理工作已经被广泛的应用。

从原始社会到春秋战国时期，大约是古代护理的萌芽时期。原始时期的护理主要是对伤病者生活上的关怀和照料，年长的妇女以温柔慈祥的母爱方式，通过天然办法抚育生灵，这是原始社会人们产生的一种自发的，朴素的护理审美思想。

到了公元前 221 年，秦始皇统一中国时，人们对疾病和养生知识有了进一步的了解，一系列医学经典著作在此时相继问世，为中医护理美学提供了理论依据。《黄帝内经》是我国第一部较系统的论述中医理论的专著，是第一次把中国护理学与美学结合起来的典范，从而确定了护理美学在中医护理中的地位。

秦王朝之后，中国封建社会经历近 2000 年的历史。在这 2000 年发展过程中，中医护理美学不断发展完善。如东汉名医张仲景的《伤寒杂病论》充分体现了"多样统一"的美学要求；唐代名医孙思邈在《备急千金要方》中对医务人员的多方面，如内在美和外在美，动机和指导原则，行医施护的目的等方面都进行了较详细的论述，并明确指出医务人员的自身美是提高医护质量的必要条件；"金元四大家"开始重视医护人员自身美的修养，还特别重视老年人的保养、饮食调理、药物养生、口腔护理等，推动了中医护理美学的发展；明清时期护理实践得到进一步发展，消毒隔离、物理治疗技术广泛应用，同时人们注意到护患关系协调美的意义；1840 年鸦片战争以后中医护理美学思想增添了西方护理美学思想成分，并得到进一步的发展，医院的环境、护士的服装、护理操作规程、教科书和护理思想宗旨等均带有西方的文化色彩；新中国成立以来，护理学被临床广泛使用，使中医护理学及中医护理美学思想得到延续和发展，它是融哲学、美学、医学为一体的独特的学科体系。

二、南丁格尔对护理学的贡献

南丁格尔（Nightingale F. 1820—1910），英国人，出生于意大利的佛罗伦萨。青年时她经常协助父亲的老友(一位医生)精心护理患者,并逐渐对护理工作产生了兴趣。她曾到德国、法国、希腊等地考察当地的医院和慈善机构,从而坚定地树立了从事护理职业的决心。1853年,她去巴黎学习护理管理工作,回国后,她采取了许多措施用于护理管理,如强调病房必须空气清新,条件舒适,环境整洁,安静,提出要提高护士的报酬等,令时人叹为观止。

1853年10月,克里米亚战争暴发,她自愿申请参加战地救护。1854年3月,她率领38名护士前往前线开拓现代护理事业,南丁格尔以她精湛的护理技能和献身精神,使伤员死亡率从42%迅速下降至2%,这个奇迹震撼了欧洲,也改变了英国政府和社会各界对护理职业的认识和评价,从而提高了妇女的地位,也为妇女开辟和创建了一个崇高的职业。英国政府授予她"最高荣誉国民勋章"等奖赏。

1858年和1859年,她又写了《医院札记》和《护理札记》,书中精辟地提出了护理工作的生物性、社会性和精神性对身体的影响等。后人将她的观点总结为"环境理论",这一理论是现代护理理论的基础,对现今的护理实践仍有指导意义。

1860年,南丁格尔用政府的奖金和公众捐款,在英国圣托马斯医院内创建了世界上第一所正规护士学校——南丁格尔护士学校。其办学宗旨是将护理作为一门科学,脱离宗教色彩,用新的教育体制和方法培养护士。她对学校的管理,学员入学标准,课程安排,教学评估等都作了明确规定。同时,她还积极支持家庭护理和红十字会的工作,为推动国际护理事业及公共卫生事业的发展做出了重大贡献。

三、护理美学的现状和发展前景

(一) 护理美学的发展尚处于孕育阶段

1978年,世界卫生组织提出了"2000年人人享有卫生保健"的全球战略目标,这进一步推动了现代护理学的发展。

1980年,美国护理学会将护理概念改为"护理是诊断和处理人类对现存的和潜在健康问题的反映",从而更具体地明确了护理工作的主要任务是促进健康、预防疾病、协助康复、减轻痛苦;更明确地提出护理工作的对象应包括已生病的人、尚未生病但可能生病的人、未患病但有"健康问题"的人。这一切,赋予了护理美学义不容辞的历史使命,也给护理美学的发展带来了机遇。

自1989年第一部《实用护理美学》出版以来,全国已有20余所院校的护理专业开设了"护理美学"课,培养了一大批护理美学骨干。在国内广大护理学学者和应用者的共同努力下,护理美学的研究正逐步走上系统化、规范化和科学化的轨道。

(二) 整体护理的开展,充分显现了护理美学的作用

西方发达国家率先提出了"护理程序"的概念,带动了护理专业的革命性发展。他们重视人的整体护理,具体表现为:强调人是统一的整体—多样统一的整体美;强调机体与环境的统一——协调美;对患者实施整体护理—辩证美。这种新兴的护理工作模式,要求护士除了应加强对患者自身的关注外,还需要把注意力放到患者所处的环境、心理状态、物理因素等对疾病康复的影响因素方面。用美的语言、行为、仪表和环境为患者开辟美的精神境界。使患者心悦诚服地接受治疗和护理。充分体现了护理的整体、系统、层次、和谐、有序和节奏性,把自然美、社会美、艺术美相互交融起来,是现代护理学科学发展的重要标志之一。

(三) 护理美学的发展前景

护理美学的发展尚处于"萌芽"阶段,但其学科思想和研究成果正趋于成形,随着社会经

济水平的不断提高、科学技术的不断发展、人们对生存质量认识的提高，将不断向纵深方向发展，获得举足轻重的学科地位。

护理的起源

自有人类以来就有护理，护理是人们谋求生存的本能和需要。远古人在与自然的搏斗中，经受了猛兽的伤害和恶劣自然环境的摧残，自我保护成为第一需要。

北京猿人在火的应用中，逐步认识到烧热的石块、砂土不仅可以给局部供热，还可以消除疼痛。原始人创造了“砭石”和“石针”，以之作为解除病痛的工具。当人类社会发展至母系氏族公社时代，氏族内部分工男子狩猎，妇女负责管理氏族内部事务，采集野生植物，照顾老、幼、病、残者，家庭的雏形由此产生。护理往往象征着母爱及妻子对丈夫的关爱。初始的家庭或自我护理意识成为抚育生命成长的摇篮，它伴随着人类的存在和人类对自然的认识而发展。

第二节　护理实施中的美学特征和审美价值

一、护理实施中的美学特征

（一）艺术性

南丁格尔说过：“人是各种各样的，由于社会职业，地位，民俗，信仰，生活习惯，文化程度不同，所得的病与病情也不同，要使千差万别的人都能达到治疗或康复所需要的最佳身心状态，本身就是一门最精细的艺术。”这段话很好地诠释了护理实施过程中的艺术性。

系统化整体护理是当今最先进的护理模式。它是将临床护理和护理管理等各个环节进行系统化，最终达到对患者进行全方位护理，即不仅要对患者进行生理护理，还要对患者进行心理护理，使患者达到治疗和康复所需的最佳身心状态。现代护理模式将护理实践的艺术性充分展现，如工作程序化、节奏化，病室里柔和的色彩、明亮的光线，医疗和患者用品的陈设，整洁的床铺，清新的空气等，都体现了美学的要求，体现了艺术性的美感。

（二）形象性

克里米亚战争时期，南丁格尔率领38名志愿者奔赴前线，救护伤病员。她克服重重困难，夜以继日护理伤病员，亲自为伤病员清洗伤口，喂饭，写家信，每天深夜还提着油灯慈母般地在病房中为伤病员一一盖被子，她用夜莺般的歌声使伤病员忘记肉体和精神上的痛苦。战士们亲切地称她为“克里米亚天使”和“提灯女神”，并把她的业绩谱写成歌曲。南丁格尔精神得到了弘扬，更是把护士美好的形象留在人间，永远为人们所传颂。

由此可见，美是具体的，可感受到的，有观赏价值的形象，而不是抽象的概念。护士可以通过自己的形象表现出独特的形象美。平时所说的礼貌用语，如：“您好”，“欢迎您”，“要我为你提供什么帮助?”似乎没什么具体内容，但这些礼貌的用语对于一个患者来说，却使他们感到家的温暖，感到无比的温馨。

（三）多样统一性

和谐，就是多样，但却统一。我们不应只片面的追求整齐统一而排斥多样的变化，否则这样会导致单调、呆板，但同时也不能只片面追求多样的变化而舍弃整齐、统一，以免造成杂乱无章。只有达到高度的和谐，才能使其产生美的感受。

在护理实施中就应注意将护理工作程序化、规范化,进行相应的统一,使护士的各项工作有条不紊地进行,做到忙而不乱,体现护理工作的和谐美和节奏美。

二、护理实施中的审美价值

护理职业活动过程的本质,就显现出一种崇高美、心灵美和职业形象美,包含着丰富的审美价值。

护理的目的,就是保证护理对象安全、舒适及早日康复,它着眼于解决人体健康的整体问题。在临床护理中应以患者为重点,而不是仅是以疾病为重点。只有以此为前提,才能真正体现出护理工作的审美学价值。

1. 维护人与环境的整体统一性,满足患者生理、心理和社会的健康要求。为患者提供衣、食、住、行等生存和发展条件,借以满足人的基本生理需求。但人也可以能动的改造环境,为己所用。因此,护理人员除了要为患者创造出适于治疗的生活和休养的环境,帮助患者适应环境外,还要评估患者所受到的生理压力的程度,协助和指导他们提高应付能力,维持身心平衡,从而促进病体向健康方向转化,以达到最佳状态。

健康人的生物、心理、社会三要素都处于良好状态,其中任何一个环节出现异常,都会导致健康问题。这就要求护理人员应从生物、生理、社会三个方面给患者提供全方位的护理,为患者创造一个整洁、安静、舒适的病室环境,热情接待患者,尊重、关心和爱护患者,鼓励患者自尊、自重、自信等。

2. 为患者提供健康指导,使患者出院后能够健康愉快地生活。护理人员应善于运用各种方法,解决患者出院后可能遇到的问题,教会他们自我保健、康复调养的必要措施。

知识链接

南丁格尔时期的护理

弗洛伦斯·南丁格尔(Florence Nightingaie,1820—1910 年)被誉为近代护理学的创始人。

1854—1856 年参加克里米亚战争。改善医院的生活环境、饮食和供水条件。对伤病员进行精心的护理。使伤病员的死亡率从 50% 降到 2.2%。并完成题为“影响英军健康,效率和医院管理的问题摘要”的战地报告。

1859—1859 年写出了《医院札记》和《护理札记》指出了护理工作的生物、社会性和精神对身体的影响等。

★ 护理观点被总结为“环境理论”,是现代护理理论的基础。

★ 1860 年在伦敦圣多马医院开办第一所近代护理学院,被公认为是护理和预防医学的专家。

★ 1912 年国际护士学会将她的生日 5.12 定为国际护士节。

第三节 护理职业的形象美

护理形象的美丑取决于护理人员个体形象的塑造,是护理人员美好心灵的外在表现。仪表仪态、行姿坐势、举止表情等内容构成了护理形象美的共同特征与要素。

一、护理行为举止美

护理职业形象美最直接的表现方式就是护理行为美。护理行为美源于护理人员良好的行为习惯,同时这也是护理人员良好的职业性格形成的基础。

1. 姿态与仪态美 站姿、坐姿、走姿等是护理人员的基本姿态。

正确的站姿是头正、颈直、双肩外展、挺胸、收腹、臀部上提,两手在身体两侧自然下垂或轻握手于下腹部,双腿并拢,两足稍分开,身躯正、直,重心上提。这种姿态不仅给人以美感,且有利于体内脏器发挥正常生理功能。

护理人员落座时应用双手在身后轻扶护工作服的裙摆,上身应端正,双腿应并拢后收,双手合于膝上,体现出谦逊、恳切、娴静、端庄的美。

护理人员在行走时应挺胸、收腹提臀、以胸带步、自然摆臂、抬足有力、步履轻盈、柔步无声。在抢救患者时,应注意保持上身平稳,步履紧张有序,肌肉放松、舒展自如,给人以忙而不乱的感觉。

同时,工作时注意转身回眸、俯身拾物、推车携物时的动作美,既要不能过猛过急,也不能松懈懒散,动作应协调连贯,给人以动态的美感。

2. 护理操作美 护理工作是通过各种护理技术操作来完成各种治疗和护理的。

在操作过程中,护理人员应始终把握科学、协调、优美的基本原则,表现出和谐有序、舒展大方、规范娴熟的护理艺术美。在各种护理操作之前,要先做好解释和安抚工作,注意对患者的保护,尤其是保护个人隐私。还要注意操作时动作、姿态的美观和舒展,特别是手的动作应轻、柔、稳、准、快慢适当且有条理。

二、护士的仪表美

护理人员的仪表美主要表现为护理人员的着装打扮。端庄的仪表体现在护理人员服装服饰的整洁与得体。燕帽是护士职业的标志和象征,应保持洁白而无褶皱,系戴的位置应高低适中,固定牢固而不可歪斜。护理人员的头发应梳理整齐且无异味,长发应盘于脑后,用于固定发辫的头饰应素雅庄重。

护理人员的工作服可根据工作的环境和对象选择白色或浅色。工作服应保持清洁、平整、合身,不要外漏内衣,袖长以至腕部、身长以刚好过膝为宜。

护士工作时不得佩戴戒指、手链、粗长的项链以及各种花色的耳饰等,一方面是为了方便工作,一方面是为了树立护士端庄大方的仪表美。同时,还应注意工作时不要使用过浓的香水,以免引起患者的反感和过敏反应。

三、护理的语言美

护理语言美是护理职业形象的主要表达方式。

首先,护士对患者的称呼要美,应体现护士对患者的尊重。在与患者交往时可根据患者的年龄、性别、职业、知识层次等因素选择对患者的称呼。如黄老师、张先生、李师傅等,消除医患之间的陌生感。

其次,护理语言要文明礼貌美。礼貌的语言是满意沟通的前提,是避免和解除误解的最好方法。交谈中可使用如“您好、谢谢、请、对不起、打扰了、别客气”等礼貌用语,借以增进彼此之间的感情,建立温馨和谐的护患关系。

再次,护理语言的语气语调要美。护理语言不但要让患者能接受,更重要的是能对患者起到安抚和治疗作用。因此,语气应缓和,有耐心,语调应委婉含蓄。

最后,护理语言的内容要美。在注重语言的各种形式美的基础上,加强内容美,借以达到沟通的最佳效果。护士可根据患者的年龄、性别、职业、文化层次等选择适合的语体。如对受过高等教育的患者应使用正式口语体，即普通话与之交流；而对没有受过太多教育的患者则应选择家常口语体进行沟通。护士还应使用规范的语言，即语言应层次清楚、精练明确、逻辑性强。向患者解释、交代问题和进行卫生宣教时，要使用通俗易懂的语言，避免使用让患者感到茫然的医学术语，以免引起患者的不安和误解。

四、护士的道德规范美

护士的道德修养、道德信念与道德品质，影响并决定着护士对待护理工作及患者的根本态度，影响着护士的行为和护理工作质量。因此，要求护士应具备崇高的精神境界，创造自身美好的内心世界，即护士要用正确的世界观去观察和对待人生问题，树立正确的职业情感和情操。

护士的崇高形象是善良、温和、充满同情心的。这种情感使护士能够切实从患者的利益出发，以患者的需要为己任，向患者倾注细腻的情感，设身处地地为患者着想，让患者感到护士不是亲人，胜似亲人。

 知识链接

心身疾病的心理护理意义

由于心身疾病的治疗和转归与心理社会因素更加密切，患者的情绪状态和心理变化直接影响着疾病的治疗效果和康复程度，因此，对心身疾病的心理护理就显得格外重要。主要目的在于：

1. 解除患者对疾病的紧张、焦虑、悲观、抑郁等情绪，增强战胜疾病的信心。
2. 正确及时的健康教育，使患者尽早适应新的角色及住院环境。
3. 帮助患者建立新的人际关系，特别是医患关系，以适应新的社会环境。

一个人生病后，其社会角色也随之而发生改变。由于突然充当患者角色以及生活环境、人际关系的改变，患者往往难以一下子适应，会出现一些心理问题，这就需要通过心理护理，帮助患者创造有利于治疗和康复的最佳心理状态。心理护理不但有利于患者康复，还能贯穿于对患者实施的整体护理中，提高护理效果。也有利于提高临床治疗效果，使患者早日康复。

第四节　护理职业形象美的要求

一、护理职业形象美的基本要素

（一）护理职业形式美

护理职业形式美是护理职业形象美的外在表现形式，主要是指护士的仪表仪态应给人以美的享受，这其中就包括了护士的相貌、体态、着装、表情、姿势、步态等，因为这些美能给人以直观的、视觉上的美感满足。因此，护士端正的相貌、端庄的仪态、得体的着装、文雅的举止、关切的表情、优美的姿势等表现均能给人以心灵的慰藉和满足，是生命与健康的本质力量的体现。这种美感可以潜移默化地影响人的心灵，激发人们对美好生活的追求。

（二）护理职业形象美

护理职业形象美是指护理本身蕴涵的美，主要是指护士应具备美好的心灵、善良的行为以及高尚的情感与情操。护士只有把自己的人生价值定格在奉献而非索取上，才能自觉地培养自己的职业道德，善待生命，以诚挚的善良之心面对那些需要抚慰和关怀的人们，并使那些在痛苦中饱受疾病折磨的人们重获幸福。

同时，形象美又是形式和意象有机结合所呈现出来的美。护理职业形象美是护士的内

在美与外在美交相辉映的整体美。树立护理职业形象美是护士不断提高个人修养的过程，是护士良好职业素质的一种自然表露。虽然形式上的美在审美欣赏中有独立存在的可能，但如果没有内容作为依托，这种美就会显得苍白无力，甚至显得虚假和做作。护士若没有真诚善良的心地，即使外表装扮得再美丽，而当患者非常小心地询问时，护士流露出的不耐烦，甚至厌烦的表情，都会使患者感到护士的内心并不像她的外表那样美丽。因此，护理职业形象美应是护士的品德修养和知识素养在言谈举止中的自然流露，只有包含了内心美好情感的外在美的表现才能真正传达出美意，也才能有打动人心的力量。

（三）和蔼的态度和动听的语言

护士的爱心和耐心都集中体现在对患者的态度和语言上。人在生病以后，其生理和心理状态都会异于常人，尤其是住院接受治疗时期，一方面，离开了自己熟悉的人和环境，另一方面，各种检查和治疗手段都可能在不同程度上给患者带来精神压力和身体上的痛楚，因此，患者常表现出情绪不稳、烦躁不安、或易激动，从而产生过激的言行。而此时护士的言行稍有怠慢或不妥，就会导致患者产生不满情绪或不良反应。因此，和蔼的态度与动听的言语是护理职业形象美的本质内容和落脚点。护士要用自己的行为和语言去感染和帮助患者摆脱各种困扰。

以上三点构成了护理职业形象美的基本要素，它们之间的关系并非截然分开，而是有机结合、动态联系的。若护士能够具备这些基本素质并能够很好地通过自己的诠释将其圆满地表现出来，不但有赖于掌握知识的广度和深度，还需要具备综合运用知识的能力。因为，护士对患者心态的理解和把握程度，以及护士应以何种姿态和面貌出现在患者面前意义重大。只有了解了患者内心深处的渴求，才能对护理行为产生深刻的指导和协同作用。护士如要不断提升自己的职业形象美的高度，首先要从理论和实践中不断汲取养分，才能赋予形象美更多，更丰富的内涵。

二、创造护理美的环境

1. 维护病区的整洁美观　合格的病区，其陈设及用品应具备安全、整齐、清洁、规范等要求。安全感是美感产生的前提条件，之后，在室内适当摆放一些花卉盆景，给人以生命活力的启迪，可提高患者与疾病作斗争的信心和勇气。此外，根据患者的具体情况，选择不同的颜色装饰病区，这样可使患者身心舒适并具有治疗作用。如有资料显示：蓝色可以减轻恐惧，粉红色可以降低血压，橙色能刺激食欲，草绿色使患者易于入睡等。

2. 保持院内安静　凡与环境不协调的声音、患者不需要的或使人感到不愉快的声音都可归为噪音，长时间受噪音骚扰会影响患者的情绪，产生疲倦和不安，甚至出现眩晕、恶心、失眠等。护理人员应尽力消除一切可能产生的噪音，如做到开门关门轻、走路脚步轻、讲话声音轻，护理技术操作手脚轻等，避免惊动患者。

3. 建立和谐的护患关系　是造就一种舒适的护理审美环境的重要方面。对患者要有高度的同情心。还要给患者以信任和安全感。

三、细致观察患者的身心变化

患者由于住院，往往会由于精神、生活、心理等各方面的因素导致焦虑不安、情绪不稳定、自控力降低等不良情绪反应。这就要求护理人员要全面掌握患者的人体形态、结构和功能方面的改变，并要了解患者的精神状态、家庭生活状况以及社会人际关系等，以便进行心理治疗和护理。同时，护理人员应积极以自身的形象影响患者的感受和情绪，通过疏导、安慰、解释，努力做到心理沟通，减轻患者的消极心理因素，帮助其树立信心，主动地配合护理和治疗。

四、技术精湛，操作精美

护理的职能就是促进护理对象的健康，预防疾病，使病体康复，减轻痛苦。一所好的医院，其护理工作都是按照一定程序进行的。护理程序就是有目的、有计划的护理活动。

护理程序由估计病情、作出护理诊断、制定护理计划、实施护理操作和评价预期结果五个步骤组成。护理工作程序化，可使护理工作一环扣一环、有条不紊地进行，体现出一种井井有条的节奏美感。

护理工作是通过各种护理技术操作来完成各种治疗和护理的，是一门实践性非常强的工作。而护理技术操作又不是一般性的简单劳动，而是护理艺术美的展示与凝结。因此，在操作过程中，护士应始终把握科学、协调、轻巧、优美的基本原则，表现出和谐有序、舒展大方、干净利索、规范娴熟的护理艺术美。

五、对患者要挚爱

1. 对患者要有高度的同情心。患者在经受病痛的折磨时，正经历着肉体和精神上的痛苦，所以容易产生消极情绪，此时迫切需要关心和同情。护理人员的同情感对患者具有浓厚的感染力，如真诚劝慰、热情鼓励、耐心疏导都会唤起患者对生活的热爱等乐观向上的积极情绪，有利于身体的康复。

2. 给患者以信任和安全感。患者在患病期间，由于环境的变化、舒适感的改变、接触人员的改变，安全感会明显降低，他们内心是极力寻找医护人员的保护、帮助的，但又担心会发生医疗失误。因此，在护理过程中，可以采取干预患者心理活动的理论与技术，转变患者的情绪状态。如热情的鼓励、支持，肯定的保证和巧妙的暗示，高度的负责态度，都可以增强患者战胜疾病的勇气，使患者感到安全，也使医护人员得到患者的信赖。

知识链接

中国护理学发展史

我国近代护理学的形成和发展，在很大程度上受到西方护理的影响，随西医和宗教的传入开始。

1835 年，美国传教士在广州开设了中国第一所西医医院，两年后开办护士短训班。

1887 年，美国妇女联合会派到上海的护士麦克尼奇在上海开办了护士训练班。

1888 年，美国人约翰逊在福州成立了我国第一所护士学校。

1904 年，国际红十字会上海分会成立，1911 年改称中国红十字会。

1909 年，中华护士会在江西牯岭正式成立，1922 年加入国际护士协会，1936 年，更名为中华护士学会，1964 更名为中华护理学。

1921 年，开办高等护理教育，1950 年停办。

1931 年，开办红色护士学校，1941、1942 年护士节，毛泽东先后题词“护士工作有很大的政治重要性”“尊重护士，爱护护士”。

1954 年，创刊《护理杂志》(1977 年复刊，1981 年更名为《中华护理杂志》)

1977 年，中华护理学会恢复工作。

2011 年 3 月 8 日，国务院学位办颁布了新的学科目录设置，其中护理学从临床医学二级学科中分化出来，成为一级学科，与中医学、中药学、中西医结合、临床医学等一级学科平行。

第五节　护理实施中的审美要求

一、测量生命体征的审美要求

生命体征即是指体温、脉搏、呼吸和血压的总称，是机体内在活动的一种客观反映，也是衡量机体身心状况的可靠指标。这些数值的记录，均可反映出某种疾病或疾病的某一阶段的情况，以及病情的转归状态。护士可通过采集相关的资料，观察生命体征，协助临床医生做出正确的诊断，同时护理人员从中还可以发现患者现存或潜在的护理问题，为制定新的护理计划提供依据。在对患者生命体征的观察测量的护理过程中，充分体现出了护理工作的“真、善、美”原则。

生命体征的测量要充分体现出求“真”的审美原则。真实、及时、准确，是其基本审美要求。这就要求护理人员不但要掌握正确的测量方法，还要有严谨的工作作风。在测量生命体征的过程中及时发现患者的病情变化，为临床治疗提供可信、可靠、可用的第一手资料，充分体现出护理工作准确、精细的审美要求。同时，在测量生命体征时，还要体现出护理工作中的“善”，主要表现在对工作一丝不苟，严肃谨慎的工作态度上。在观察中，护理工作的“美”体现在护理人员诚挚和美好的语言；动作的轻柔、熟练的操作等方面。这也是维护护理人员的职业形象美的要求。

二、生活护理中的审美要求

在基础护理工作中，对患者的生活护理内容包括：口腔护理、皮肤护理、头发护理、晨晚间护理和饮食护理等。通过生活护理的实施，使患者达到最基本的机体状态的和谐美。

1. 口腔护理　人们保持口腔清洁的一个基本生活习惯就是漱口和刷牙，但当患者由于疾患而不能进行自行漱口、刷牙时，护士就应对其进行口腔护理，这种护理不仅可使患者口腔清洁、湿润，祛除口臭，感到舒适，还可以预防口腔感染，防止并发症的发生。

2. 皮肤护理　长期卧床的患者应定时翻身，勤翻身，并要对皮肤进行按摩和温水擦浴，促进皮肤血液循环，有效预防褥疮的发生。褥疮又称为压力性溃疡，是指身体局部组织长期受压，导致血液循环障碍，不能及时供给皮肤和皮下组织所需营养，以致局部组织失去正常形态和功能，进而形成溃烂和组织坏死的现象。褥疮常发生在长期卧床或危重患者的身上。褥疮一旦发生，不仅给患者增加痛苦，加重病情，甚至还可引起继发感染，使患者出现败血症而危及人体美的物质基础—生命。褥疮的预防，主要是要消除发生的原因，因此，对易出现褥疮的患者要密切观察，做到勤翻身、勤擦洗、勤按摩、勤整理、勤更换。而且，在预防褥疮的护理工作中也充分体现了护士勤劳的美德。

3. 头发护理　整洁美观的头发，不仅可显示出人的自尊和身心健康状态，还可在机体患病时有所提示，如由于营养素的缺乏，头发会枯燥无华；或者由于疾病折磨，无暇顾及清洁头发，使头发散发异味等。护士应每天为生活不能自理的患者梳头，定期洗头，保持其头发的干净整洁。一方面保护了头发，促进血液循环，预防感染，同时又恢复了患者容貌美，增强自信心。

4. 晨、晚间护理　晨间护理主要是通过为患者换洗、梳理及更换床单等，解决患者的生理需求，更使患者精神愉快，为其营造美好心境。晚间护理主要是促进患者睡眠，为患者安排舒适的睡眠环境，可以帮助其消除疲劳，恢复精力。否则，睡眠缺乏或睡眠质量差，都会使人焦虑、注意力不集中、面容憔悴、思维迟钝。为患者铺设舒适的卧床等，使患者尽快进入甜美的梦乡，可以促进机体早日康复。

5. 饮食护理　合理地为患者调配膳食，增加营养，是维护机体整体美的重要措施。应注意营养素的合理搭配。

三、护理技术操作中的审美要求

基础护理技术操作项目较多，但无论哪项技术，均要求在操作过程中尽力体现美学原则。

1. 在操作中严格执行"三查七对"制度，确保无误，体现护理人员的高度责任心和一丝不苟的工作态度。

2. 操作规范，技术娴熟，保证整个操作过程的熟练、流畅，给人以美的享受。

3. 技术操作中要严格无菌操作，这对于护理审美有着特别的意义。护理人员的衣着应严格按无菌技术操作原则进行着装，操作时戴口罩，不可佩戴首饰，指甲需及时修剪，不涂指甲油，以免影响无菌原则和妨碍控制院内交叉感染制度的执行。

4. 在执行技术操作中注意加强心理护理。基础护理操作对患者的重要性和必要性非常重要，因为要进行疾病的诊疗就必须接受各种必要的护理操作，但这些操作又可能会使某些患者感到紧张，产生心理压力。因此，在各项操作之前应首先向患者及家属交代操作的目的和必要性，通过解释、安慰、鼓励等方式，消除患者的疑虑，取得合作。

5. 采集标本送检，辅助临床诊断。在标本采集过程中，应遵照医嘱、充分准备、严格查对、正确采集，体现出正规、标准、准确、主动性的美感。采集标本前应明确检验项目、检验目的及注意事项，并对患者作耐心解释，以取得合作。再根据检验目的选择适当容器，容器外必须贴上标签，注明患者姓名、科室、床号、住院号、检查目的和送检日期时间等内容。此外，护士还应做好自身准备，如剪指甲、洗手、戴帽子口罩等。采集前认真核对，采集完毕后，在送检前再重新查对。为了保证送检标本的质量，必须掌握正确的采集方法。采集标本既要及时，又须保证采集量准确。标本采集后应及时送检，不应放置过久，以免标本变质影响检验结果。

四、急救护理中的审美要求

抢救危重患者是护理工作中一项基本的、重要的、严肃的，而又紧急的任务。护理人员应以镇定自若、配合敏捷、技术娴熟、有条不紊的工作状态，显示出临危不乱的特有的职业特点美和"救死扶伤"的护理道德美。在急救护理实施中，要求护理人员应具有职业素质完善美，主要体现在以下几方面：

1. 高度的责任心，严谨的工作态度　急救护理工作处处体现一个字—"急"，患者病情急、就诊时间急、诊治要求急。因此要求护理人员要以良好的医德和精湛的技术，在工作中既要紧张、果断、有序，又要严格遵守各项规章制度，如查对制度、无菌操作制度，认真准确及时地实施各项急救方案。以高度的责任心，主动、灵活、协调、有效地进行医护工作，确保急救效果。

2. 敏锐的观察力和分析问题、解决问题的能力　对于抢救生命，时间具有重要价值，非常紧迫，因此必须做到争分夺秒。在医生未到之前，护士应根据病情做出直接判断，给予紧

急处理,如测血压、给氧、吸痰、止血、配血、建立静脉输液通路等。待医生到达后,立即报告处理情况,积极配合抢救,正确执行医嘱,密切观察病情变化。

3. 镇静,有序,忙而不乱,有条不紊　在急救护理工作过程中,护理人员应情绪稳定,头脑清醒,反应迅速。即使工作繁重,气氛紧张,心理压力较大,依然要沉着稳重。如执行医嘱时严格查对,准确、及时、有效;抢救记录,字迹清晰、及时、准确、简明扼要。在执行抢救护理实施中,还要注意到抢救室内的医学审美环境:室内用品安置有序,抢救物品做到"五定位",即定数量品种、定点安置、定人保管、定期消毒、定期检修;控制室内噪音;及时更换污染的衣物、床单,清除污物,注意患者的卧位和保护用具的使用,确保患者舒适、安全;室内光线适宜;室内通风适宜,保持空气新鲜。保持清醒的头脑,使抢救工作有序地进行。

4. 技术娴熟,思路敏捷,急救护理工作准确到位　技术娴熟,准确有效将急救措施落到实处,是使抢救工作争分夺秒有效进行的关键环节。掌握各种急救先进仪器的使用,是护士职业道德美的具体体现。

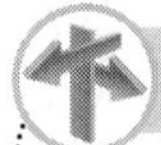
知识链接

护理的发展趋势

1. 护理实践的发展
社区护理:下世纪护士将从医院走向各级初级医疗保健场所。
健康教育:护士在健康教育中扮演关键性的角色。
各专科护理:面对和管理更加复杂和危重的患者。
2. 护理教育的发展
教育层次:扩大高等护理教育规模,提高护理教育层次和增加护理教育的多样性形式。
课程设置:体现生物-心理-社会医学模式。
3. 开业护士的培养
护理管理的发展:现代管理学的理论和方法。
护理研究的发展:出于广泛深入开展的阶段,我国护理人员的科研素质和意识有待提高。
护理理论的发展:应用护理理论,检验和发展护理理论。

第六节　整体护理中的美学

生物-心理-社会医学模式对护理的要求是以患者为中心的整体护理,其目标就是根据生理、心理、社会、文化、精神等多方面的需要,提供给适合个人的最佳护理,使机体恢复内外和谐的最佳状态。

一、整体护理体现整体美

系统论的最基本的原则就是整体性原则。整体性原则构成了整体护理的核心理论,它要求把研究对象始终看成是一个整体来进行分析认识,从而把握整体,注意整体中各部分的相互关联与作用,重视整体与外部的关系。

整体性是形式美的法则之一。无论在什么艺术中,整体性都必须通过丰富的多样性、变化性来表现,同时各部分之间还要通过多样统一的关系组合达到内在和谐。

1. 重视整体与外部环境的关系　患者住院后,将在一定时期内在医院生活,这样,医护人员的表现和行为,将对患者的心理产生微妙的影响。努力改善环境条件,建立一种有利于患者产生审美感受,增进其身心健康的医学审美环境,提高个体对环境的适应性,不仅是护理人员开展护理工作的需要,而且也对患者疾病的转归有利。

2. 促进良好的心理状态　由于疾病的折磨、环境的变化和心理负担,大多数患者都存在着情绪稳定性差,自身行为控制能力降低的特点。因此,患者容易出现消极的情绪反应。这就要求护士在护理过程中,把服务对象看作一个整体来分析认识,把握整体,注意整体中各部分的相互关系与作用,重视心理护理在恢复身心平衡与协调方面的作用。

3. 强调护患关系融洽　加强健康教育,鼓励患者参与同自身相关的护理活动,使恢复健康的过程成为护患共同合作的过程。制定护理程序时,要求护士和患者一同参加。患者提供真实可靠的材料,而后,护士进而核实诊断、审议计划与反馈,制定出护理计划,保证护理工作的准确性和连续性,为患者形成一个安全、有利的休养环境。在此过程中,既密切了护患关系,提高护士的责任感,又赢得了患者的信任。使患者逐步达到生活自理,并愉快地接受治疗。通过护患共同制定护理程序,使患者在住院期间,增长防病知识和预防观念,减少疾病的复发。

4. 因人施护　根据护理程序对患者进行身心护理十分重要。从整体出发,认识到人与人之间存在着生理、心理、社会、文化方面的差异,人是具有多样性、变化着的独特整体。

在健康与疾病活动中可表现为同种疾病不同反应的情况,更会产生同样治疗不同疗效的结果。护士要根据患者的个体,给予预见性的护理。既要了解患者迫切需要解决的护理问题,同时还要了解不同患者的特殊身心反应与需要的共性和特性。根据个人特点抓住主要矛盾,有针对性地做好各项护理,最大限度地满足患者个体的需求。

二、整体护理体现协调美

协调美是护理整体应该体现出的美的反映,它应从不同方面进行理解。

首先,从理论上,护理程序的理论如系统论、人的基本需要论、信息交流论以及问题解决论等基础理论较多,这些理论互相关联、互相支持,有的用于制定护理程序的框架;有的用于收集资料;还有的用于解决一些护理问题。虽然各个理论各部分有其独自的目的与作用,但又互相联系,最终达到一个共同的目标。

其次,从工作方法上理解,新的护理思想必然要求产生新的护理工作方法与之相适应,而整体护理又正是以护理程序为工作框架,产生一系列的护理方法,包括评估患者的健康状况,作出护理诊断,制定护理计划,实施护理计划及对护理效果进行评价等五个阶段。通过这五个步骤就可解决患者现存的或潜在的健康问题,循环往复,环环相扣,使这一系列工作有条不紊地进行,体现出一种井井有条的有序性。

最后,从人际关系上看,护理工作的人际关系内容广泛,有护患关系、护护关系、医护关系、护陪关系等多种关系。但无论是医生、患者还是护士,都希望在良好的社会环境中工作和生活,即使她们大都来自不同的地方,有着各自的信仰、社会经历、职业和地位。正是因为有着这种美好的愿望,护士在处理这些关系时,应该用真诚的态度和适当的移情,尤其是护士与护士之间,尽管分工不同,但目标的一致使她们形成了一个协调、和谐的整体,相互间的工作默契配合。正是护理工作的有序性和护理人际关系的配合默契,体现出了护理工作的协调美。

三、整体护理体现护理道德美

护理道德是指调整医护之间、护患之间、护士与集体和社会之间的行为准则与规范的总和。护理道德与其他职业道德的共性是热爱职业，忠于职守，因此，应在护理工作中将之体现出来。

道德规范又称道德标准，是社会道德基本要求的概括，而对于护士来说，护士的道德规范是指指导护理人员的行为，调节护患关系的准则。这就要求护士要有强烈的责任感和良好的素质，在工作中时刻遵守个人道德行为准则。应具备的准则如下：

1. 热爱专业、终生奉献　只有热爱护理这一职业，具有强烈的职业自豪感，终生树立为人民服务的理想，才能做到想患者所想、急患者所急、帮患者所需，形成高尚的职业道德情操。

2. 尊重患者、体贴入微　尊重患者包括尊重人的生命和人格。护理人员对患者应态度和蔼，理解、同情、关怀、处处体贴患者，耐心解答患者及家属提出的问题。避免用冷漠、粗暴的语言或态度对待患者。对患者有高度的责任心，对工作有高度的责任感。做好心理护理，使患者情绪稳定，增强战胜疾病的信心。

3. 遵章守纪、严格操作　严格执行护理人员的各项规章制度，确保操作流程的正确执行，做到准确、及时，注意无菌操作，不违规作业。

4. 钻研业务、精益求精　钻研业务，不断提高护理技术，不断学习新知识、新技能，提高自身素质，努力做到精益求精，因为这不仅是对患者负责的态度的表现，更能充分体现护理人员的良好职业素养。

5. 仪表端庄、语言规范　护士的仪表应给人以沉着、稳重、信赖感，护士的语言能给人以安慰和鼓励，做到自尊、自爱、自强、自重。

6. 互尊互助、团结合作　团结协作是医疗活动的集体性、协作性所决定的，是调整医护人员关系相互协调的道德规范。在整个护理工作的实施过程中，应充分体现护理工作的道德情操美，讲究沟通艺术，搞好人际关系以确保护理质量的不断提高。

总之，护理人员在护理过程中，应衣着整齐，仪表端庄；举止文雅，步态稳健；面带笑容，态度亲切；动作轻柔、敏捷；技术熟练；知识渊博。在进行护理操作时，更要以严谨的科学态度，高度负责的精神、高超的护理技术进行护理工作，从而获得患者及其家属的高度信赖和尊敬，努力做到关系融洽、配合默契，使患者在最佳的身心状态下接受护理和治疗。

知识链接

整体护理观

（1）从生物医学模式变为生物-心理-社会医学模式，即从单纯的重视患者的生活和疾病的护理发展为全面重视患者生物、心理社会方面对人的健康的影响。

（2）从单纯的患者护理发展为对健康人的预防保健，即护理的服务对象不仅是帮助患者恢复健康而且包括促使健康人更加健康。

（3）重视在人的生命过程中，无论是从新生儿、婴儿、儿童、青少年、中年和老年各个阶段的护理。

（4）在护理疾病的全过程中，除患者需要恢复健康外，还包括如何使重危的患者减少痛苦以及平静地离开人世。

（5）护理服务对象已从个人发展到家庭和集体场所，如学校、工厂、社区等。整体护理观中所包含的这些内容与前述的现代护理活动范围是相一致的。

课堂讨论

组织讨论护理美学的形成和发展、护理实施中的美学特征和审美价值、护理职业的形象美、护理职业形象美的要求、护理实施中的审美要求以及整体护理中的美学五大部分。讨论如何了解护理美学从原始社会到现代社会的发展及南丁格尔对护理学的贡献。认知护理实施中的三种美学特征和护理职业的形象美，护理的三种美学特征即艺术性、形象性以及多向统一性，而护理的职业形象美包括行为举止美、仪表美、语言美、道德规范美。护理人员在着装打扮是要将头发应梳理整齐且无异味，长发应盘于脑后，用于固定发辫的头饰应素雅庄重。护士工作时不得佩戴戒指、手链、粗长的项链以及各种花色的耳饰，以及喷洒过浓的香水。护理的职业形象美要求护理人员要有护理职业形式美，和蔼的态度和动听的语言，并要创造护理美的环境，细致观察患者的身心变化，还要技术精湛、操作精美，同时对患者挚爱。如何运用护理实施中的四大审美要求，即测量生命体征的审美要求、生活护理中的审美要求、护理技术操作中的审美要求，以及急救护理中的审美要求。达到护理道德规范，热爱专业、终生奉献；尊重患者、体贴入微；遵章守纪、严格操作；钻研业务、精益求精；仪表端庄、语言规范；互尊互助、团结合作。

（赵旭　沙涛）

复习思考题

1. 阐述护理职业形象美的基本要求有哪些？
2. 说出基础护理实施中的审美要求是什么？
3. 说出整体护理中的美学要求是什么？
4. 简述整体护理中的美学运用有哪些？
5. 护士的仪表美、护理行为举止美、护理的语言美有哪些？
6. 成为一名好的护士，如何从道德、体态、技术等方面来严格要求自己？
7. 作为一个被社会所需要的行业谈谈护理的美学意义是什么？

《医学美学》教学大纲

（供医疗美容技术专业用）

一、课程性质与任务

医学美学是一门医学、美学、美容学多学科知识体系交叉而成的新兴学科；是以医学与美学为理论指导，遵循医学与美学原则，运用医学手段，美学原理及医学审美规律，来研究、维护、修复和再塑人体的健康美，以增进人的生命活动美感和提高生命质量为目的的医学人文与技术学科。本课程是为适应我国医学、医学美容专业教育发展需要，培养高素质医学美容专业人才而开设的。本学科阐明了医学美学的基础理论、基本知识和基本技能，主要内容包括医学美学概述、美学基本知识、医学人体美、医学职业审美等，是医疗、医学美容专业的基础课。总学时48学时，理论讲授34学时，实训课（审美训练、美学观察）14学时。要力求达到学科知识体系的思想性、科学性、先进性、实用性、启发性、适应性、简明性、权威性；注重理论与实践相结合，加强美学素质教育和应用能力的培养。

教学中要坚持理论联系实践的教学模式和原则，在传授医学美学知识的过程中，培养学生感知美、欣赏美、创作美的能力。教学方法采用讲授、演示、讨论、参观等多种教法和手段、完成教学目标。

二、课 程 目 标

概括本专业具备适度的医学美学基础理论、基本知识和美容基本知识、基本技能的培养目标，本课程教学目标是：建立医学美学意识，培养医学美学审美能力，树立医学美学科学观念，激发学生对专业课的学习热情，为专业实践课奠定基础；达到医学美学、医学美容学高素质的，德、智、体、美等方面全面发展的专门人才。具体目标：

【知识教学目标】

1. 掌握医学美学的基础理论、基本知识、基本技能。
2. 掌握医学美学的基本概念、理论基础、医学审美的方法和实施美的基本技能。
3. 熟悉人体美、躯干四肢、皮毛等美的标准，医学形式美内容。
4. 了解中医学中的美学理论和护理学中的美学知识。

【能力培养目标】

1. 熟练掌握医学美学理论，基本知识和技能，提高人体的健康美，增进人的生命活动美感，进一步提高人的生命质量。

2. 具备用医学美学的审美标准，分析人的健康美的能力和医学美学在实践中结合的能力，具有发现美、欣赏美、创造美的能力。

3. 能进行医学美学理论在医疗实践中各项操作，能够运用医学美学知识，从事人体美的实践训练。

【素质教育目标】

1. 树立社会主义核心价值观念，爱岗敬业，遵循医务人员职业道德规范。
2. 树立全心全意为人民服务的正确人生观，热爱中医美容事业。
3. 具有严谨、认真、求实的作风，良好的团结协作精神和工作态度。
4. 具备良好的个人礼仪素养和人际交往能力，能及时化解与求美者之间的纠纷。
5. 熟悉体魄锻炼的基本知识，具有良好的身体和心理素质，有适应职业转换的心理准备。
6. 具有美学创作与鉴赏能力。
7. 树立终身教育理念，具备接受继续教育和在职自学的能力。

三、教学内容及要求

第一章　医学美学绪论

【知识教学目标】

1. 掌握医学美学的基本理论、概念、定义、研究对象和方法。
2. 熟悉医学美学的研究任务,研究对象和相关学科的关系,特别与美容医学的关系。
3. 了解医学美学在现实社会中的意义,医学美学在医学中的地位和作用。

【能力培养目标】

1. 熟练掌握医学美学的概念、定义、方法和研究对象的基本理论、基本知识、基本技能。
2. 具备(有)分析医学美学核心的能力,确定研究对象和相关学科的关系、目标、任务的能力。
3. 能进行医学美学的实训操作。要求在人体健康美容的训练中熟练操作。

【教学内容】

第一节　医学美学概述

1. 重点阐明医学美学的概念。
2. 讲清医学美学的研究对象。

第二节　医学美学与相关学科的关系

1. 重点阐明医学和美学、美容学、人体美学的关系。
2. 讲明医学美学与心理学、美容医学心理学、医学伦理学的关系。

第三节　医学美学的学科任务与研究方法

1. 重点讲述医学美学的学科任务。
2. 讲清医学美学的研究方法。

第二章　美 学 概 要

【知识教学目标】

1. 掌握美学概念、定义、性质与体征的基本理论。
2. 熟悉美学与相关学科的关系,美的范畴。
3. 了解美学在现实社会中的意义,在医学美学中的地位和作用。

【能力培养目标】

1. 熟练掌握美学的概念、定义、性质、本质与特征的基本理论、基本知识、基本技能。
2. 具有分析美学核心理论的能力,运用、研究美学与医学相结合的应用能力、目标、任务的能力。
3. 认识美学与相关学科的区别和关系,进行有效地美容手法研究。

【教学内容】

第一节　美学的概念

1. 重点阐述美学的性质和概念。
2. 一般讲述美学的起源。
3. 讲清美学与相关学科的关系。

第二节　美的本质与特征。

1. 重点讲述自然美、社会美、艺术美的本质与特征。
2. 讲清科学美的含义与特征。

第三节　美的范畴

1. 重点阐明崇高美、喜剧美、悲剧美的理论。
2. 讲清优美的理论与特点。

第三章　美　　感

【知识教学目标】

1. 掌握美感的概念、美感的实质性内容、美感的特征。
2. 熟悉美感的产生和形成的过程。
3. 了解美感产生的条件和美感精神愉悦性。

【能力培养目标】

1. 熟练掌握美感的定义、美感实质性内容、美感的特征的基本知识、基本技能。

2. 具备,具有分析、运用美感实质性内容的能力,运用美感特征的能力、达到研究美感目标、任务的能力目标。

3. 能进行美感理论与实践相结合的实训操作,与医学相结合的实践运用。

【教学内容】

第一节 美感的概念

1. 重点讲述美感的含义概念。

2. 讲清美感的实质和内容。

第二节 美感的特征

1. 重点讲述美感形象直觉性内容和特征。

2. 讲清情感体验性的内容与特征。

3. 简述精神愉悦性的内容和特征。

第三节 美感的产生和形成

1. 重点阐述美感的产生和产生的条件。

2. 讲清美感形成的基本过程。

第四章 医学审美学

【知识教学目标】

1. 掌握医学审美学概念,医学审美的特点,医学审美的社会文化的基本理论。

2. 熟悉医学审美关系,医学审美的主体,医学审美的客体,医学审美主客体的关系和审美的功能。

3. 了解医学审美学的个性和主要表现,个性的构成,个性特征,个性的分类,个性与服饰,个性与共性,个性与心理。

【能力培养目标】

1. 熟练掌握医学审美学的概念、定义、基本知识、基本技能。

2. 具有分析医学审美学核心的能力,运用医学审美学的基本理论的能力。达到研究医学审美学目标、任务的能力。

3. 能进行医学审美学的实际训练和操作。要求学会在人体医学审美学实训中能熟练操作。

【教学内容】

第一节 医学审美学概念

1. 重点讲述医学审美学的含义概念。

2. 讲清医学审美的内容与特点。

3. 简要介绍医学审美的社会文化。

第二节 医学审美关系

1. 重点讲述医学审美学的主体内容。

2. 讲清医学审美的客体内容。

3. 简要介绍医学审美主客体的关系和审美的功能。

第三节 医学审美的个性和主要表现

1. 重点讲述医学审美个性的概念、个性的构成、个性的特征。

2. 讲清医学审美学个性的分类。

3. 简要介绍个性与服饰、个性与共性、个性与心理的关系。

第五章 医学审美教育

【知识教学目标】

1. 掌握医学审美教育的定义、概念、内涵、性质,医学审美教育的意义和任务。

2. 熟悉医学审美教育的审美观、感受能力、鉴赏能力和创造能力。

3. 了解医学审美教育的协调性原则、场效性原则和医学审美教育的引导原则。

【能力培养目标】

1. 熟悉理解认识医学审美教育的定义、概念、医学审美教育的性质、基本知识、基本技能。

2. 具有分析医学审美教育基本知识和基本思想,有运用医学审美教育的实践能力,完成医学审美教育目标、任务的能力。

3. 能进行医学审美教育的实训操作。能在医学临床中熟练进行医学审美教育活动和训练。

【教学内容】

第一节　医学审美教育概述

1. 重点讲述医学审美的含义、医学审美的性质。

2. 讲清医学审美教育的意义和价值。

第二节　医学审美教育的任务

1. 重点讲述正确审美观的内容,如何培养医学美的感受能力。

2. 讲清提高医学美的鉴赏能力。

3. 简要说明激发医学美的创造能力的方法。

第三节　医学审美教育的原则

1. 重点讲述医学审美教育的协调性和场效性原则。

2. 讲清医学审美教育的引导原则。

第六章　医学审美与修养

【知识教学目标】

1. 掌握医学审美与修养的内容,医学审美与修养的特点、性质和价值。

2. 熟悉医学审美与修养的运用,医学审美与修养的实施、医学审美与修养的目的。

3. 了解医学审美与修养的主要任务,医学审美创造过程的形式和应用。

【能力培养目标】

1. 熟练掌握医学审美与修养的基本知识、基本技能。

2. 具有分析、应用医学审美与修养的基本知识的能力,研究的能力。

3. 能进行医学审美与修养的健身、美容、防治疾病的临床应用实训、训练、操作。

【教学内容】

第一节　医学审美教育与修养概述

1. 重点讲述医学审美教育与修养的基本理论,基本知识。

2. 讲清医学审美教育与修养的含义、特点、概念。

3. 掌握医学审美与修养的运用,医学审美与修养的目的。

4. 简介医学审美与修养的性质和价值

第二节　医学审美教育与修养的主要内容

1. 重点讲述医学审美教育与修养的主要内容

2. 讲清医学审美教育与修养的基本理论、基本技能。

3. 掌握医学审美教育与修养的主要任务。

4. 简介医学审美与修养的实施。

第三节　医学审美创造

1. 重点讲述医学审美创造的概念基本理论、基本知识。

2. 讲清医学审美创造的思维结构。

3. 掌握医学审美创造过程的形式和特点。

4. 讲清医学审美创造的基本技能、特点和作用。

第七章　医学人体美的概论

【知识教学目标】

1. 掌握人体美学的概念、定义、特点,人体美要素的基本理论、基本知识、基本技能。

2. 熟悉医学人体美的必备条件、人体美的基础、性别人体美的特征。

3. 了解医学人体美的价值意义,与人体健康的关系和作用。

【能力培养目标】

1. 熟练掌握人体美学的概念、定义、特点，人体美的基本要素、基本理论、基本知识、基本技能。

2. 具备分析医学人体美核心理论的能力，研究人体美的必备条件，人体美的基础，人体美的特点、目标、任务的能力。

3. 能进行医学人体美的实训操作，要求对医学人体美理论研究能和实践相结合起来。

【教学内容】

第一节　人体美与医学人体美的概论

1. 重点讲述人体美和医学人体美的概念、基本理论。

2. 讲清医学人体美的特点。

3. 简要介绍现代医学人体审美观的要求。

第二节　医学人体美的要素

1. 重点讲述医学人体美的要素人体线条美、人体颜色美。

2. 讲清医学人体美的结构功能基本知识。

3. 简要介绍医学人体的体味美。

第三节　医学人体美的必备条件

1. 重点讲述人体美是医学人体美的基础条件。

2. 讲清医学人体美要整体和谐的理论。

第四节　性别人体美的特征

1. 重点讲述男性健壮之美的特点。

2. 讲清女性温柔和顺之美的特性。

3. 简介男女性之美的区别显现。

第五节　医学人体美的状态和审美价值意义

1. 重点讲述心理状态与体态美的关系。

2. 讲清健康身体与身体美的影响。

3. 简要介绍美的创造意义和方法。

第八章　人体美的标准

【知识教学目标】

1. 掌握人体美的标准，人体的内在美、人体外在美的基本理论、基本知识、基本技能。

2. 熟悉人体美的研究任务、研究对象和相关学科的关系。

3. 了解人体美在现实社会中的意义，人体美在医学中的地位和作用，人体内在美和外在美的关系价值。

【能力培养目标】

1. 熟练掌握人体美的标准，人体内在美、外在美的基本知识、基本技能。

2. 具有分析人体内在美和人体外在美理论的能力，确定研究人体美的标准、基本知识，对象和相关学科的关系、目标、任务的能力。

3. 能进行人体美的标准实训操作。要求用人体美的标准应用到临床美容的实践中，理论和实际相结合起来。

【教学内容】

第一节　人体的内在美

1. 重点讲述人体内在理想情操美的基本理论。

2. 讲清人体内在的气质美、性格美的基本知识。

3. 简要介绍人的情趣美、修为美。

第二节　人体的外在美

1. 重点讲述人体容貌美、形体美。

2. 讲清语言美、行为美、仪表仪态美、动作美。

第三节　人的内在美和外在美的关系

1. 重点讲述人体内在美的本质和自然化、社会化的意义。

2. 讲清人体内在美和外在美的关系。

第九章　医学形式美

【知识教学目标】

1. 掌握医学形式美的定义、特征,构成因素的基本理论。
2. 熟悉医学形式美的产生和发展,医学形式美的原则。
3. 了解医学形式美在现实社会中的价值,医学形式美在医学中的地位和作用。

【能力培养目标】

1. 熟练掌握医学形式美的定义、特征,构成因素的基本知识、基本技能。
2. 具有分析医学形式美基本理论的能力,确定、研究医学形式美对象以及相关学科的关系、研究医学形式美的产生、发展、原则、目标、任务的能力。
3. 能进行医学形式美的实训操作。要求重视医学形式美和现实生活中的重要影响和作用。

【教学内容】

第一节　形式美概述

1. 重点讲述医学形式美的概念、构成的基本理论。
2. 讲清医学形式美的产生与发展。
3. 概述医学形式美的特征和社会价值。

第二节　形式美的构成因素

1. 重点讲述构成医学色彩美的基本理论。
2. 讲清构成形体美的因素。
3. 简述构成声音美的条件。

第三节　形式美的原则

1. 重点讲述对称均衡美、比例和谐美的原则。
2. 讲清节奏韵律美的准则。
3. 简要介绍整齐一律、多样统一为美的类型。

第十章　容　貌　美

【知识教学目标】

1. 掌握容貌美的特征、容貌的审美功能,容貌美的动、静美的特点。
2. 熟悉面部形态轮廓美的特征,面型美的比例关系,五官眉眼鼻耳唇美的结构。
3. 了解容貌美在现实社会中的意义,在人体健康中、医学的地位和作用。

【能力培养目标】

1. 熟练掌握容貌美的特征、容貌的审美功能,容貌美的动、静特点的理论、基本知识、基本技能。
2. 具有分析容貌美核心理论的能力。研究容貌美、面部形态美、五官美在医学中、人体美容中的临床运用、目标、任务的能力。
3. 能进行容貌美的课堂实训和操作。达到容貌美的理论与临床、美容结合起来。

【教学内容】

第一节　容貌美的特征

1. 重点讲述容貌美的审美功能。
2. 讲清容貌美的静态和动态美的特征。
3. 简要介绍容貌美感的个性特征。

第二节　面部的形态轮廓美

1. 重点讲述面型轮廓的特征和形态轮廓容貌美。
2. 讲清面型的解剖结构、面型的分类。
3. 概述面型美的比例关系、面型美的多样性特点。

第三节　面部五官美

1. 重点讲述眉、眼、鼻与容貌美的基本理论知识。
2. 讲清耳与容貌美、唇与容貌美的关系。

3. 简要介绍牙齿与容貌美的特点。

第十一章　躯干与四肢美

【知识教学目标】

1. 掌握躯干颈项美、肩部美、背部美、胸部美、腰部美、骨盆部美、四肢美等基本理论。
2. 熟悉躯干美和四肢美研究的任务，以及与医学美容等相关学科的关系。
3. 了解躯干美和四肢美在现实社会中的意义，在医学中、人体健康中的地位和作用。

【能力培养目标】

1. 熟练掌握躯干美，四肢美的基本理论、基本知识、基本技能。
2. 具有分析躯干和四肢美核心理论的能力，能够运用到临床实践中，确定研究的对象、目标和任务的能力。
3. 能进行躯干美和四肢美的训练操作。要求能把躯干与四肢美的理论与实践相结合。

【教学内容】

第一节　颈项部美

1. 重点讲述常颈、细长颈、短粗颈的特征。
2. 讲清探颈、仰颈、斜颈等的特征。

第二节　肩部美

1. 重点讲述肩部的形态美。
2. 概述常肩、溜肩、平肩、耸肩等的特征。

第三节　背部美

1. 重点讲述背部形态美的基本知识。
2. 概述圆背、平背等的特征。

第四节　胸部美

1. 重点讲述胸部形态美。
2. 概述扁平胸、桶状胸、鸡胸等的特征。

第五节　乳房部美

1. 重点讲述乳房的形态美。
2. 概述乳房幼稚型、丰满型、圆盘型、肥大型等的特征。

第六节　腰部美

1. 概述腰部的形态美。
2. 简述男子、女子腰部美的区别与特征。

第七节　腹与脐部美

1. 概述腹部、脐部的形态美。
2. 简述男子、女子腹部、脐部的区别与特点。

第八节　骨盆部美

1. 概述骨盆部的形态美。
2. 讲清常臀、扁臀、窄臀、肥大臀等的区别与特征。

第九节　四肢美

1. 重点讲述上臂美、手部美。
2. 讲清腿部美的特点。
3. 概述手指美、指甲美、足部美。

第十二章　皮肤与毛发美学

【知识教学目标】

1. 掌握皮肤的分类，皮肤的功能，皮肤的色泽，皮肤的健美等基本理论。
2. 熟悉皮肤的衰老，毛发形态等研究的内容和任务，研究的对象和范围。
3. 了解皮肤美和毛发美在现实社会中的价值，在医学美学中和人体健康中的地位和作用。

【能力培养目标】

1. 熟练掌握皮肤的分类，皮肤的功能，皮肤的色泽，皮肤的健美、毛发的形态的基本理论，基本知识，基本技能。

2. 具有分析皮肤美和毛发美核心理论的能力，能够运用到临床实际中的能力，能确定研究的对象、目标和任务。

3. 能进行皮肤美与毛发美的实训操作。要求能在美容医学临床中熟练操作和运用。

【教学内容】

第一节　皮肤的结构与分类

1. 重点讲述皮肤的类别。

2. 简要介绍皮肤的结构特点。

第二节　皮肤的功能

1. 重点讲述皮肤的功能。

2. 概述皮肤的特殊性。

第三节　皮肤的色泽

1. 重点讲述肤色的形成和人种的肤色。

2. 概述色斑对肤色的影响。

第四节　皮肤的衰老

1. 重点讲述皮肤衰老影响容貌美。

2. 讲清影响皮肤健美的因素。

3. 概述皮肤健美保养和保健。

第五节　皮肤的健美

1. 重点讲述肤色的颜色和色泽美。

2. 概述皮肤的质地和弹性。

第六节　毛发形态美

1. 讲清毛发生长、数量、分布、种类、形态。

2. 概述毛发的成分和颜色。

3. 重点讲述毛发美的特点。

第十三章　人的体型与体态美学

【知识教学目标】

1. 掌握体型的分类，体型美的标准，体型美的因素，体型美的特征，和面部、头部、手势美特点的基本理论。

2. 熟悉人的体型与体态美研究的任务、目标、方法。

3. 了解人的体型与体态美在现实生活中的意义，在人体健康中，人体美容中的地位和作用。

【能力培养目标】

1. 熟练掌握体型的分类，体型美的标准，体型美的因素、特征等基本理论、基本知识、基本技能。

2. 具有分析人的体型与体态美核心理论的能力，能够确定研究的对象、目标、任务，运用到实践中的能力。

3. 能进行人的体型与体态美的实训操作，要求能在人体美容、医学应用中熟练操作和运用。

【教学内容】

第一节　体型美学

1. 重点讲述体型美的分类。

2. 讲清形态美的标准。

3. 概述影响体态美的因素。

第二节　体态美学

1. 重点讲述体型美的标准和美学特征。

2. 讲清体态美的分类、面部表情美的特点。

3. 概述头部姿态美的特征。

第十四章　中医学中的美学

【知识教学目标】

1. 掌握中医美学内容,中医学中美学特点、性质和价值。
2. 熟悉中医美学在人体健康中的应用,中医美学养生健身、防治疾病的方法。
3. 了解中医美学整体和谐,辨证施治,因人施美,和医学美容学中的运用。

【能力培养目标】

1. 熟练掌握中医美学内容的基本知识、基本技能。
2. 具有分析、应用中医美学基本知识的能力,研究的能力。
3. 能进行中医美学健身、美容、防治疾病的临床应用实训、训练、操作。

【教学内容】

第一节　中医学中的美学

1. 重点讲述中医美学的基本理论、基本知识。
2. 讲清中医美学能养生健康美容防治疾病。
3. 掌握中医美学的整体和谐、辨证施治、因人施美的方法。
4. 简介中医美学运用简单易行方便经济。

第二节　中医学美容的特点和类别

1. 重点讲述中医美容学的基本理论、基本技能。
2. 讲清中医学美容学的分类和分类方法。

第三节　我国传统美学在中医美学中的体现和应用

1. 重点讲述传统美学在医学美容中的体现及运用基本理论和方法。
2. 讲清祖国传统美学思想的基本知识和特点。

第十五章　护 理 美 学

【知识教学目标】

1. 掌握护理美学内容、形成和发展,护理美学特征,审美价值,护理形象美要求,护理审美要求等基本理论。
2. 熟悉护理职业形象美,护理实施中的审美准则,护理美学整体护理的方法。
3. 了解护理美学在现实社会中的价值,护理美学在医学中的地位和作用。

【能力培养目标】

1. 熟练掌握护理美学内容,护理美学特征,护理审美价值,护理形象美要求,护理审美准则等基本理论,基本知识,基本技能。
2. 具有分析护理美学核心理论的能力,确定研究医学中护理美学目标、任务的能力。
3. 能进行护理美学的实训操作,要求能在临床护理中熟练运用护理美学训练操作。

【教学内容】

第一节　护理美学的形成和发展

1. 重点讲述护理美学的形成和发展。
2. 讲清南丁格尔对护理美学的贡献。
3. 概述护理美学的现状与发展前景。

第二节　护理实施中的美学特征和审美价值

1. 重点讲述实施护理中美学特征。
2. 讲清护理实施中的审美价值。

第三节　护理职业的形象美

1. 重点讲述护理行为举止美,护理仪表美。
2. 讲清护理语言美。
3. 概述护士的道德规范美。

第四节　护理职业形象美的要求

1. 重点讲述护理职业形象美的要素。

2. 讲清创造护理美的环境。
3. 概述护理技术精湛,操作要精美。
4. 简介观察患者身心变化,关心挚爱患者。

第五节　护理实施中的审美要求

1. 重点讲述测量生命体征的审美要求和护理中的审美要求。
2. 讲清护理技术操作中的审美要求。
3. 概述急救护理中的审美要求。

第六节　整体护理中的美学

1. 重点讲述整体护理整体美。
2. 讲清整体护理整体协调美。
3. 概述整体护理道德美。

四、教学时间分配

教学内容	总学时	理论学时	实践学时
第一章　医学美学绪论	3	2	1
第二章　美学概要	2	2	
第三章　美感	3	3	1
第四章　医学审美学	3	2	1
第五章　医学审美教育	3	2	1
第六章　医学审美与修养	2	2	1
第七章　医学人体美的概论	3	2	1
第八章　人体美的标准	4	2	2
第九章　医学形式美	2	2	
第十章　容貌美	4	3	1
第十一章　躯干与四肢美	4	3	1
第十二章　皮肤与毛发美学	5	2	2
第十三章　人的体型与体态美学	4	3	1
第十四章　中医学中的美学	3	2	1
第十五章　护理美学	3	2	1

五、实践教学环节与要求

教学内容	实验实训内容与能力培养	教学方式
第一章　医学美学绪论	运用医学美学理论,观察,指出美的表现。达到:①掌握医学美学理论、基本知识和技能,提高人体的健康美,增进人的生命活动美感,提高人的生命质量。②用医学美学的审美标准,分析人的健康美的能力和医学美学在实践中结合的能力,有发现美、欣赏美、创造美的能力	讲授、提问、观察、讨论

续表

教学内容	实验实训内容与能力培养	教学方式
第二章　美学概要	运用美学理论，观察，指出美的表现，美学的审美标准，分析人的健康美的能力与医学美学在实践中结合的能力	讲授、提问、观察、参观
第三章　美感	能进行美学理论在医疗实践中各项操作，能够运用医学美学知识，从事人体美的实践训练	讲授、提问、观察、演示
第四章　医学审美学	能进行医学审美学理论在医疗实践中各项操作，能够运用医学审美学知识，从事人体美的实践训练	提问、观察、演示、参观
第五章　医学审美教育	运用医学审美教育学理论，观察美的表现。用医学审美学的审美标准，分析人的健康美的能力和医学审美学在实践中结合的能力，有发现美、欣赏美的能力	讲授、提问、观察、讨论
第六章　医学审美与修养	运用医学审美与修养的理论，观察，分析医学审美与修养的表现，用医学审美与修养的审美标准，分析人的健康美的能力和中医美学在实践中结合的能力，有发现美、创造美的能力	讲授、提问、观察、参观
第七章　医学人体美的概论	运用医学人体美学理论，观察，指出美的表现。用医学人体美的审美标准，分析人的健康美的能力和医学人体美学在实践中结合的能力，有欣赏美、创造美的能力	讲授、提问、观察、演示
第八章　人体美的标准	运用人体美的标准理论，观察，指出美的表现。用医学人体美的标准，分析人的健康美的能力和人体美的标准在实践中结合的能力，有发现美、欣赏美、创造美的能力	提问、观察、演示、参观
第九章　医学形式美	运用医学形式美理论，观察，指出美的表现。用医学形式美，分析人的健康美的能力和医学美学在实践中结合的能力，有欣赏美、创造美的能力	讲授、提问、观察、讨论
第十章　容貌美	运用容貌美理论，观察，指出美的表现。用容貌美学的审美标准，分析人的健康美的能力和容貌美学在实践中结合的能力，有发现美、欣赏美、创造美的能力	讲授、提问、观察、参观
第十一章　躯干与四肢美	运用躯干与四肢美理论，观察，指出美的表现。用躯干与四肢美学的审美标准，分析人的健康美的能力和躯干与四肢美学在实践中结合的能力，有发现美、欣赏美、创造美的能力	讲授、提问、观察、演示
第十二章　皮肤与毛发美学	运用皮肤与毛发美学理论，观察，指出美的表现。用皮肤与毛发美学的审美标准，分析人的健康美的能力和皮肤与毛发美学在实践中结合的能力，有发现美、欣赏美、创造美的能力	提问、观察、演示、参观

续表

教学内容	实验实训内容与能力培养	教学方式
第十三章　人的体型与体态美学	运用人的体型与体态美学理论，观察，指出美的表现。用人的体型与体态美学的审美标准，分析人的健康美的能力和人的体型与体态美学在实践中结合的能力，有发现美、欣赏美、创造美的能力	讲授、提问、观察、讨论
第十四章　中医学中的美学	运用中医美学理论，观察，分析医学美的表现，用中医美学的审美标准，分析人的健康美的能力和中医美学在实践中结合的能力，有发现美、创造美的能力	讲授、提问、观察、参观
第十五章　护理美学	运用护理美学理论，观察，指出美的表现。用护理美学的审美标准，分析人的健康美的能力和护理美学在实践中结合的能力，有发现美、欣赏美、创造美的能力	讲授、提问、观察、参观

六、大纲说明

1. 本教学大纲主要供高职高专医学美容技术专业教学使用，医理论讲授为主，总学时为48学时。

2. 教学要求

（1）本课程对理论部分教学要求分为掌握、熟悉、了解3个层次。掌握：指学生对所学的知识和技能能熟悉应用；熟悉：指学生对所学的知识基本掌握和应用所学技能；了解：指对学过的知识点，能记忆和理解。

（2）本课程以知识讲授为主，结合课堂讨论，理论联系实际，综合培养学生分析问题和解决问题的能力。

3. 教学建议

（1）本大纲以岗位需要为前提，定位明确，注重针对性，突出实用性，理论知识以“必需、够用”为度，合理取舍，删除陈旧和重复内容，引进新知识，适当引入实践讨论。

（2）本课程主要以理论讲授为主，在教学中要充分运用启发式教学模式，重视加强逻辑推理方法，理论讲授和课堂讨论相结合，以培养学生分析问题的能力。

（3）课堂教学中充分利用声像：如实物、幻灯、录像、CAI等多种形象化教学手段，增强学生的感性认识，提高课堂教学效果。

（4）学生的知识水平和能力水平，应通过平时的训练、作业、考试等多种形式综合考评。

主要参考书目

1. 沙涛.医学美学[M].北京:人民卫生出版社,2010.
2. 王旭东.中医美学[M].南京:东南大学出版社,1989.
3. 郑振禄.医学美学概论[M].长沙:湖南科技出版社,1997.
4. 戴玉.中医美容大全[M].北京:中国中医药出版社,1997.
5. 朱红.美育[M].北京:人民卫生出版社,2003.
6. 彭庆星.医学美学导论[M].北京:人民卫生出版社,2002.
7. 沙恒玉,沙涛.医学美学[M].西安:第四军医大学出版社,2011.
8. 韩英红.美学与医学美学[M].北京:科学出版社,2006.
9. 李大铁,陈丽,邵文辉.医学美学[M].北京:人民军医出版社,2004.
10. 王益锵.护理美学[M].北京:人民卫生出版社,2001.
11. 王峰.医学美学导论[M].北京:高等教育出版社,2005.
12. 李红阳.医学美学教程[M].北京:中国中医药出版社,2006.
13. 杨恩寰.审美教育学[M].沈阳:辽宁大学出版社,1987.
14. 叶朗.现代美学体系[M].北京:北京大学出版社,1999.
15. 王朝闻.美学概论[M].北京:人民出版社,1998.
16. 方彰林,李志.人体美学[M].北京:北京出版社,2000.
17. 王德胜.美学原理[M].北京:人民教育出版社,2002.
18. 沙恒玉,沙涛.中医美学[M].北京:中医古籍出版社,2008.
19. 沙涛.医古文[M].北京:人民卫生出版社,2012.
20. 沙涛,沙恒玉.医古文[M].北京:中国中医药出版社,2013.
21. 沙涛.医学美学学习指导[M].北京:人民卫生出版社,2010.
22. 沙涛,沙恒玉.医古文[M].西安:第四军医大学出版社,2014.
23. 沙恒玉,沙涛.中医文献中美学思想[M].北京:中国华侨出版社,2012.
24. 韩英红.美学与医学美学[M].北京:科学出版社,2006.
25. 贺艳红,张喜田.医学美学[M].郑州:河南人民出版社,1996.